Eliane Zimmermann

Aromatherapie

Eliane Zimmermann

# Aromatherapie

Die Heilkraft ätherischer Pflanzenöle

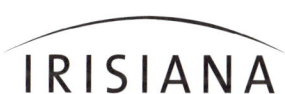

IRISIANA

Die Inhalte des Buches wurden von der Verfasserin nach bestem Wissen erstellt und mit größtmöglicher Sorgfalt geprüft. Sie bieten jedoch keinen Ersatz für eine kompetente medizinische Beratung. Weder Autorin noch Verlag können für eventuelle Nachteile oder Schäden, die aus den im Buch gegebenen Hinweisen resultieren, eine Haftung übernehmen.

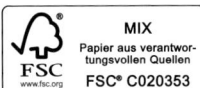

Verlagsgruppe Random House FSC® N001967
Das für dieses Buch verwendete FSC®-zertifizierte Papier
*Profimatt* liefert Sappi, Ehingen.

2. Auflage 2014
© 2012 Irisiana Verlag, in der Verlagsgruppe Random House GmbH München

Bildnachweis
Alle Bilder stammen von Eliane Zimmermann, mit Ausnahme von:

Istockphoto: U1 (Ye Liew); Doris Ilg-Hewelt: S. 40 u.; Karin Hollfoth: S. 48 u.; Thomas Krummer: S. 79; Waltraud Reischer: S. 83; Monika Volkmann (info@aromapflege-forum-deutschland.de): S. 135; Markus Bäuchle: S. 231

Umschlaggestaltung: Geviert — Büro für Kommunikationsdesign, München unter Verwendung eines Motivs von © Istockphoto/Ye Liew
Satz: EDV-Fotosatz Huber/Verlagsservice G. Pfeifer, Germering
Druck und Bindung: Neografia a.s., Martin
Printed in Slovakia

ISBN: 978-3-424-15195-4

454550360108

Der Riechsinn ist der
Sinn der Fantasie.

Jean-Jacques Rousseau
(Philosoph, 1712–1778)

Meinen Lehrern und Pionieren der Aromatherapie gewidmet
Susanne Fischer-Rizzi,
Shirley Price und
Martin Henglein

# Inhalt

# Vorwort

Dieses Buch entstand aus dem tief gehegten Wunsch, mit Ihnen, liebe Leserinnen und Leser, leicht umsetzbare Gesundheitstipps aus meinem über zwanzigjährigen Erfahrungsschatz in der Naturheilkunde zu teilen. Fast täglich erhalte ich E-Mails von engagierten Eltern, Ehepartnern und Enkelinnen mit Anfragen: Welche Mittel können bei dem Wehwehchen des Kindes eingesetzt, was könnte bei Krisen des Partners helfen oder wie kann ich der leidenden Schwiegermutter zur Seite stehen? Auch kranke Haustiere und kümmernde Zimmerpflanzen möchten Ratsuchende gerne mithilfe der Aromatherapie unterstützen. Nicht selten werden bewegende Schicksale geschildert und allzu oft erscheint die Hilflosigkeit in Anbetracht schlechter Erfahrungen mit unkommunikativen bis unwilligen Ärzten überwältigend. Dieses Buch soll eine Antwort für alle sein, die auf persönliche Ratschläge warten, denn leider kann ich aus Zeitgründen längst nicht mehr alle Anfragen direkt beantworten.

Ich selbst wende seit fünfundzwanzig Jahren ätherische und fette Pflanzenöle an. Es vergeht kaum ein Tag in meinem Leben, an dem ich diese nicht beruflich, in meiner Familie inklusive Haustieren und Pflanzen einsetze – und immer noch kann ich über besondere Heilungserfolge überrascht staunen. Zudem genieße ich das große Privileg, in meinen vielen Ausbildungskursen von den Erfahrungen von Hunderten von Menschen dazulernen zu dürfen. Denn jeder Mensch ist anders und reagiert sehr individuell auf natürliche Hausmittel; das ist eine der Stärken der Naturheilkunde, jedoch gleichzeitig auch ein großer Nachteil, wenn man ungeduldig den sofortigen Erfolg erwartet.

Ich bin nicht gegen die sogenannte Schulmedizin eingestellt, im Gegenteil: Ich tausche mich regelmäßig mit Ärzten aus und arbeite auch mit Medizinern zusammen. Doch ich leide zusammen mit all den vielen Krankenpflegerinnen und -pflegern, die ich unterrichte, an der Bürokratisierung des modernen Gesundheitssystems. Es bietet nur noch wenig Raum für Gespräche, für Beratung und Berührung. Das bewegte Innenleben der erkrankten Menschen wird reduziert auf ein defektes Organ.

Nicht ohne Grund ist der Einsatz von Teebaumöl heutzutage in vielen Haushalten so populär, denn dieses Öl wirkt für und gegen zahlreiche Beschwerden des Alltags. Das hat sich in den vergangenen zwanzig Jahren herumgesprochen. Genau diesen deutlichen Marktanteil der Selbstmedikation sehen Konzerne und Politiker allerdings gar nicht gerne, sodass seit einigen Jahren ein unerbittlicher Kampf gegen das Teebaumöl gefochten wird, der 2007 fast mit einem Verkaufsverbot geendet hätte. Allerdings nur fast.

Wir Verbraucher sollen angeblich geschützt werden vor diesem potenziell hautreizenden Produkt, doch wer klärt uns auf über die nachweislich schädlichen Emissionen von diversen Duftbäumen fürs Auto? Wer schützt uns vor synthetischen Raumsprays, giftigen Ausdünstungen von Möbeln und Baumaterialien sowie möglicherweise Brustkrebs auslösenden Ingredienzien in Deos?

Viele Naturprodukte haben offenbar so positive Effekte, dass sie den Nahrungs-, Kosmetik- und Pharmakonzernen zu einem Dorn im Auge wurden. Deshalb wohl müssen immer wieder die vermeintlichen Schattenseiten der Natur vorgeführt werden, damit Verbraucher endlich lernen, nach den ach so fantastischen Produkten der Großindustrie zu lechzen.

Auch um diesen Bestrebungen ein positives und eigenverantwortliches Handeln im Sinne der eigenen Gesunderhaltung und Heilung entgegenzusetzen, ist es mir eine Freude, mit Ihnen, liebe Leserinnen und Leser, auf den folgenden Seiten Erfahrungen und Rezepturen zu teilen. Bitte berichten Sie mir von Ihren eigenen Anwendungen und Heilerfolgen: e.zimmermann@aromapraxis.de

Glengarriff/Irland, im Juni 2012
Eliane Zimmermann

# Hinweise zur Benutzung

Ätherische Öle, die vor allem der Pflege dienen, sind mit einem **[P]** gekennzeichnet, solche, die medizinisch-therapeutisch eingesetzt werden können, mit einem **[M]**. Im Kapitel Öle werden die folgenden Kürzel verwendet:

- **[T]** Trägeröl: verwendet man meistens pur und mischt es mit den gewünschten ätherischen Ölen
- **[W]** Wirkstofföl: gibt man meistens fünf- oder zehnprozentig zum Trägeröl, da es eine ausgeprägte Heilwirkung hat, jedoch kostenintensiv ist
- **[Ma]** Mazerat: Öle, in denen Pflanzen eingelegt beziehungsweise »ausgezogen« werden und die die Pflanzen somit mit ihren fett-löslichen Wirkstoffen anreichern; sie können sowohl als Wirk-stoff- als auch als Trägeröle eingesetzt werden

Bei der Beschreibung der ätherischen Öle und zum Teil auch der Fette und Hydrolate werden folgende Symbole verwendet:

Verwendeter Pflanzenteil

Pflanzenfamilie

Herstellungsart

Haltbarkeit für die Anwen-dung auf der Haut

😊 Eignung

🙁 bitte beachten

 frische oder zitronige Duftnote

 fruchtige Duftnote

 frisch-medizinische Duftnote

 blumige Duftnote

krautig-würzige Duftnote

balsamische oder vanillige Duftnote

schwere, würzig-holzige Duftnote

✗ Warnhinweis

Herkunftsland

# Die Welt ist Duft

## Die Welt ist Duft, keine Luft ist ohne Duft

In unserer unsichtbaren Umgebung aus Sauerstoff und anderen Gasen sind immer Duftpartikelchen gelöst, auch wenn wir diese meistens gar nicht wahrnehmen. Wenn sie uns plötzlich angenehm auffallen, beschreiben wir sie als Duft. Wenn sie uns stören, empfinden wir sie als lästigen Gestank.

Die Bewertungen zu Gerüchen lernen wir erst von unseren Bezugspersonen. Das erklärt, warum wir in unterschiedlichen Kulturkreisen völlig unterschiedliche Duftvorlieben finden können. Viele Japaner beispielsweise fühlen sich bei Lavendelduft unbehaglich, finden ihn seltsam oder gar unangenehm. Wie sich Japaner auch sonst im Leben gerne bedeckt und unauffällig verhalten, mögen sie zarte und diskrete Düfte. In Saudi-Arabien dagegen können viele Menschen von schweren, hoch konzentrierten Blütendüften gar nicht genug bekommen, da sie damit Reichtum und Macht nach außen tragen möchten.

## Die Welt ist Duft, ohne Duft kein Leben

Wie auch immer unsere Prägungen in frühester Kindheit verlaufen, sind wir doch duftgesteuerte Wesen, deren Existenz ohne eine Duftspur gar nicht erst möglich wäre. Diese Spur des Duftens und Riechens führt sogar ganz an den Beginn der Entstehung neuen Lebens zurück, dorthin, wo Eizelle und Spermien sich finden. Erst vor wenigen Jahren wurde entdeckt, dass nur mithilfe eines maiglöckchenartigen Duftes (Bourgeonal), den die reife weibliche Keimzelle aussendet, die mit Riechzellen ausgestatten männlichen Samenzellen den Weg zum Ziel finden.

Entwickelt sich dann nach geglückter Vereinigung ein Embryo, beginnt er bereits zwischen dem 42. und 52. Lebenstag Geruch wahrzunehmen. Alles das, was er dann im Laufe der kommenden Monate in der Geborgenheit des Fruchtwassers zu schnuppern bekommt, wird seine olfaktorischen Vorlieben beeinflussen.

Düfte begleiten uns also buchstäblich ab der ersten Lebenssekunde. Vielleicht macht diese Urvertrautheit ihre Faszination aus, vielleicht versetzen uns manche Gerüche in den Mutterleib zurück, ohne dass uns dies bewusst wird. Möglicherweise imitieren wir bei der Benutzung von Parfüms und Kosmetik naturgegebene Bindungsmechanismen.

## Die Welt ist Duft, kein Weiterkommen ohne Duft

An zahlreichen Experimenten mit Tieren wurde bereits bewiesen, dass ihre Partnerwahl mithilfe des Körperduftes erfolgt, der wiederum genetisch gesteuert vom Immunsystem festgelegt wird. Vieles deutet darauf hin, dass beispielsweise Frauen, die die Pille nehmen, oft den »falschen« Partner wählen. In einem Versuch in der Schweiz mit Trennungspaaren stellte sich heraus, dass die Nasen der Frauen erst nach Absetzen der Pille den eigentlichen Geruch ihres Partners wahrnehmen konnten (und die Frauen ihre Männer plötzlich nicht mehr leiden konnten).

Auch sonst lassen wir uns mehr an der Nase herumführen, als uns lieb ist. Das zeigen steigende Verkaufszahlen bei Firmen, die Räume und Verkaufsgegenstände beduften, um ein besseres Konsumverhalten bei den Kunden zu erzielen.

## Die Welt ist Duft, ohne Duft keine Spiritualität

Das uralte Ritual des Räucherns benutzten unsere Vorfahren, um eine Verbindung »nach oben« mit Gott oder den Göttern herzustellen: Wohlriechender Rauch, der in die unendlichen Weiten des fernen *Äthers* aufsteigt, war jahrtausendelang die einzige Möglichkeit, den Himmel buchstäblich zu berühren, um den Gottheiten ein Geschenk oder ein Opfer zu überbringen. Auch heute noch nutzt die katholische Kirche unterschiedliche Räucherungen, die je nach Zeremonie und Rezeptur sogar leicht bewusstseinsverändernde Wirkungen haben können. Denn Olibanum (Boswellia sacra), der gebräuchlichste Weihrauch, kann Spuren von THC (Tetrahydrocannabinol) enthalten, das auch im Haschisch enthalten ist.

## Die Welt ist Duft, kein Land ohne Duftpflanze

Wenn wir auf die Preisliste eines guten Lieferanten für ätherische Öle schauen, sehen wir zahlreiche Länder dieser Erde dort vertreten. Beim Öffnen der unterschiedlichen Ölfläschchen kommen uns olfaktorische Grüße aus vielen Gegenden dieses Globus entgegen.

Da der überwiegende Anteil der ätherischen Öle aus sehr armen Ländern importiert wird, unterstützen wir mit dem Kauf vieler Düfte zahlreiche Kräuter- und Duftpflanzenbauern weltweit. Viele Familien können erst durch Anbauprojekte von Ätherisch-Öl-Firmen in diversen Ländern ein einigermaßen sicheres und menschenwürdiges Dasein führen.

Jedoch können wir mit dem verschwenderischen Gebrauch mancher Öle von bedrohten Pflanzenarten auch Schaden anrichten. Der bewusste und achtsame Umgang mit ätherischen Ölen sollte also zu den Grundtugenden von Aromatherapeuten und auch von Laien gehören. Wer einmal abgeholzte Wälder, vergiftete Monokulturen und sklavenartig schuftende Menschen in Plantagen gesehen hat, wird fast selbstverständlich mit dem Thema sensibel umgehen.

## Die Welt ist Duft, kein Zeitalter ohne Duft

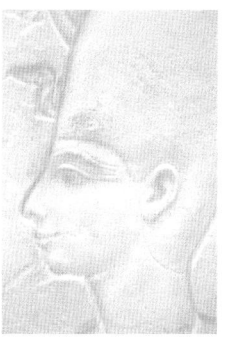

Das Vorkommen von Duftpflanzen beeinflusste auf der ganzen Welt religiöse und kulturelle Bräuche, prägte Lebensgewohnheiten, Handwerk und Kunst, beeinflusste Küche und Medizin. Pflanzen vor der Haus- oder Höhlentür wurden schon immer vom Menschen beobachtet, ausprobiert und für verschiedene Zwecke zubereitet. Gestalt und Farbe gaben oft Hinweise auf ihre Einsatzmöglichkeiten. Die begehrte Ware wurde rege zwischen vielen Ländern gehandelt, doch sie führte auch zu Kriegen und Eroberungen.

Schon vor 5.000 Jahren wurden Duftstoffe vor allem für religiöse Zwecke eingesetzt. Das Heilige und das Heilende waren damals noch eine Einheit. In Indien ist der Gebrauch von Sandelholz seit mindestens 4.000 Jahren bekannt.

Die Wiege des aromatherapeutischen Handwerks liegt möglicherweise in *Taxila*, einem Ruinenort in der Provinz Punjab, der seit 1980 zum UNESCO-Weltkulturerbe zählt. Er liegt nicht weit von Islamabad, der Hauptstadt Pakistans. Am Rande der riesigen Ausgrabungsstätte steht heute ein einfaches Museum, das umfangreiche archäologische Funde zeigt: neben fast zerstörten Buddhastatuen, Münzen, Glasobjekten, Waffen und Werkzeugen auch ein Destilliergerät aus Terrakotta samt vielen Aufbewahrungsgefäßen und einem Mörser mit Pistille.

Die Bibel erwähnt das hoch aromatische Sandelholz als geschätztes Gastgeschenk genauso wie Weihrauch und Myrrhe. Die vielen Stellen, an denen in der Bibel Salbungen beschrieben werden, lesen sich fast wie eine frühe Anleitung zur Aromatherapie. Je nach Übersetzung finden sich gut 1.000 Stellen, an denen Düfte, Ätherisch-Öl-Pflanzen oder deren Anwendungen erwähnt sind.

Die alten Griechen wurden in Sachen Parfümherstellung von den Ägyptern beeinflusst. *Herodot* (circa 485–424 v. Chr.) schildert ein Destillationsverfahren von Harzen zu Terpentin, der Philosoph und Naturforscher *Aristoteles* (384–322 v. Chr.) empfahl: »Das Auftragen lieblicher Düfte auf das Haupt ist das beste Rezept gegen Krankheit.« *Hippokrates* (circa 460–370 v. Chr.), der als geistiger Vater der modernen Medizin angesehen wird, verschrieb wohlriechendes Räucherwerk und warme Umschläge.

Eher profan ging es bei den Herrscherinnen *Hatschepsut* (um 1460 v. Chr.) und *Kleopatra* (69–30 v. Chr.) zu, denen ein verschwenderischer Umgang mit Düften und Kosmetika nachgesagt wird, und auch bei den wenig später lebenden römischen Regenten wurde Duftkultur ganz großgeschrieben.

Als der Erfinder der Wasserdampfdestillation im großen – industrieartigen – Maßstab gilt der arabische Arzt *Ibn Sina* (Avicenna, 980–1037 n. Chr.). Er experimentierte zunächst mit Rosendüften und destillierte später auch viele andere Pflanzen. Dieses Wissen gelangte mit den Kreuzrittern in den Westen, sodass die sprichwörtlichen »Wohlgerüche Arabiens« rasch in ganz Europa bekannt wurden. Durch die alchemistischen Studien des Schweizer Arztes und Naturforschers *Philipp Aureolus Theophrast Bombast von Hohenheim* (Paracelsus, 1493–1541 n. Chr.) und die Erfindung des Buchdrucks wurde das Wissen über die Kunst der Destillation und weiterführender Verfahren relativ schnell verbreitet.

Zu den Zeiten, als die Herrschaft über Leben und Tod als Privileg der christlichen Kirche betrachtet wurde, ging durch Verfolgung und Verbrennung der meisten weisen Kräuterfrauen ein bereits sehr profundes Wissen über die Eigenschaften von Duftkräutern verloren. Frauen, die gefährdete Leben durch geheimnisvolle Elixiere und Wässerchen retten konnten, die Pülverchen gegen Unfruchtbarkeit kannten und durch Wurzelsüppchen auch noch unerwünschtem Kindersegen Einhalt bieten konnten, hatten keinen Platz in der mittelalterlichen Gesellschaft.

Als im 17. Jahrhundert die Pest und andere infektiöse Krankheiten zur Plage in den dicht besiedelten und unsauberen Städten Europas wurden, versuchte man sich mit Kräutersträußen, mit Fußböden, die mit Duftharzen beschmiert waren, und mit duft- und essiggetränkten Atemmasken vor einer Ansteckung zu schützen.

Das Parfümzeitalter wurde eingeläutet, als man im 18. Jahrhundert ganz offiziell Waschen als ungesund deklarierte: Duftpflanzen wurden immer systematischer kultiviert, die ersten Duftkompositionen wurden vermarktet, Perücken, Kleidung, Wäsche parfümierte man ausgiebig.

Um 1700 hatte jeder Spezereienhändler in Deutschland Duftkompositionen unter verschiedenen Sammelbegriffen im Angebot, wie Ungarisch Wasser, Eau impériale, Engelswasser oder Aqua mirabilis. Durch den Zusatz eines Herstellernamens wurde der Duft erst zur Marke. *Farina aqua mirabilis* war lange Zeit als einziges Rezept bekannt. Sein Erschaffer *Johann Maria Farina* (1685–1766) hatte die

Kunst des Destillierens von Alkohol und Kräutern nach Köln gebracht und mischte seine Düfte mit neuartigem, reinem, hochprozentigem Alkohol. So wurde er nicht nur in den feinen Salons über die Grenzen hinaus bekannt, er fand damit auch Gefallen bei den Ärzten, die feststellen konnten, dass sein »Kölnisch Wasser« so manches Leiden kurieren konnte. Vor allem galt es als ein Mittel gegen die Pest. Viele Jahre später, auf der Pariser Weltausstellung 1867, war ein Konkurrenzprodukt des *Farina Kölnisch Wasser*, das *Eau de Cologne* mit der Hausnummer *4711* in der Kölner Glockengasse, eine der größten Attraktionen.

Als die Geburtsstunde der weltweiten Riechstoffindustrie gilt der September 1829: In Leipzig wurde die Firma *Spahn & Büttner* gegründet, aus der später *Schimmel & Co. – Fabrik ätherischer Öle, Essenzen und chemischer Präparate* hervorging. In deren Auftrag schrieben *Eduard Gildemeister* und *Friedrich Hoffmann* 1899 ihr berühmtes, vielfach ergänztes Werk *Die Ätherischen Öle*. In ihm werden unter anderem über 1.370 ätherische Öle genauestens beschrieben.

Ab Mitte des 19. Jahrhunderts begann eine rasend schnelle Entwicklung der chemischen Fertigung von Duftstoffen. So wurde 1870 erstmals der feine Duft der Bittermandeln (Benzaldehyd) nachgebaut, 1884 entzückte Zimtduft aus dem Labor (Zimtaldehyd) die Nasen der Parfümeure. Die ersten schweren Parfüms wurden im großen Maßstab kreiert und verbreitet. Von der Öffentlichkeit weniger wahrgenommen, wurde gleichzeitig dank der neuen Kenntnisse und Apparaturen in den chemischen Labors untersucht, wie ätherische Öle eigentlich wirken.

Nun war es kein weiter Schritt mehr zur Entdeckung der eigentlichen, medizinisch orientierten Aromatherapie. Dieser Begriff wurde bekannt durch das Buch gleichen Namens von *René-Maurice Gattefossé* (1881–1959), das 1937 in französischer Sprache erschien. Mitte 1910 machte ein mittlerweile berühmter Unfall Gattefossé zum Vater der Aromatherapie: Er verbrannte sich Hände und Kopfhaut bei einer Explosion in seinem Labor. Als die Wunden sich infizierten, erinnerte er sich an das duftende »Wundermittel« Lavendel und konnte die keimtötenden und heilenden Wirkungen am eigenen Körper studieren.

Während des Ersten Weltkrieges wurde die antiseptische Wirkung der ätherischen Öle bei Kriegsverletzungen genutzt. Gattefossé produzierte 1918 eine keimtötende Seife auf der Basis von ätherischen Ölen. Damit wurden Verbandsmaterialien und Kleidungsstücke gewaschen. Ab 1923 interessierten Gattefossé nur noch die medizinischen Eigenschaften der duftenden Öle, sodass er vermehrt mit Ärzten und Krankenhäusern zusammenarbeitete. 1937 verfasste er sein bekanntestes Buch *Aromathérapie: les Huiles Essentielles Hormones Végétales*, das bis heute verbreitet ist. Bis zu seinem Tod im Jahr 1950 betreute er zusammen mit seinem Bruder Jean in Marokko neue Anbauprojekte. Die Firma Gattefossé befindet sich immer noch in Lyon, von wo aus sie die Duftwelt mit neuen wissenschaftlichen Informationen versorgt.

Nur wenig jünger war *Marguerite Maury* (geb. König, 1885–1968), deren Liebe zu den duftenden Ölen während ihrer Zeit als chirurgische Assistentin im Elsass begann und die sich von Gattefossé in Aromatherapie schulen ließ. Ab den frühen Dreißigerjahren forschte sie gemeinsam mit dem homöopathischen Arzt Dr. Maury. Sie schrieben zusammen Bücher und versuchten in den Vierzigerjahren nachzuweisen, wie ätherische Öle auf das Nervensystem wirken. Sie gab Seminare in ganz Europa und eröffnete Aromatherapie-Kliniken in Paris, in der Schweiz und in Großbritannien. Zusammen mit ihrer späteren Nachfolgerin *Danièle Ryman* war sie eine Pionierin, die dem interessierten Publikum die gesundheitlichen und schönheitsfördernden Eigenschaften der ätherischen Öle vorstellte. Marguerite Maury starb 1968 an einem Hirnschlag, sie wurde in der Schweiz begraben.

Auch *Jean Valnet* (1920–1995) erhielt sein Wissen über die medizinischen Eigenschaften der ätherischen Öle von René-Maurice Gattefossé. Er hatte bereits mit neun Jahren beschlossen, Arzt zu werden und mit Pflanzen zu therapieren. Nach seinem Studium der Medizin in Lyon wurde er 1945 Armeearzt. Im Indochinakrieg (1946–1952) pflegte er als Chirurg die Verwundeten mit ätherischen Ölen und erzielte bemerkenswerte Heilungserfolge; 1954 erhielt er die Medaille für wissenschaftliches Arbeiten.

1959 beendete Valnet seine Armeezeit, ließ sich in Paris nieder und widmete sich auch seinen Forschungsprojekten. 1964 veröffentlichte er das Buch *Aromathérapie: Traitement des Maladies par les Essences des Plantes*, das internationale Beachtung fand und diverse Auflagen und Übersetzungen erlebte. Jean Valnet starb am 29. Mai 1995.

# Die Pflanze – unterschätztes Lebewesen

Es gibt circa 345.000 Pflanzenarten auf der Erde, davon werden etwa 2.300 Gewächse zu den Ätherisch-Öl-Pflanzen gezählt, aus denen sogenannte Ätherisch-Öl-Drogen hergestellt werden können: z. B. Tees, alkoholische Tinkturen, wässrige Auszüge und eben ätherische Öle. Zahlreiche Pflanzen enthalten zwar Spuren von ätherischen Ölen, doch die kommerzielle Verwertung lohnt sich nicht. Da wir in der Aromatherapie mit Wirkstoffen aus Pflanzen arbeiten, ist es wichtig, den Ursprung der ätherischen Öle, nämlich die Spenderpflanze, genauer kennenzulernen.

### Nach der Signaturenlehre gibt die äußere Erscheinung der Pflanze Hinweise auf ihre Verwendung

Nach der alten Lehre der »Signatur« gibt die äußere Erscheinung einer Pflanze dem geschulten Auge bereits mögliche Hinweise auf deren Verwendung. Bei den ätherischen Ölen haben wir zwei sehr deutliche Beispiele: Der sich breitmachende, vor Kraft strotzende und auffällige Atlaszeder-Baum versorgt uns mit einem Öl, das bei Minderwertigkeitsgefühlen, Schwäche und Erschöpfung enorm hilfreich ist. Die schlanke, zum Himmel strebende Zypresse unterstützt uns mit einem Öl, das beim Konzentrieren und Sammeln hilft: Alles, was irgendwie aus den Fugen geraten ist, wird »geordnet«, seien es nun Krampfadern oder mangelnde Konzentrationskraft.

## Pflanzen und ihre Namen: Botanik

Sprechen Sie Lateinisch? Nein? Das macht nichts, als Aromatherapie-Fan lernen Sie mit der Zeit die Weltsprache »Botanisch« und können sich dann bestens mit anderen Aromafans austauschen. Diese internationale Sprache haben wir einem Schweden zu verdanken.

Über ihn, den Pfarrer und Naturforscher *Carl von Linné* oder Linnaeus (1707–1778) wurde geschrieben: »Gott schuf, Linnaeus ordnete.« Er schuf ein Klassifizierungs- und Namenssystem für Pflanzen, das bis heute Gültigkeit hat. Damit ermöglicht er uns für die Therapie schnelle Zuordnungen. Beispielsweise wirken viele ätherische Öle der Korbblütler (wie Kamille) hautpflegend, die Öle der meisten Lorbeergewächse (wie Zimt) dagegen hautreizend.

Von Linnés zweites großes Erbe ist die von ihm geschaffene sogenannte *binäre Nomenklatur* (zwei lateinische Namen). Sie wird weltweit eingesetzt – Botaniker der ganzen Welt wissen auf diese Weise genau, um welche Pflanze es sich handelt, wenn sie beschrieben wird oder in botanischen Gärten gezeigt wird: Man spricht »Botanisch«.

### Gattung und Art

Der erste Name nennt immer die *Gattung*, das ist eine Art Familienname, beispielsweise Rosa (alle Rosen) oder Citrus (alle Arten von Zitrusfrüchten). Der zweite Name beschreibt die *Art*. Ähnlich wie früher in Dörfern: Man sprach von der rothaarigen Frau Müller und dem krummbuckligen Herrn Schmidt. In der Pflanzensprache liest sich das folgendermaßen:

| Name | Bedeutung |
|---|---|
| angustifolia | schmalblättrig |
| citrata, citriodora | zitronig, zitronig duftend |
| lavandulifolia | lavendelblättrig |
| montana | am Berg wachsend |
| decumbens | kriechend, niederwachsend |
| officinalis | offizinell, in der Apotheke/ Heilkunde gebräuchlich |
| odorata, graveolens oder aromatica | (stark) duftend, aromatisch |
| sempervirens, viridiflora | immergrün, grünblütig |
| alba, album | weiß, hell |
| centifolia | hundertblättrig |
| damascena | aus Damaskus |

Dieser »Zweitname« – er wird immer kleingeschrieben – gibt Fachleuten (und Lateinkennern) oft wertvolle zusätzliche Hinweise.

## Pflanzen im Anbau und wild wachsend

Ätherische Öle, die der Gesundheitserhaltung und dem Wohlbefinden dienen sollen, lassen sich nur aus Pflanzen gewinnen, die so naturnah wie möglich angebaut werden. Die Bezeichnungen »konventionell«, »Wildsammlung« oder »kontrolliert biologischer Anbau« lassen Rückschlüsse auf den Zustand der Pflanze *vor* der Herstellung des jeweiligen ätherischen Öles zu und lassen bereits auf dem Etikett des Fläschchens erkennen, ob es sich um ein Öl mit höchstmöglichem therapeutischem Potenzial handeln könnte (über weitere Qualitätsfaktoren lesen Sie später im Text).

### Konventioneller Anbau

Ätherische Öle aus Zitrusfrüchten, die *konventionell* angebaut werden, können beispielsweise stark mit Pflanzenschutzmitteln belastet sein. Da diese durch das Gewinnungsverfahren des Raspelns der Fruchtschalen in das Produkt übergehen, kann das zu unnötigen Hautreizungen führen.

Es gibt jedoch auch Fälle, in denen sich einzelne Landwirte gegen kostenpflichtige Kontrollen und Zertifizierungen entscheiden und dennoch Pflanzen ganz ohne Gifte und Kunstdünger produzieren. Ihre Öle entsprechen Bioölen, der Verkauf erfolgt auf Vertrauensbasis.

### Kontrolliert biologischer Anbau

Im Katalog einer der ersten Ätherisch-Öl-Firmen im deutschsprachigen Bereich (Farfalla) steht der treffende Satz: »Warum Bio? Die Natur hat nie etwas anderes vorgesehen.« Bei Pflanzen aus *»kontrolliert biologischem Anbau«* wird darum auf den Einsatz von Pflanzengiften verzichtet. Es darf mit natürlichen Spritzmitteln aus Kräutern, Ölen und Mineralien gearbeitet werden. Das sogenannte Unkraut, also die in der Nähe wachsenden und unerwünschten Wildkräuter, werden nicht chemisch ausgerottet, sondern aufwändig von Hand gejätet, es wird mit Kompost gedüngt und Fruchtfolgewechsel praktiziert.

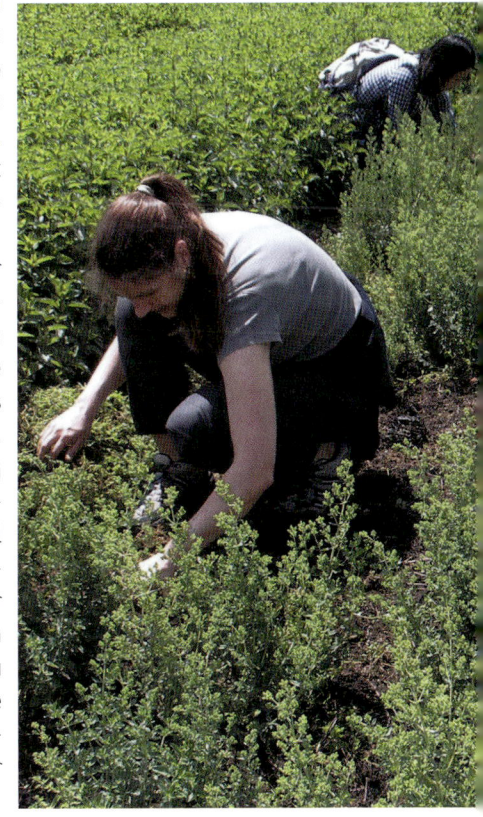

Insektizide und andere Pestizide stellen nicht nur eine Gefahr für die Gesundheit von Menschen, Tieren und Insekten dar, sondern sie verändern auch den Stoffwechsel der behandelten Pflanze. Diese reagiert mit Abwehrmechanismen, die sogar das Aussehen ihrer kleinsten Strukturen beeinflussen. Sie kann auch als Reaktion die Zusammensetzung ihrer Inhaltsstoffe umstrukturieren, andere therapeutische Eigenschaften entwickeln oder eventuell sogar zum vermehrten Auftreten von Allergien führen. Im Farfalla-Katalog steht weiter: »Es ist weder logisch noch fair, dass Bioprodukte durch Abgaben verteuert werden, um die ganzen Kontrollen zu finanzieren. Eigentlich sollten solche Produkte belastet werden, die nicht naturgemäß, sprich biologisch produziert werden. Warum? Weil die Natur nie etwas anderes vorgesehen hat.«

**Bio bedeutet mehr als »ohne Gift«**

- kaum Giftbelastung auf dem Produkt
- Schonung des Bodens und der Umwelt
- umweltfreundliche Herstellungsmethoden, Müllentsorgung und Verpackungen
- keine Belastung der Landwirte und Arbeiter mit Agrargiften
- Verringerung des Allergiepotenzials des Produktes
- meist faire Bezahlung und soziale Absicherung der Produzenten und Arbeiter
- vollständige Nachvollziehbarkeit der Herkunft und Wege des Produktes
- keine Beimischung von synthetischen Substanzen

Die Aufschrift »aus kontrolliert biologischem Anbau« garantiert jedoch nicht automatisch ein hervorragendes, schadstofffreies Öl. Erntemethoden, Weiterverarbeitung, Lagerung und weitere Faktoren entscheiden mit über die Qualität. Auch können durch Regen, Wind, Grundwasser oder durch Insekten Umweltgifte und genmanipulierte Samen auf ein ökologisch bewirtschaftetes Feld gelangen.

Bei Pflanzen, die mit so hohem Aufwand angebaut werden, entstehen manchmal Lieferengpässe. Wenn also eine Ätherisch-Öl-Firma bestimmte Öle zeitweise nicht liefern kann, ist das eher ein gutes Zeichen.

Erzeuger und Zwischenhändler von Bioölen müssen sich regelmäßigen Kontrollen von anerkannten Verbänden unterziehen. Die Prüfungen und das Führen des jeweiligen Siegels auf Preislisten und Etiketten kosten erhebliche Geldsummen, die von kleinen Abfüllern selten aufgebracht werden können. Die Kosten für diese Zertifizierungen tragen auch die Endverbraucher, dafür können sie sich meist auf hervorragende und verträgliche Ware verlassen.

### Wildsammlung

Pflanzen aus *Wildsammlung* sind sehr widerstandsfähig, da sie alle Naturwidrigkeiten ohne menschliche Hilfe überlebt haben. Sie ergeben ein in Duft und Wirkung kräftiges Öl. Selbstverständlich sollten sie nicht gerade in der Nähe einer Autobahn oder eines Kernkraftwerkes geerntet werden. Es sollte jedoch nicht gewildert werden und nur nachwachsende Pflanzen gesammelt werden. Leider wird das in Schwellenländern oft nicht beachtet, tropische Dufthölzer und Harze verhelfen der armen Bevölkerung meist zu einem bescheidenen Einkommen. Mittlerweile gelten etliche Öle liefernde Baumarten aus Wildbeständen laut CITES (Convention on International Trade in Endangered Species) als stark gefährdet bzw. dezimiert:

| Baumart | Duftholz |
|---|---|
| alle Aniba-Arten | Rosenholz (Südamerika) |
| Amyris balsamifera | Westindisches Sandelholz (Karibik) |
| Aquilaria malaccensis (früher A. agallocha) | Oud/Adlerholz (Laos, Vietnam, Kambodscha etc., wird vermutlich noch zu unserer Lebenszeit ausgerottet sein) |
| Cedrus atlantica | Atlas-Zeder (Nordafrika) |
| Santalum album | Ostindisches Sandelholz (Indien) |

## Genuin und authentisch

**Genuin bedeutet unverändert, authentisch, dass das Öl von einer definierten Pflanzenart stammt**

In Frankreich, dem Land der medizinisch orientierten Aromatherapie, wurde Mitte der Neunzigerjahre des letzten Jahrhunderts das Siegel H.E.B.B.D. (Huile Essentielle Botaniquement et Biochimiquement Définie) etabliert, das genuine und authentische Öle auszeichnet. So sollte die gute Verträglichkeit garantiert werden. Ganz anders ist die Betrachtungsweise aus Sicht der jeweils herrschenden Arzneibücher (in Deutschland des DAB): Es werden nur ätherische Öle beschrieben und zum medizinischen Einsatz befürwortet, die bestimmten Standards entsprechen und die gegebenenfalls auch mit synthetischen Stoffen versehen sind.

## Kosten

Ich führe möglichst viele Kursteilnehmer zu einer Produktionsstätte für Ätherisch-Öl-Pflanzen. Wer einmal, wenn auch nur wenige Stunden, meterlange Reihen von Wildkräutern (Unkraut) gejätet hat, wer in sengender Sonne Kräuter geschnitten und dann von Bienen zerstochen erlebt hat, wie wenig Öl nach dieser Schinderei entsteht, wird sich sicherlich nie wieder über die Preise von ätherischen Ölen beschweren. Vor allem, wenn man weiß, was der Bauer dafür bekommt, egal wie viele Menschen ihm beim Pflanzen oder bei der Ernte geholfen haben.

Die Preise, die wir für ätherische Öle zahlen, sind Fantasiepreise und entsprechen niemals dem Aufwand, der zu ihrer Gewinnung führt. Oder haben Sie schon einmal 30 duftende Rosen für einen Euro erstanden? Das ist ein mittlerer Preis für einen Tropfen Rosenöl, darin sind nicht nur die Rosenblütenblätter enthalten, sondern auch Pacht, Pflege, Dünger, Be-

**Für 1 Kilo ätherisches Öl benötigt man**
7.000 kg Melissenkraut
3.000–5.000 kg Rosenblütenblätter
1.000 kg Orangenblüten (Neroli)
150 kg Zimtrinde

wässerung, Bezahlung der Erntearbeiter, Energiekosten bei der Destillation, Transporte, Zölle, Kontrollen, Analysen, Fläschchen, Etikettendruck und vieles mehr.

## Pflanzen und ihre Inhaltsstoffe

Pflanzen enthalten drei unterschiedliche Gruppen von Inhaltsstoffen: wasserlösliche und fettlösliche Stoffe sowie unlösliche Faserstoffe. Ein Großteil aus allen drei Gruppen dient Mensch und Tier als Nahrung, ein winziger Anteil sind pharmakologisch aktive Stoffe. Nur einige Ätherisch-Öl-Pflanzen gelten im klassischen Sinn als Heilpflanzen, da sie – oberflächlich betrachtet – Parfümlieferanten sind.

## Ätherische Öle

Die meisten Duftpflanzen enthalten höchstens ein bis zwei Prozent ätherisches Öl, viele wesentlich weniger, nur einige wenige wie beispielsweise die Gewürznelke viel mehr. Mit dieser von der Natur vorgegebenen »Verdünnung« haben wir bereits einen deutlichen Hinweis auf die erforderliche Konzentration in unseren Produkten, die mit Haut und Schleimhäuten in Berührung kommen. Ein Fläschchen mit ätherischem Öl enthält also säckeweise Pflanzenmaterial, das muss man sich einfach vor Augen führen, wenn man fünf oder zehn Tropfen eines Duftes in ein Körperöl oder in die Badewanne gibt!

Man glaubte früher, ätherische Öle seien Stoffwechselabfälle der Pflanze. Mittlerweile zeigt sich, dass sie – je nach Pflanze und Umweltbedingungen – vielfältige Funktionen erfüllen:

### Ätherische Öle erfüllen vielfältige Funktionen

- Bei Tierfraß oder übermäßigem Insektenbefall sind sie *»chemische Waffe«*. Hungrige Tiere werden so abgehalten, zu viel von einer großen Pflanze oder zu viele Pflanzen einer Art zu fressen.
- Viele Pflanzen sind auf Insekten angewiesen, um die *Bestäubung* und damit den Fortbestand der Art abzusichern. Sie locken mit ihren ätherischen Ölen z. B. Bienen oder Schmetterlinge an.
- Die ätherischen Öle dienen als *»pflanzeneigene Apotheke«*: Durch ihre keimtötenden Eigenschaften können die Pflanzen Krankheiten durch Mikroorganismen abwenden.
- Ätherische Öle oder besonders flüchtige Bestandteile daraus dienen bei manchen Pflanzen als *»Kommunikationsmittel«*, um andere Pflanzen mithilfe des Windes vor dem Gefressenwerden zu »warnen«. Diese sondern dann beispielsweise Bitterstoffe ab, damit sie selbst nicht angegriffen werden.

■ Manche Pflanzen sichern sich durch ätherische Öle ihren *Lebens-raum* ab. Sie sondern Düfte ab, die es anderen Pflanzen schwer machen, sich zu nah bei ihnen anzusiedeln.

■ Ätherische Öle können manche Pflanzen vor übermäßiger UV-Strahlung und Wasserverdunstung schützen: Ein gasförmiger *Schutzschleier* legt sich um ihre Blätter oder Nadeln.

## Andere pharmakologisch wirksame Stoffe

Eine Reihe von Pflanzen enthält andere *pharmakologisch wirksame Wirkstoffe*, man spricht von Heilpflanzen oder Drogen: Dazu gehören Alkaloide wie beispielsweise Koffein oder Nikotin, Bitterstoffe wie in der Artischocke, Glykoside wie im Maiglöckchen, Schleimstoffe wie im Spitzwegerich und viele andere. Heilpflanzen sind nicht für den täglichen Genuss geeignet, manche sind giftig und müssen pharma-kologisch aufbereitet werden, sind also nicht für den Hausgebrauch zu verwenden. Diese Stoffe haben alle eines gemeinsam: Sie sind – im Gegensatz zu den ätherischen Ölen – wasserlöslich. Die ungifti-gen unter ihnen eignen sich für wässrige Zubereitungen wie Tees.

## Fette Öle

### Fast alle Pflanzen der Welt bilden fette Öle

Wir haben nun gesehen, dass der Anteil an Duftpflanzen im Pflan-zenreich eher gering ist. Dahingegen bilden fast alle Pflanzen dieser Erde *fette Öle*. Diese werden vornehmlich in deren Samen gespei-chert. Sie dienen der Pflanze zur Versorgung der Nachkommen-schaft, solange diese noch keine eigenen Blättchen hat. Menschen und Tieren dienen diese Fette als wichtiger »Treibstoff« in der Nah-rung, denn im Gegensatz zu den ätherischen Ölen versorgen sie den Körper mit Energie.

| Ätherische Öle | Fette Öle |
|---|---|
| »Hausapotheke der Pflanze«: wirken gegen Keime | Nahrungsreserve (meistens im Samen) für nachwachsen-de Pflanzen |
| enthalten keine Kalorien | enthalten 9 Kalorien pro 1 g |
| sind flüchtig, hinterlassen keinen bleibenden Fettfleck auf Papier | sind ölig-fettig, hinterlassen einen bleibenden Fettfleck auf Papier |
| wirken antioxidativ, »entgiftend« | wirken antioxidativ, »entgiftend« |

## Gewinnung von ätherischen Ölen

Bei der gebräuchlichsten Methode zur Gewinnung von ätherischen Ölen, der Wasserdampfdestillation, wird das Pflanzenmaterial in einem sich nach oben verjüngenden Behälter (Alambic) auf ein Sieb platziert, unter dem sich siedendes Wasser befindet. Wasserdampf reißt die winzigen Duftmoleküle im »Huckepackverfahren« mit sich hoch und muss anschließend so schnell wie möglich kondensiert, also abgekühlt werden. Dieses Kondenswasser wird zusammen mit dem ätherischen Öl in einen zweiten Behälter namens Florentiner Vase aufgefangen. Dort scheidet es sich wegen seiner geringeren Dichte an der Oberfläche ab und kann entnommen werden. Es gibt auch ätherische Öle, die schwerer als Wasser sind, also zu Boden sinken (Zimt, Nelke). Das ätherische Öl, das so frisch noch nicht sehr fein duftet, wird gefiltert und in Glasflaschen oder Fässer abgefüllt.

Einige Öle müssen nun noch einige Tage belüftet werden, d. h. ohne Verschluss lagern, und anschließend noch einige Wochen in einem kühlen, gut belüfteten Keller ruhen, damit sie ihre charakteristischen Dufteigenschaften entfalten können.

Nach dem Prozess des Destillierens ist das kondensierte Wasser kein konventionelles destilliertes Wasser mehr, sondern ein Hydrolat (siehe Seite 163ff.), das mit den wasserlöslichen Stoffen der des-

| Gewinnungsmethode | Beispiele |
| --- | --- |
| Wasserdampfdestillation | Blätter und Zweige, Hölzer, Wurzeln, Harze, Duftgeranien |
| Wasserdestillation | Rosenblüten, Kamillenblüten, Orangenblüten, Ylang-Ylang-Blüten |
| Expression (mechanisches Auspressen), Raspeln | Zitrusschalen |
| Extraktion mit Fett: Enfleurage | Jasmin, Tuberose |
| Extraktion mit Lösungsmitteln wie Hexan oder Petroläther | die meisten Blütendüfte: Rosen, Orangenblüten, Tuberose, Champaca |
| Extraktion mit Lösungsmitteln wie Alkohol (Äthanol) | Benzoe, Tolu, Vanille, Tonka |
| Extraktion mit überkritischem Kohlenstoffdioxid (»$CO_2$-Extraktion«) | alle Duftpflanzen |

tillierten Pflanze angereichert ist. Es kann bis zu zwei Prozent des jeweiligen ätherischen Öles enthalten.

Da die meisten Bestandteile von ätherischen Ölen aus sehr kleinen Molekülen bestehen und gasförmig sind, können sie aus der Pflanze gelöst werden. Manche Düfte sind jedoch hitzeempfindlich und können nicht mit dieser Methode gewonnen werden.

| Pflanzenteil | Beispiel |
|---|---|
| Blätter/Zweige | Cajeput, Eukalyptus, Zitronenmyrte |
| Nadeln | Fichte, Tanne, Wacholder |
| Oberirdische Teile der Pflanze (Kraut) | Basilikum, Kamille, Patschuli |
| Blüte | Jasmin, Lavendel, Neroli |
| Blütenknospe | Cassiazimt, Gewürznelke |
| Früchte, Beeren | Anis, Fenchel, Vanille |
| Fruchtschale | Mandarine, Orange, Zitrone |
| Harz | Benzoe, Myrrhe, Weihrauch |
| Holz | Amyris, Sandelholz, Zeder |
| Rinde | Cassiazimtbaum, Zimtbaum |
| Wurzel | Angelika, Baldrian, Vetiver |
| Rhizome (verdickte Wurzel) | Alant, Kurkuma, Iris |

| Name | Duftqualität |
|---|---|
| ätherisches Öl | feine und frische Duftkomponenten verschwinden, Duft manchmal anders als in der Pflanze |
| ätherisches Öl | feine und frische Duftkomponenten verschwinden, Duft manchmal anders als in der Pflanze |
| Essenz oder ätherisches Öl | Duft genau wie in der Pflanze, auch Wachse, Farbstoffe und fotosensitivierende Stoffe werden herausgelöst |
| ätherisches Öl | Duft fast genau wie in der Pflanze |
| Concrète, Absolue | Duft fast genau wie in der Pflanze, auch Wachse und Farbstoffe werden herausgelöst |
| bei Harzen: Resinoid; bei Gewürzen: Extrakt | Duft fast genau wie in der Pflanze |
| ätherisches Öl, Extrakt | Duft fast genau wie in der Pflanze, Scharfstoffe wie in Ingwer oder Pfeffer werden auch herausgelöst |

## Das dufte Universum der freundlichen Moleküle

Nun, da der Produzent seinen Duft gewonnen hat, entscheidet natürlich zunächst der menschliche Geruchssinn, ob das Öl den Erwartungen entspricht. *Physikalische Analysen* geben Aufschluss über das spezifische Gewicht (Dichte), den Lichtbrechungsindex (Refraktionsindex), die optische Drehung (Polarisation) sowie die Löslichkeit in Äthylalkohol, da sich bestimmte zur Fälschung verwendete Substanzen nicht darin lösen lassen.

### Wie weiß man eigentlich, dass im Duft wirklich das drinsteckt, was hineingehört?

Für die unumgängliche *chemische Analyse* gibt es komplizierte Geräte, mit denen man Gaschromatogramme und Massenspektralanalysen erstellen kann. Speziell dafür ausgebildete Chemiker müssen diese Ergebnisse auswerten. Diese elektronische Aufzeichnung des Inhaltsstoffe-Profils des getesteten Öles, gewissermaßen sein Fingerabdruck, gibt Aufschluss über eventuelle Verfälschungen, aber auch darüber, ob die Pflanze ihre üblichen Bestandteile gebildet hat. Das hängt von verschiedenen Faktoren ab, beispielsweise von den Sonnenstunden, die es in dem betreffenden Jahr gab, von der Regenmenge, von eventuellen Pflanzenschutzmitteln und Düngern und auch von noch unbekannten Faktoren. Auch Pflanzen haben ihre Rhythmen.

Das Gaschromatogramm ist auch der »Ausweis«, den der Produzent dem Großhändler zusammen mit dem bestellten Öl übergibt, sodass dieser weiß, was er gekauft hat. An dieser Stelle kann ein Öl »schön deklariert« werden, ein minderwertiges Öl kann also die Analyse eines Superöles mit auf den Weg bekommen. Gute Firmen müssen also jede Charge der bei ihr eingelieferten Öle selbst testen oder testen lassen. Pro Öl und Charge kostet dieser Test ab 150 Euro aufwärts. Jeder einzelne Kunde einer guten Firma muss sich an diesen nicht geringen Kosten beteiligen: Neben den nicht billigen Ökosiegeln führt diese Absicherung zu einem höheren Preis als bei einem Öl aus dem Supermarkt oder Drogeriemarkt.

Gaschromatogramme haben aber auch Vorteile für die Endverbraucher, manchmal stellen Firmen sie auf Anfrage zur Verfügung. Der Aromatherapeut kann die therapeutischen Eigenschaften anhand der aufgeschlüsselten Inhaltsstoffe beurteilen und auch, ob unerwünschte Nebenwirkungen zu erwarten sind und wie lange das Öl haltbar sein wird. Dazu ist ein Grundwissen an Chemie nötig, das in seriösen Ausbildungen vermittelt wird.

## Bunter Bausteine-Mix mit vielfältigen Wirkungen

Ätherische Öle sind pharmakologisch betrachtet ein Vielstoffgemisch. Einige bestehen aus wenigen Inhaltsstoffen, wie beispielsweise Ackerminze und Rosenholz, andere – wie manche Rosenöle – enthalten bis zu 400 unterschiedliche Moleküle. Das ist auch ein Grund, warum naturidentische (synthetische) Rosenöle flach oder seifig riechen, denn diese Vielfalt wird im Labor nicht nachgebaut.

Die Nuancen, die nur im Nach-dem-Komma-Bereich vorkommen, entscheiden jedoch oft über die schillernden Facetten eines Duftes und auch über Verträglichkeit und therapeutische Einsatzgebiete. Im Mandarinenöl zum Beispiel ist das zu weniger als einem Prozent enthaltene Methylanthranilat für die ungewöhnlich entkrampfende und beruhigende Wirkung des beliebten Duftes verantwortlich.

### Terpene stellen den größten Anteil

Den größten Anteil in den meisten ätherischen Ölen bildet eine Gruppe von Inhaltsstoffen namens *Terpene*. Sie kommen als einfache Kohlenwasserstoffmoleküle vor und auch als Sauerstoff-Abkömmlinge davon. Je nachdem, wie und wo die einzelnen Moleküle miteinander verbunden sind und wo sich Doppelbindungen befinden, birgt das Molekül sehr unterschiedliche therapeutische Eigenschaften und duftet auch anders. Wenn zehn Kohlenstoffmoleküle enthalten sind, spricht man von *Monoterpenen*, das ganze Spiel mit 15 Molekülen ergibt *Sesquiterpene*.

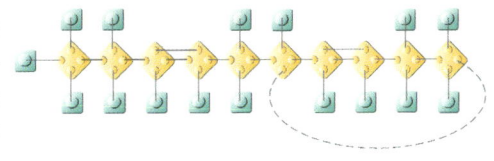

Eine kleine zweite Gruppe von Inhaltsstoffen – *Phenole* und die davon abgeleiteten *Phenylderivate* – besteht aus einem Ring von sechs Kohlenstoffmolekülen, der auf bestimmte Weise mit unterschiedlichen Ketten aus Kohlenstoff, Wasserstoff und Sauerstoff bestückt sein kann. Sie befinden sich in nennenswerten Mengen nur in wenigen Ölen, die meist sehr aggressiv zur Haut, aber auch gegen Bakterien und Pilze sind, sodass einige davon als pflanzliche Antibiotika bezeichnet werden können.

Auf diesen Benzolring, wie er von Fachleuten genannt wird, sind auch einige »normale« Antibiotika aufgebaut. Einige dieser Moleküle haben auch eine besondere Wirkung auf unsere Botenstoffe im Gehirnstoffwechsel, sodass wir sie für stimmungsaufhellende Parfümmischungen verwenden können.

## Zusammenhänge von Inhaltsstoffen, Wirkung und Haltbarkeit

**Viele ätherische Öle sind unstabile Substanzen, die sehr sorgfältig gelagert werden müssen**

Die jeweilige Zusammensetzung bestimmt die Haltbarkeit jedes einzelnen ätherischen Öles, zumindest wenn es auf der Haut angewendet werden soll. Ähnlich wie beim Wein gibt es solche, die innerhalb von kurzer Zeit aufgebraucht werden sollten (fast alle Zitrusöle), andere werden mit zunehmendem Alter immer besser (Rose, Patschuli). Unten genannte Faktoren müssen beachtet werden.

Je höher der Anteil von Monoterpenen im ätherischen Öl, desto kürzer seine Eignung zur Therapie. Das betrifft vor allem alle Zitrusöle – bis auf Bergamotte –, alle Nadelöle und Teebaumöl. Sie werden mit zunehmendem Alter hautreizend, vor allem wenn man sie in warmen Bädern verwendet. In Frankreich war es darum auch üblich, Nadel- und Zitrusöle nachzudestillieren, um diese potenziell unangenehmen Stoffe zu entfernen. Da sie jedoch auch über schmerzlindernde und kortisonartige Wirkungen verfügen, ist man davon abgekommen und achtet stattdessen auf frische Öle. Man sollte keine Testerflaschen in Läden erwerben, also immer auf den Originalverschluss achten.

| Was beachten? | Dadurch wird vermieden ... |
|---|---|
| dunkle Behälter verwenden, vorzugsweise aus Glas | Zersetzung durch Lichteinwirkung |
| auf volle Behälter achten | Oxidationsprozesse durch Sauerstoff |
| angebrochene Behälter in kleinere Gefäße umfüllen, leeren Bereich mit Edelgas (Argon) oder mit Glaskugeln auffüllen | Oxidationsprozesse durch Sauerstoff |
| angebrochene Flaschen temperiert lagern (8–12 °C): kühl, jedoch nicht im Kühlschrank, nicht konstant über 20 °C | Zersetzung durch Kälte- oder Wärmeeinwirkung |
| Testerflaschen mit monoterpenreichen Ölen nach einem halben Jahr ersetzen | Hineinpumpen von zerstörerischem Sauerstoff durch das ständige Auf- und Zumachen der oft halb leeren Flaschen |

Unangebrochene, volle Flaschen können im Kühlschrank gelagert werden, am besten in einem gut geschlossenen Behälter im Gemüsefach, damit fettige Nahrungsmittel wie Butter, Käse, Wurst den Duft nicht annehmen. Besser wäre eine Lagerung im gleichmäßig kühlen Keller. Temperaturschwankungen, wie sie beispielsweise im Auto herrschen können, mindern die Haltbarkeit von ätherischen Ölen erheblich.

Je jünger, älter oder empfindlicher die zu behandelnde Person ist, desto frischer muss das Öl sein, vor allem, wenn man die Person und ihre Reaktion auf die Düfte noch nicht gut kennt.

Ätherische Öle, die in fetten Ölen gelöst sind, halten erfahrungsgemäß länger als ihre puren Entsprechungen. Therapeutische Mischungen in fetten Ölen sollte man dennoch nicht viel länger als ein halbes Jahr aufheben, da die Öle »arbeiten« und miteinander neue Moleküle bilden können. In der Parfümerie ist dieser Prozess der Reifung ausdrücklich erwünscht.

Mit Ölen für die Duftlampe oder für die Parfümerie kann man großzügiger umgehen als mit solchen, die auf die Haut von kranken oder angeschlagenen Menschen aufgetragen werden. Diese Angaben zur Haltbarkeit sind darum nur ganz grobe Richtwerte, die je nach Lagerzeit, Temperatur und Beleuchtung im Laden, auch je nach Flaschenfarbe und persönlichem Umgang mit den Ölen schwanken können.

| Haltbarkeit nach Anbruch für die Anwendung auf der Haut | |
|---|---|
| Teebaumöl | ein halbes Jahr |
| Zitrusschalenöle (bis auf Bergamotte) | ein Jahr, Zitrone und Grapefruit eventuell etwas länger |
| Nadelöle | anderthalb Jahre |
| zitrusartig duftende Öle (Lemongrass, Litsea, Melisse) | zwei Jahre |
| eukalyptusartig duftende Öle (Cajeput, Myrte) | zwei bis drei Jahre |
| Kräuteröle (Basilikum, Minzen, Rosmarin) | drei bis vier Jahre |
| herbe Harze (Weihrauch, Galbanum) | drei bis vier Jahre |
| vanillig-balsamische Harze (Benzoe, Tolu, Styrax) | fünf bis sechs Jahre |
| Blütenöle | fünf bis zehn Jahre |
| Holzöle (Adlerholz, Sandelholz), schwere Düfte (Patschuli, Vetiver) | bis zehn Jahre, beste Qualitäten auch länger |

Um den Überblick zu behalten, sollte man den Tag des Öffnens auf dem Etikett notieren und den Tropfeinsatz im Auge behalten: Wird das vorher dünnflüssige Öl klebrig und zäh, wird der frische Duft stumpf, holzig und flach, wird es Zeit, das Öl einer neuen Bestimmung zuzuführen. Einige Tropfen alter Öle eignen sich zum Beispiel noch

- als Motten- und Mückenvertreibungsmittel (auf Holz, in Kerzen)
- zur Umleitung von Ameisenstraßen
- in duftneutralen Putzmitteln und Toilettenreinigern
- um Blumentöpfe, Gartenwerkzeuge, Mülleimer, Katzenklos oder Hundekörbe zu reinigen
- um übel riechende Abflussrohre zu entkeimen und zu desodorisieren, dafür in Spülmittel 20-prozentig verdünnen (bei Plastikrohren keine Zitrus- und Nadelöle)
- um muffige Autositze und -matten zu beduften (pur auf Zeitungspapier oder als Spray mit Isopropylalkohol gemischt)
- Orangenöl zum Entfernen von Etiketten und Preisschildern oder von Pflasterspuren auf der (nicht-allergischen) Haut
- Zitrus- und Nadelöle als Möbelpolitur für Echtholzmöbel und Furniere (zehnprozentig in Jojobaöl)
- Teebaum-, Bohnenkraut-, Gewürznelken- und Oreganoöl gegen schimmelige Stellen in Bad und Keller und in einem Spray gegen müffelnde Sportschuhe
- scharfe Öle gegen Holzwurmbefall (in die Löcher spritzen)

Die Öle, die schnell verderben, können aufgrund ihrer chemischen Beschaffenheit (hoher Anteil an Monoterpenen) auch bestimmte Kunststoffe angreifen, machen Sie deshalb vorab an unsichtbarer Stelle einen Materialverträglichkeitstest. Empfindliche Materialien sind beispielsweise Autoarmaturen, Gemüsefächer im Kühlschrank und CD-Hüllen.

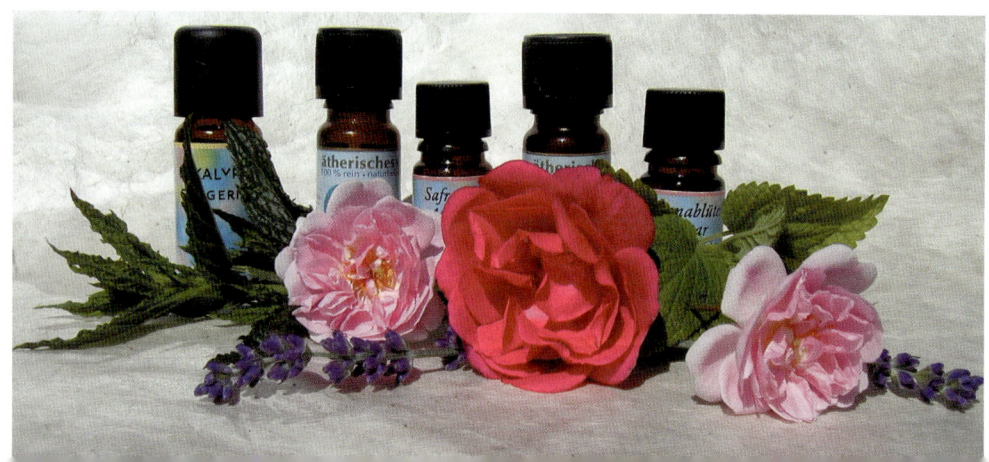

# Ätherische Öle von A bis Z

Zu den Beschreibungen der ätherischen Öle beachten Sie bitte auch die Hinweise zur Verwendung auf Seite 11.

## Ätherische Öle für Therapie und Pflege

### Adlerholz [P]

**Das Zugang-zur-Tiefe-der-Seele-Öl**
Aquilaria malaccensis Lam. (früher: Aquilaria agallocha)

 Holz (infiziert)

 Seidelbastgewächse, Thymelaeaceae

 Wasserdestillation

 10 Jahre und mehr

 bedrohte Art, kostbar

 schwere, würzig-holzige Duftnote

 Vietnam (Halbinsel)

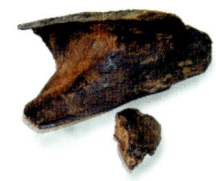

Dieses auch unter dem geheimnisvoll klingenden Namen Oud bekannte ätherische Öl ist sicherlich der ungewöhnlichste Duft, den wir für die Aromatherapie zur Verfügung haben. Gleichzeitig ist es eines der teuersten ätherischen Öle der Welt: Ein Milliliter kostet je nach Firma 70 Euro und mehr. Es kann nur gewonnen werden, wenn dieser Baum von einem Pilz (Aspergillus niger) befallen wird und wenn anschließend über Jahrzehnte oder gar Jahrhunderte entsprechende Reaktionen im Holz stattfinden, die zur Absonderung des schweren rauchig-erdigen Duftstoffes führen.

Da dieser Baum sowohl für die Herstellung von hochwertigem japanischen Räucherwerk unentbehrlich ist als auch – bis zur Erfindung des pharmazeutischen Produktes – als hochwirksames pflanzliches »Viagra« galt, wird dieser Baum, der nur noch selten in den tiefsten Urwäldern Kambodschas, Vietnams, Laos' und Koreas zu finden ist, als fast ausgerottet eingestuft. Plantagen und die Infektion durch Menschenhand haben noch nicht zu befriedigendem Ersatz geführt, der Faktor Zeit kann eben nicht beschleunigt werden.

Wenige ätherische Öle berühren Menschen so tief wie dieser Duft, es können schon mal spontan Tränen fließen, Euphorie und Hochgefühle (Fliegen wie ein Adler) ergreifen manche Menschen. Schon die Bibel erwähnt diesen Duft als Kostbarkeit.

Schon aufgrund des hohen Preises ist Adlerholz kein Alltagsöl, es wird wohl auch von kaum jemandem für die körperlichen Indikationen wie Krampfadern und Hämorrhoiden eingesetzt werden. Es schenkt einem vielmehr eine kleine Auszeit aus dem Alltagstrott und es führt in einem Besinnungs- oder sinnlichen Moment auf das Wesentliche. Dafür verdünnt man es maximal 0,5-prozentig und mischt es mit feinen Lieblingsölen wie Champaca, Jasmin oder Vanille in Jojobaöl. Oder ganz biblisch mit Myrrhe, Weihrauch und Rose sowie jeweils einer Spur Kalmuswurzel und Cassiazimt.

# Alant [M]

### Das Schleimlöse-Öl
Inula helenium L.

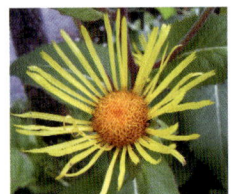

 Rhizom

 Korbblütengewächse, Asteraceae

 Wasserdampfdestillation

 5 Jahre

 kostbar

 krautig-würzige Duftnote

 Südfrankreich

**Nasenbalsam**
20 g Sheabutter
5 g Olivenöl
zusammen schmelzen
(Heizung oder Wasserbad),
dazugeben:
2 Tropfen Speiklavendelöl
1 Tropfen Alantöl
1 Tropfen Koriandersamenöl
1 Tropfen Myrtenöl (Andentyp)

Viele Menschen haben diese hohen »Sonnenblumen« im Garten, ahnen jedoch nicht, dass deren knollige Wurzeln (Rhizome) ein kostbares ätherisches Öl ergeben können, das zu den stärksten natürlichen schleimlösenden Mitteln gehört. Es ist bereits in sehr hoher Verdünnung ideal für Inhalationen bei Erkältungen und zur Einarbeitung in Husten- und Nasenbalsamen bei Nebenhöhlenbeschwerden. Alantöl kann je nach Herkunft türkisfarben aussehen und mit der Zeit Kristalle ausbilden.

**✗** **Manche Alantöle können hautreizende Lactone enthalten, sodass das Öl immer stark verdünnt werden muss, bei empfindlicher Haut sollte vorher ein Verträglichkeitstest gemacht werden.**

# Angelika(wurzel) [P]

## Das Hier-und-Jetzt-Öl
Angelica archangelica L.

 Wurzel, selten Samen

 Doldengewächse, Apiaceae

 Wasserdampfdestillation

 3 Jahre

 nicht in der Sonne/Solarium

 schwere, würzig-holzige Duftnote

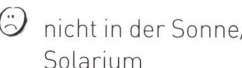 Frankreich

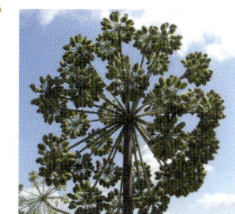

Was dem Asiaten der Ginseng, ist dem Mitteleuropäer die Engelwurz: Seit alters her wurde die kräftige Wurzel dieser anmutigen, bis zu zwei Meter hohen Pflanze frisch, getrocknet oder kandiert als allgemeines Stärkungsmittel nach schweren Krankheiten eingesetzt.

Das schwer und erdig duftende ätherische Öl bringt den heutigen Menschen, der (zu) kopflastig lebt, wieder auf den Boden der Wirklichkeit zurück. Ideal ist die Anwendung bei Schlafstörungen, Erschöpfung und Ängsten: Der Körper wird schwer, der Geist wird ruhig. Das Öl wirkt stabilisierend auf Psyche und Immunsystem. Angelikaöl nimmt man zudem bei Magenbeschwerden nervösen Ursprungs, sowohl in einer warmen Bauchauflage als auch fein dosiert innerlich eingenommen (1 Tropfen auf 10 ml Wodka und 2 ml Sanddornöl verschütteln, eine Woche lang dreimal täglich 5 Tropfen).

**✗** **Angelikawurzelöl wirkt fotosensitivierenden, darf also nicht vor dem Sonnenbad oder Solariumbesuch aufgetragen werden, bei Angelikasamenöl besteht diese Gefahr nicht.**

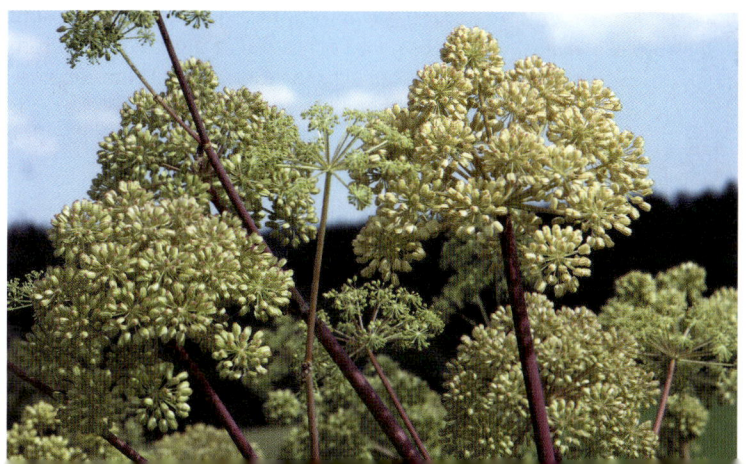

# Basilikum [M]

### Das Anti-Stress-Öl
Ocimum basilicum L.

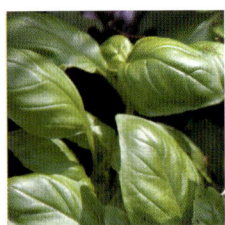

 Kraut

 Lippenblütengewächse, Lamiaceae

 Wasserdampfdestillation

 3 Jahre

 nicht in der Schwangerschaft

 krautig-würzige Duftnote

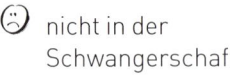 Frankreich

Kaum einer weiß, dass das Basilikum seine Urheimat in Indien hat, jeder assoziiert es mit Italien. Die Pflanze zeichnet sich durch eine Vielfalt an Arten aus, die in Farbe, Duft und Aussehen sehr unterschiedlich sind. Die zwei bekanntesten chemischen Leitsubstanzen (Chemotypen) des ätherischen Basilikumöles sind Linalool und Methylchavicol (Estragol), die in unterschiedlichen Anteilen den typischen Duft prägen. Estragol hat einen stark entkrampfend wirksamen Einfluss auf unser Nervenkostüm: Man setzt es – stets sehr sparsam dosiert – bei Angst, nervöser Anspannung, Schlaflosigkeit und depressiver Verstimmung ein. Bei manchen Menschen hilft es vorzüglich gegen stressbedingte Migräne (gemischt mit Orangenöl und etwas Pfefferminzöl).

> **Piepegal-Prüfungsöl**
> 4 Tropfen Limettenöl
> 1 Tropfen Pfefferminzöl
> 1 Tropfen Zitronenbasilikumöl
> in 10 ml Jojobaöl geben und vor sowie während der Prüfung auf den Pulsbereich geben

Der sanfte Linalool-Chemotyp eignet sich als schnelle Hilfe bei Schluckauf: Dafür 1 Tropfen des Öls auf 10 ml Ahorn- oder Agavensirup geben und davon bei Bedarf einige Tropfen im Mund zergehen lassen. Ein wunderbares Einsatzgebiet für Basilikumöl sind auch Prüfungssituationen oder Bewerbungsgespräche.

- Zitronenbasilikum ist eine besonders fein duftende Basilikumart. Es eignet sich hervorragend für Mischungen, da es nicht so dominant ist wie die »echten« Basilikumöle.
- Tulsi, Tulasi oder Holy Basil (*Ocimum tenuiflorum L.*, früher: *Ocimum sanctum*) wird in Indien besonders verehrt und vielfältig eingesetzt, laut ayurvedischen Quellen soll es »Herz und Geist öffnen, Glauben, Mitleid und Liebe stärken und den Schutz des Göttlichen verleihen«. Das enhaltene Eugenol wirkt stark antiinfektiös und kräftigend, es muss auch auf eine hohe Verdünnung geachtet werden.

# Benzoe Siam [P]

## Das Seelentrost-und-Wundheilungsöl

Styrax tonkinensis (Pierre) Craib ex Hartwich ‹Siam›
Styrax benzoin Dryand. ‹Sumatra›

 Harz

 Storaxbaumgewächse, Styracaceae

 Extraktion mit Lösungsmittel

 5 Jahre

 mild

 balsamisch-vanillige Duftnote

 Thailand/Vietnam

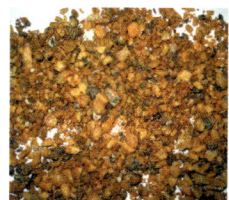

Wenn der bis zu 20 Meter hohe Benzoe-Baum aus dem tropischen Südostasien verletzt wird, sondert er ein nach Vanille duftendes Harz ab, das der schnellen Wundheilung dient. Es wurde seit Jahrtausenden als Weihrauch zu religiösen Zwecken geräuchert.

In der Aromatherapie verwendet man die Resinoide dieser Bäume, d. h. das Harz wird für die Therapie in Branntwein ausgezogen. Wir erhalten darum eine recht klebrige Substanz, deren Name auch noch unangenehm mit Benzol, Benzin oder Benzoesäure assoziiert wird. Nach dem Öffnen des Fläschchens sind die meisten Menschen jedoch entzückt über den wunderbaren Duft nach Plätzchen und Pudding.

Neben der Verwendung für Naturparfüms findet Benzoe ein dankbares therapeutisches Einsatzgebiet vor allem bei Hautproblemen: Trockene, aufgesprungene, entzündete Haut reagiert ausgezeichnet auf diesen natürlichen Wundheilungsbalsam, vor allem wenn es in Sheabutter eingearbeitet ist. Der amerikanische Autor James Duke schreibt dem Öl gute Eigenschaften gegen eitrige Hauterkrankungen zu, da Labortests gezeigt haben, dass es die Phagozytose anregt, also die Fresszellen im Blut aktiviert. Auch bei rheumatischen Schmerzen und bei schlechter Durchblutung eignen sich Auflagen mit Benzoe in Mohnblütenmazerat. Bei Grippe, Erkältung, Asthma und Bronchitis hilft es in Inhalationen oder in Nasensalben eingearbeitet. Kinder können diesem heilenden Duft oft mehr abgewinnen als medizinisch riechenden Ölen. Benzoe gehört in wärmend-tröstende Mischungen gegen Stressbeschwerden und Seelentiefs. Unverfälschtes Benzoe-Resinoid gilt als sehr hautverträglich, es ist aber beim Kauf auf zuverlässige Lieferanten zu achten.

# Bergamotte [P]

### Das Licht-Öl
Citrus bergamia Risso et Poit.

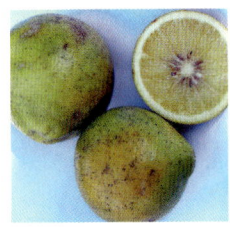

 Schalen der Früchte

 Rautengewächse, Rutaceae

 Raspeln/Pressung

 3 Jahre

 nicht in der Sonne/Solarium

 frische oder zitronige Duftnote

 Süditalien

Der Duft von Bergamottöl erinnert an kölnisch Wasser, dessen wichtiger Bestandteil es auch noch heute ist.

Bergamottöl ist viel länger haltbar als alle anderen Zitrusöle und ist vom Profil der Inhaltsstoffe dem Lavendelöl sehr ähnlich. Es zeichnet sich durch eine stark beruhigende Wirkung auf das zentrale Nervensystem aus, zudem hat es einen positiven Einfluss bei Depressionen (vor allem Winterdepression). In allen Situationen, in denen Entspannung, Ruhe, Klarheit und Gelassenheit gewünscht sind, sollte das Fläschchen mit Bergamottöl nicht fehlen. Zudem wirkt es auf der Haut stark entzündungshemmend und zellregenerierend.

> **Gurgelkonzentrat Halswohl**
> 1 Tasse Meersalz
> 1 Tropfen Bergamottöl
> 1 Tropfen Zitronenöl
> 1 Tropfen Teebaumöl
> in einem Schraubglas verschütteln und jeweils einen Teelöffel in ein Glas mit lauwarmem Wasser geben und damit gurgeln

Bergamottöl verdeutlicht das Prinzip »Licht und Schatten« sehr deutlich: Seine »Licht bringenden« Qualitäten helfen bei Depressionen, jedoch führen sie im ultravioletten Licht zu Pigmentflecken und im schlimmsten Fall zu verbrennungsartigen Reizungen der Haut, manchmal erst 48 Stunden später. Man muss nach der Anwendung mindestens vier Stunden mit dem Gang in die Sonne oder ins Solarium warten. Wenn man das Öl jedoch in der Duftlampe benutzt und in der Kosmetik entweder nur im Winter, in Abendprodukten oder in geringer Konzentration (maximal 0,4 Prozent), stellt es keinerlei Gefahr dar.

Zwei körperliche Beschwerden, die besonders gerne in der lichtarmen Winterzeit auftreten, sind auch gut mit Bergamottöl zu behandeln: Halsschmerzen kann man durch rechtzeitiges Gurgeln mit Bergamottesalz, eine nahende Blasenentzündung durch ein Sitzbad mit diesem Salz oft aufhalten.

Bergamottöl herzustellen ist ein preiswertes Kinderspiel für Fälscher, sodass man auf verlässliche Lieferanten achten muss.

# Cajeput [P]

## Das Kinder-Erkältungs-und-Antischmerz-Öl

Melaleuca cajuputi Powell
[auch Melaleuca leucadendra var. cajuputi L.]

 Blätter/Zweige

 Myrtengewächse, Myrtaceae

 Wasserdampfdestillation

 3–4 Jahre

 mild

 frisch-medizinische Duftnote

 Vietnam

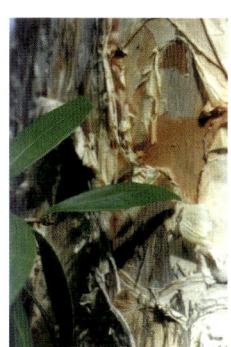

Caju-puti heißt »weißer Baum« oder »weißes Holz« auf Malaysisch. Der bis zu 25 Meter hohe, schlanke Cajeput-Baum heißt im Englischen *paperbark tree* wegen seiner sich abschälenden Rinde: Sie steht wie Fetzen aus feinem Seidenpapier ab. Schon Anfang des 17. Jahrhunderts brachten die Holländer das Cajeputöl von ihren Kolonien in Ostindonesien mit nach Europa. Es war, wie auch das ätherische Öl des verwandten Niaouli-Baumes, ein Vorgänger der Antibiotika.

Wegen seines Gehalts an Eukalyptol von 45 bis 70 Prozent wird das fein und klar duftende ätherische Öl vor allem bei Erkältungskrankheiten eingesetzt. Seine unterstützende Wirkung bei der Behandlung von Krampfadern (auch Hämorriden) wird darüber oft vergessen. Da es entzündungshemmend, schmerzlindernd und durchblutungsfördernd wirkt, setzt man es bei rheumatischen Schmerzen und Neuralgien ein, auch bei Ohrenschmerzen von Kindern hat es sich ausgezeichnet bewährt. Wegen der antiviralen Wirkung lässt es sich gut bei Herpes genitalis einsetzen.

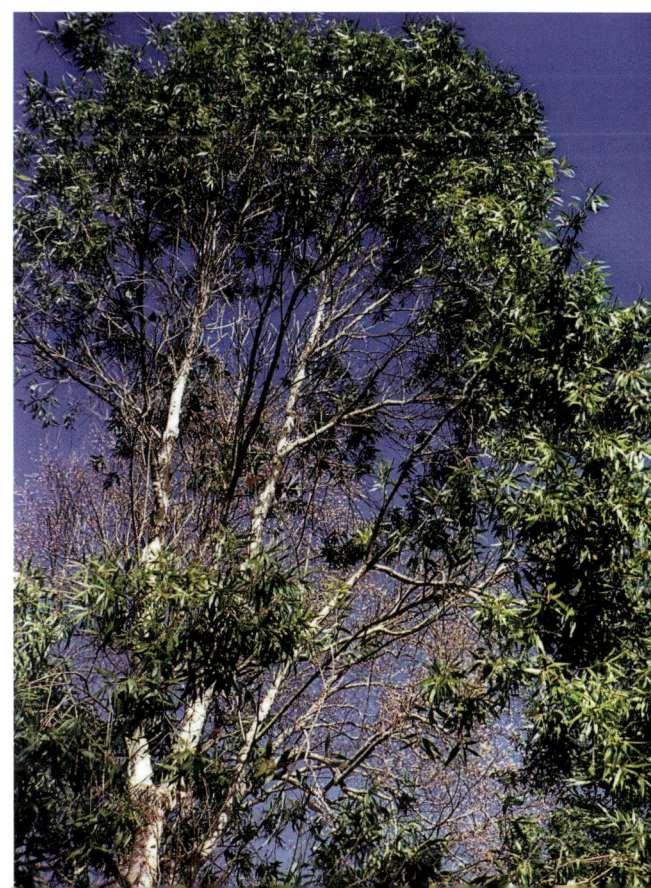

# Cardamom [P]

## Das Mund-und-Magen-Öl
Elettaria cardamomum (L.) Maton

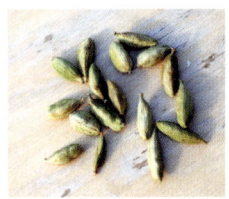

 Samen

 Ingwergewächse, Zingiberaceae

 Wasserdampf-destillation

 3–4 Jahre

 mild

 frisch-medizinische Duftnote

 Sri Lanka

Nach Safran und Vanille gehört Cardamom zu den teuersten Gewürzen der Welt. Dennoch ist in den Arabisch sprechenden Ländern und auch im gesamten indischen Raum eine gute Küche ohne das aromatische Gewürz undenkbar.

Die ingwerähnliche Pflanze an sich ist unauffällig, dafür sind ihre Blüten spektakulär. Das ätherische Öl wird jedoch in Europa genauso selten eingesetzt wie das Gewürz. Durch sein frisch-würziges Aroma ist es ein idealer Bestandteil in Mundölen und Gurgelmischungen, es wirkt nicht nur keimtötend und schleimlösend, sondern neutralisiert auch schlechten Atem.

# Champaca [P]

## Das Samt-für-die-Seele-Öl
Magnolia champaca (L.) Baillon ex Pierre, Magnolia x alba DC.

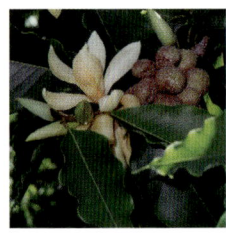

 Blüten

 Magnoliengewächse, Magnoliaceae

 Extraktion mit Lösungsmitteln

 5–6 Jahre

 mild

 blumige Duftnote

 Indien

Dieser Magnolienbaum aus dem tropischen Ostasien versorgt uns mit drei sehr unterschiedlich duftenden Ölen. Werden die Blüten mit Hexan extrahiert, gewinnt man das schwer blumig-sinnlich duftende Champaca-Absolue, das uns – wie viele Absolues – einen wahren Psychokick geben kann. Bei Überarbeitung, seelischer Abstumpfung und dem Verlust von Potenz und Libido kann eine regelmäßige Körperpflege mit diesem Duft zu neuer Kraft führen.

Werden die Blüten dagegen mit Wasserdampf destilliert, nennen die meisten Firmen das Öl Magnolienblütenöl, das dann wesentlich leichter duftet. Wird das Öl aus den Blättern von *Michelia alba* destilliert, duftet es nicht nur wunderbar lavendelartig, sondern sorgt wie dieses auch für tiefe Entspannung.

# Cistrose [P]

## Das Anti-Trauma-Öl
Cistus ladanifer L.

 Blätter/Zweige

 Cistrosengewächse, Cistaceae

 Wasserdampfdestillation

 3 Jahre

 mild

 balsamische Duftnote

 Portugal

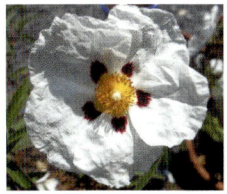

Cistrose ist ein Kind der Hitze und Trockenheit: ein knochig und hager wirkender Strauch mit extrem zarten und vergänglichen Blüten. Der Cistrosenstrauch ist nicht mit der Rose verwandt, auch wenn die Blüten der rosa blühenden Art denen der Heckenrose ähneln. Er gehört zur großen Familie der Cistusgewächse, für die Duftstoffgewinnung verwendet man *Cistus ladanifer*.

Bei der Herstellung des Öles gibt es zwei Varianten: Beim »echten« Cistrosenöl werden die mit Harz gesättigten (»lackierten«) Blätter und Zweige destilliert. Bei der Extraktion der Harzklümpchen mit Hexan entsteht Labdanum-Resinoid.

Das sehr schwer duftende ätherische Öl, das Süßes und Erdiges in sich birgt, ist ein Entweder-oder-Öl: Entweder man mag es oder eben nicht. Viele Menschen lehnen es bei den ersten Begegnungen ab. Es scheint so, als ob erst »fortgeschrittene Nasen« (und Psychen?) diesen Duft zu schätzen lernen.

Aufregend ist der Einsatz bei Schnittwunden: Man kann zusehen, wie stark blutende Wunden sich nach dem Auftragen von einem oder zwei Tropfen des reinen ätherischen Öles schließen und wie sie schnell verheilen. Schon bei Kindern ab drei Jahren kann man es lokal anwenden. Das Öl wirkt stark antiviral und wird deshalb in Frankreich bei Kinderkrankheiten eingesetzt (Windpocken, Röteln, Keuchhusten). Die Wirkung auf multiple Sklerose soll auch sehr ermutigend sein. Es hilft zudem bei vegetativer Dystonie, wenn die Körpersysteme völlig aus dem Lot geraten sind.

Cistrosenöl ist ein wichtiges Öl in der Psycho-Aromatherapie, da es auch seelische Verletzungen und verborgene Bewusstseinsinhalte zu lösen vermag. Paradoxerweise eignet sich die fein verdünnte Daueranwendung daher erst nach längerer Erfahrung mit ätherischen Ölen.

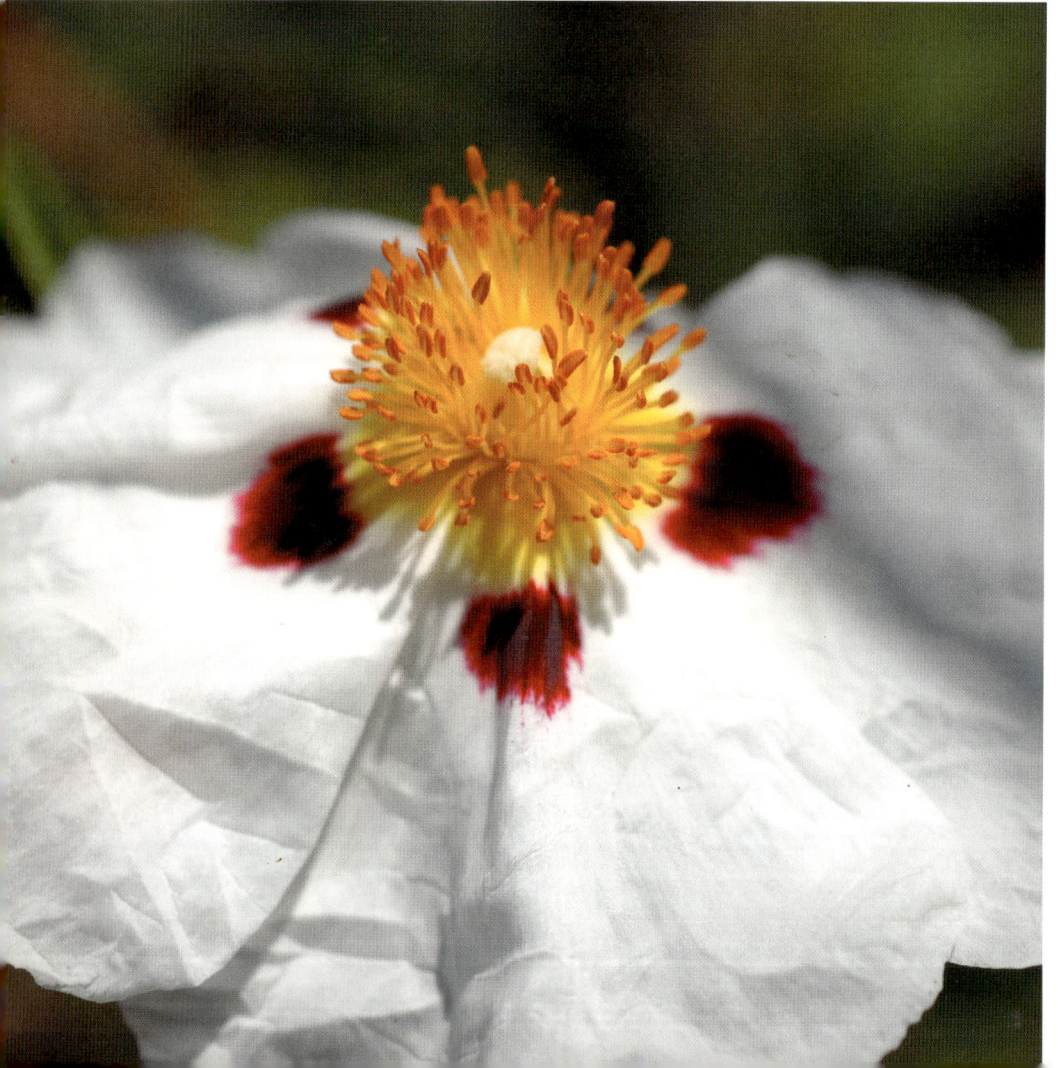

# Citronella [P]

## Das Anti-Insekten-Öl
Cymbopogon nardus (L.) Rendle
Cymbopogon winterianus Jowitt

 Gras

 Süßgrasgewächse, Poaceae

 Wasserdampfdestillation

 2 Jahre

 preiswert

 frische oder zitronige Duftnote

 Nepal/Vietnam

Dieses sehr preiswerte Öl aus einem tropischen Süßgras wird in der Therapie kaum angewandt, obwohl es – genau wie sein naher Verwandter, das Lemongrassöl – antiseptisch, vor allem gegen Viren, wirkt. Man benutzt es auch mit viel Erfolg zur Insektenabwehr, für diesen Zweck wird es häufig in kommerziellen Produkten eingesetzt.

# Clementine [P]

## Das Kindheitsfreude-Öl
Citrus reticulata var. deliciosa (Ten.) Blanco

 Schalen der Früchte

 Rautengewächse, Rutaceae

 Raspeln/Pressung

 9 Monate

 mild

 fruchtige Duftnote

Sizilien/Brasilien

Dieses Öl wird in der Literatur entweder fast nie erwähnt oder es wird dem Öl der Mandarine gleichgesetzt. Es wirkt ähnlich, enthält aber nicht oder kaum die stark entspannenden Ester der Anthranilsäure. Genau wie das Mandarinenöl gehört es zu den nur gut ein Dreivierteljahr nach Anbruch haltbaren Ölen, der feine fruchtige Duft ist dann verflogen.

# Eukalyptus [M]

## Das Schutzmantel-Öl

Eucalyptus globulus Labill., Eucalyptus radiata Sieber ex DC.,
Eucalyptus smithii R. T. Baker

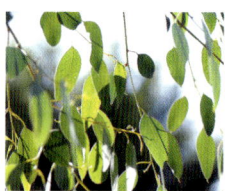

 Blätter/Zweige

 Myrtengewächse,
Myrtaceae

 Wasserdampfdestillation

 2–3 Jahre

 preiswert

 frisch-medizinische
Duftnote

 Südost-Australien/Portugal

Es gibt etwa 600 unterschiedliche Eukalyptusarten, seit einigen Jahren werden 113 Arten, darunter auch der Zitroneneukalyptus, der Gattung *Corymbia* zugeordnet (siehe nächste Seite). Der Gattungsname *Eucalyptus* kommt aus dem Griechischen und bedeutet »der Wohl-Umhüllte«. Dieser Name passt sehr gut zu den pharmazeutischen Eigenschaften: Eukalyptus hüllt den kranken Menschen schützend ein und hält ihm Viren und Bakterien vom Leib.

Auf den Eukalyptusöl-Fläschchen steht manchmal nach der Namensbezeichnung eine Prozentangabe, zum Beispiel »Eukalyptus 85 %«. Das bedeutet nicht, dass das Öl mit einer anderen Substanz vermischt ist, sondern dass durch eine Nachdestillation die potenziell reizend wirkenden Monoterpene eliminiert wurden und der Gehalt an 1,8-Cineol (Eukalyptol) beispielsweise von 60 Prozent auf 85 Prozent angehoben wurde.

Das ätherische Öl von *Eucalyptus globulus* darf keinesfalls bei Babys angewendet werden, isoliertes Eukalyptol zum Inhalieren (z. B. in Soledum®) ist jedoch laut Beipackzettel ab dem Alter von zwei Monaten erlaubt. Generell verträglicher sind die ätherischen Öle von *Eucalyptus radiata* und *Eucalyptus smithii*, sie könnten für Kinder ab dem Kindergartenalter verwendet werden, der Einsatz vom sehr ähnlichen Cajeputöl hat sich jedoch als unproblematischer erwiesen.

Die Anwendung umfasst alle Erkrankungen der Atemwege: von leichten Erkältungen bis zur Nebenhöhlenentzündung, vor allem als Inhalation, in Bädern, warmen Kompressen oder als Einreibung auf dem Rücken. In der Duftlampe zur Luftdesinfektion mischt man Eukalyptusöl mit einem Öl aus Koniferen: Kiefer, Tanne oder Fichte.

# Zitronenduftender Eukalyptus [P]

## Das Kinder-Schutzengel-Öl
Corymbia citriodora (Hook.) K.D.Hill
Eucalyptus staigeriana F. Muell. ex F.M. Bailey

 Blätter/Zweige

 Myrtengewächse, Myrtaceae

 Wasserdampfdestillation

 2 Jahre

 kindermild

 frische oder zitronige Duftnote

 Brasilien

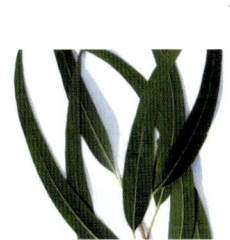

Ich spazierte vor einigen Jahren durch eine brasilianische Plantage mit Zitroneneukalyptus-Bäumen, wie Ersterer manchmal genannt wird, und war überwältigt vom intensiv-zitronigen Duft, der an Zitronenmelisse erinnert. Deren ätherisches Öl besteht zu über 90 Prozent aus dem (in starker Verdünnung) entspannend und entzündungshemmend wirkenden Inhaltsstoff Citronellal, der wunderbar der Insektenabwehr dient, jedoch auch Viren in die Flucht schlagen kann. Auf einem weiteren Feld nebenan konnte ich *Eucalyptus staigeriana* bewundern, der dort zwecks einfacherer Ernte als Strauch gehalten wird. Das ätherische Öl aus seinen breiten Blättern duftet wunderbar frisch-fruchtig, es ist bei Kindern beliebt.

Beide Öle können lethargische und geschwächte Kinder sanft aktivieren, ihnen Krankheitskeime vom Leib halten, ihre Fantasie wieder in Schwung bringen. Erwachsene mit entzündlichen Erkrankungen werden beide Zitroneneukalyptusöle schätzen: Wenn sie unter Knie-, Rücken- und Muskelschmerzen leiden, wird sie insbesondere *Eucalyptus staigeriana* »wohlumhüllen«.

> **Gelenke-Wohltat**
> 2 Tropfen Zitroneneukalyptusöl
> 2 Tropfen Eucalyptus-staigeriana-Öl
> 2 Tropfen Eucalyptus-radiata-Öl
> 2 Tropfen Myrte-Anden-Öl
> 2 Tropfen Rosenabsolue
> 50 ml Johanniskraut-Mazerat

**✗** Beide zitronenduftenden Eukalyptusöle sollten trotz guter Verträglichkeit gering dosiert werden (unter ein Prozent), dann wirken sie beruhigend und entspannend. Bei Überdosierung können Hautreizungen auftreten, vor allem wenn die Öle älter als ein Jahr nach Öffnen der Fläschchen sind.

# Fenchel [M]

### Das Anti-Blähungs-Öl
Foeniculum vulgare var. dulce (DC.) Batt. et Trab.

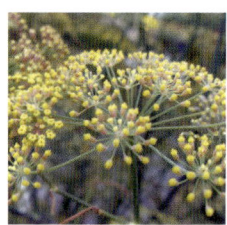

 Früchte (»Samen«)

 Doldengewächse, Apiaceae

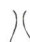 Wasserdampfdestillation

 3 Jahre

 nicht in der Schwangerschaft

 krautig-würzige Duftnote

 Frankreich

Mit Fenchel machen die meisten von uns in einem sehr frühen Alter Bekanntschaft (ähnlich wie mit Kamille). Nicht nur beim Baby helfen Tee und Massagemischungen, Blähungen zu lösen und den unruhigen Geist zu entspannen, da die Inhaltsstoffe der Früchte (Samen) dieser Pflanze eine stark ausgleichende Wirkung auf das zentrale Nervensystem haben.

Der gebärenden Frau hilft das Öl, die Entbindung gelöster und leichter zu ertragen, die östrogenartige Wirkung macht sich auch in Milchbildungsöl bei schwachem Milchfluss nützlich. Wegen seines Bezugs zu den menschlichen Hormonrezeptoren sollte dieses Öl sicherheitshalber nicht bei hormonabhängigen Brustkrebserkrankungen verwendet werden.

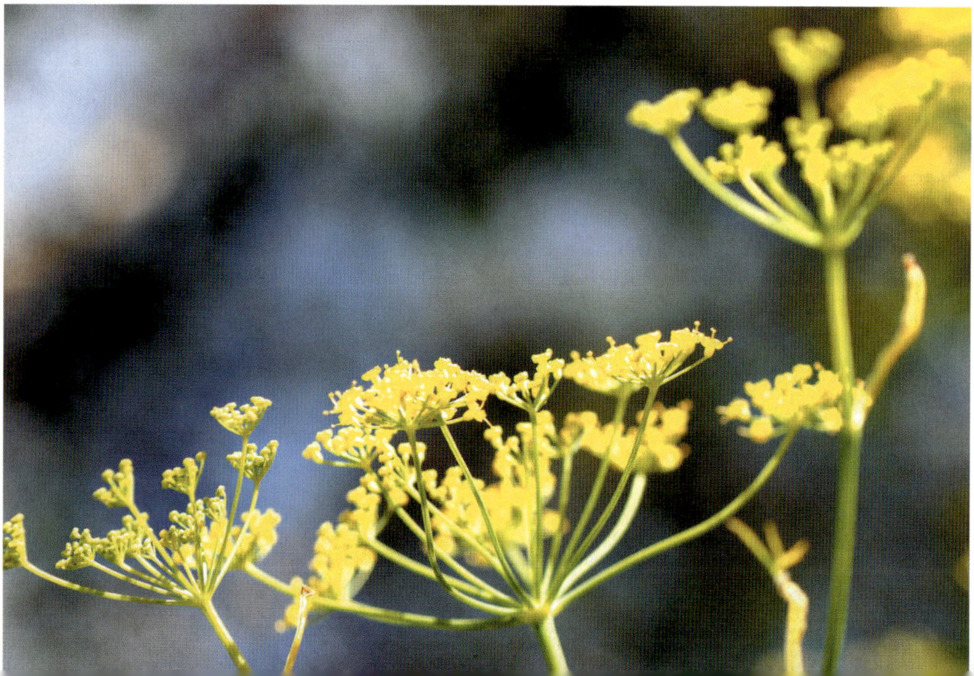

# Fichte [P]

## Das Sorgenfrei-Durchatmen-Öl
Picea obovata Ledeb.

 Nadeln/Zweige

 Kieferngewächse, Pinaceae

 Wasserdampfdestillation

 1,5 Jahre

 Vorsicht bei empfindlicher Haut

 frisch-medizinische Duftnote

 Sibiren

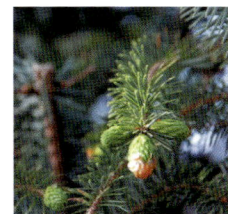

Anders als bei den auf den ersten Blick ähnlichen Tannen hängen bei den Fichten die reifen Zapfen herab und fallen als Ganzes ab. Zudem erinnert der lateinische Name an die piekenden spitzen Nadeln, die Nadeln der meisten Tannen sind abgerundet. Allerdings wird von manchen Firmen das Öl von manchen Tannen als Fichtennadelöl verkauft.

Durch den hohen Gehalt an entkrampfenden Estern (fast 40 Prozent) wirkt es besonders ausgleichend und entspannend, ideal für Menschen, denen der Alltagsstress die Luft zum Atmen nimmt.

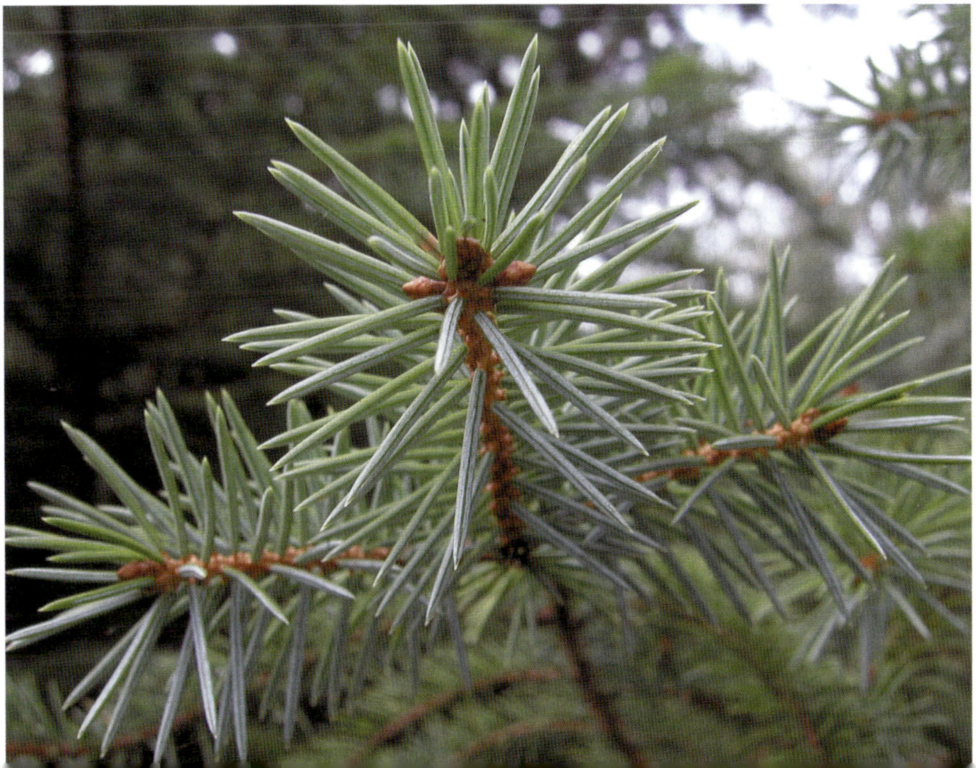

# Frangipani [P]

### Das Exotik-und-Erotik-Öl
Plumeria alba L.

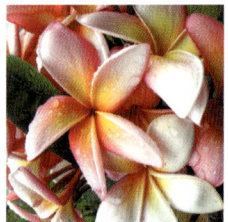

 Blüten

 Hundsgiftgewächse, Apocynaceae

 Extraktion mit Lösungsmitteln

 5–6 Jahre

 mild

 blumige Duftnote

 Indien

Durch die Mode des hauseigenen Wintergartens ist dieser in Mittelamerika beheimatete kleine Baum auch öfter in den Häusern unserer Gegend zu bewundern. Das Absolue dieses Gewächses duftet zwar längst nicht so betörend wie seine frischen weißen Blüten, doch in hoher Verdünnung als Parfüm oder Wohlfühlöl angewendet kann es einen gedanklich in ferne Paradiese versetzen. Es ist nicht häufig erhältlich, obwohl es in der Psycho-Aromatherapie ein wertvoller Beitrag zur Stimmungsaufhellung ist und bei Potenz- und Libidoverlust eingesetzt wird.

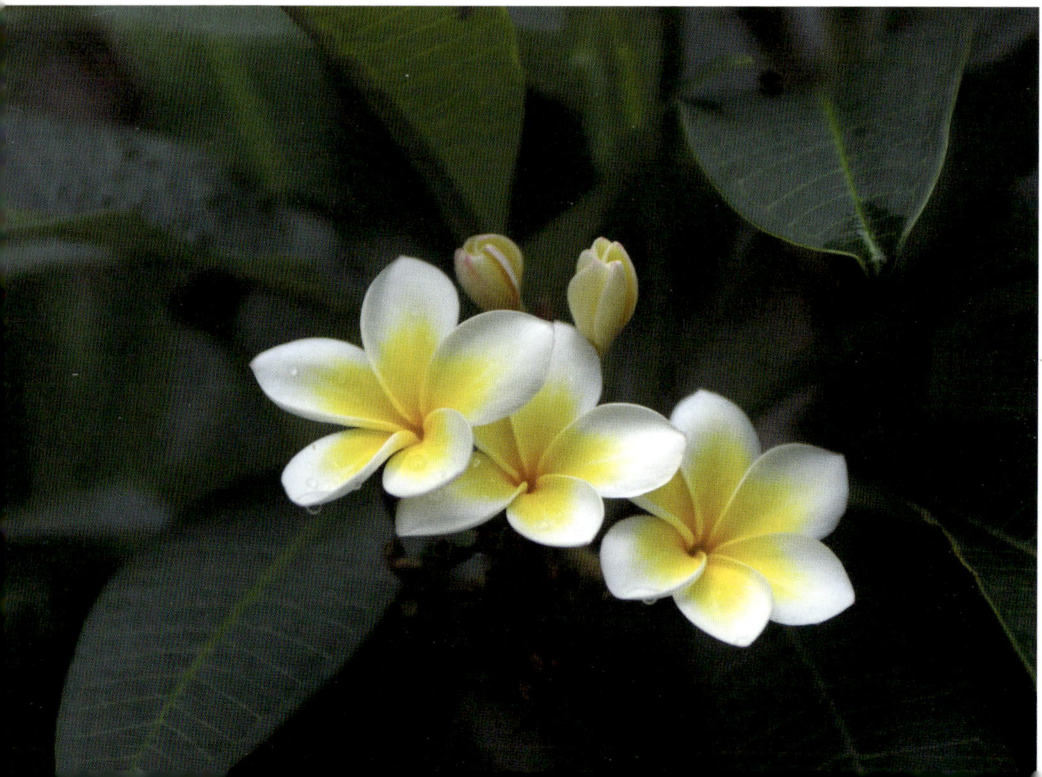

# Gewürznelkenbaum [M]

## Das Kraftpaket-Öl

Syzygium aromaticum (L.) Merr. et L.M. Perry
(früher: Eugenia caryophyllata)

 getrocknete Blütenknospen oder Blätter

 Myrtengewächse, Myrtaceae

 Wasserdampfdestillation

 5 Jahre

 hautreizend

 krautig-würzige Duftnote

 Madagaskar/Sumatra

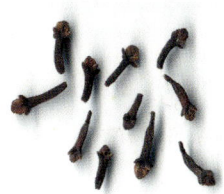

Im deutschsprachigen Handel befinden sich meistens zwei leicht unterschiedliche Gewürznelkenöle: aus den kurz vor dem Erblühen geernteten Knospen des Nelkenbaums und aus den Blättern. Nelkenknospenöl duftet durch einen Anteil von bis zu einem Viertel an Estern besonders fein und blumig. Nelkenblätteröl duftet etwas stechender, ist auch preiswerter, jedoch weniger gut verträglich. Beide Öle wirken durch einen hohen Gehalt des Phenols Eugenol (70 bis 80 Prozent) stark antibakteriell, jedoch auch stark hautreizend, deshalb ist es wichtig, auf eine entsprechende Verdünnung zu achten. Die Ergiebigkeit bei der Destillation von beiden ist ungewöhnlich hoch (15 bis 18 Prozent).

Bekannt ist die Anwendung der fast pfeffrig duftenden Öle in der Zahnheilkunde, da sie – nicht nur – im Mund betäubend wirken. Sie wirken zudem anregend und stärkend auf die Gebärmuttermuskulatur. Darum dürfen beide Öle in der Schwangerschaft nur in Ausnahmefällen und unter fachlicher Anleitung verwendet werden. Hebammen nutzen diese Wirkung jedoch gerne zur Einleitung einer verzögerten Geburt.

Nelkenknospenöl wirkt stark schmerzlindernd und erwärmend bei rheumatischen Schmerzen und verhärteter Muskulatur. Auch bei Bronchitis, Erkältung und Halsschmerzen und vor allen Dingen bei Mandelentzündungen wird es gerne verwendet (immer stark verdünnt). Es ist ein generell kräftigendes und stimulierendes Öl, das bei physischer und psychischer Erschöpfung sehr gut einsetzbar ist.

**Erkältungs-Abwehrbad**

3 Tropfen Lavendelöl
1 Tropfen Gewürznelkenknospenöl
1 Tropfen Oreganoöl
1 Tropfen Thymian Ct. Thymol-Öl
in 2 Esslöffeln Honig emulgieren oder in 1 Tasse Meersalz gut verschütteln. Ein wenig sehr warmes Wasser dazugeben und alles gut auflösen, in einen Eimer halb voll mit warmem Wasser geben und die Füße darin zehn Minuten baden. Wer mag, kann sich für ein ansteigendes Fußbad auch nach und nach heißes Wasser nachgießen.

# Grapefruit [P]

### Das Lächeln-macht-satt-Öl
Citrus x paradisi Macfad.

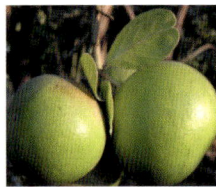

 Schalen der Früchte

 Rautengewächse, Rutaceae

Raspeln/Pressung

1,5 Jahre

 mild

 fruchtige Duftnote

 Italien/Argentinien/Florida

Ein ungemein liebenswerter Duft, den niemand verwehren kann, vor allem die Menschen, denen Orange und Mandarine zu süß sind und Zitrone oder Limette zu sauer. Grapefruitöl kann appetitregulierend wirken und wird gerne zusammen mit Vanilleöl zur Gewichtsreduktion eingesetzt. Der ungewöhnlich rund-harmonische Duft verführt die meisten Menschen zu einem überraschten Lächeln, das Schnuppern am Fläschchen vermittelt Zufriedenheit und Befriedigung.

Noch schöner: Wie der amerikanische Geruchsforscher Dr. Alan Hirsch in einer Studie herausfand, werden Frauen, die nach rosa Grapefruit duften, von Männern um sechs Jahre jünger eingeschätzt.

Das Öl regt zudem die Entgiftung des Körpers an, da es den Lymphfluss stimuliert, kann daher ideal gegen Cellulite und bei gestauter Haut eingesetzt werden.

> **Raumspray Klarheit und Neubeginn**
>
> 50 ml Wodka oder Weizenkorn gut verschütteln mit:
> 10 Tropfen Bergamottöl
> je 5 Tropfen Grapefruit-, Zitronen- und Limettenöl
> 2 Tropfen Rhododendronöl
> 2 Tropfen Myrten (Anden)-Öl
> 2 Tropfen Magnolienblätteröl
> 2 Tropfen Wacholderöl
> 2 Tropfen Atlaszederöl

**✗** Da Grapefruitöl relativ schnell oxidiert, muss das angebrochene Öl innerhalb von maximal zwei Jahren verbraucht werden beziehungsweise es sollte dann nicht mehr auf der Haut angewendet werden. In der warmen Badewanne kann es besonders schnell die Haut reizen, fünf Tropfen können bereits zu viel sein.

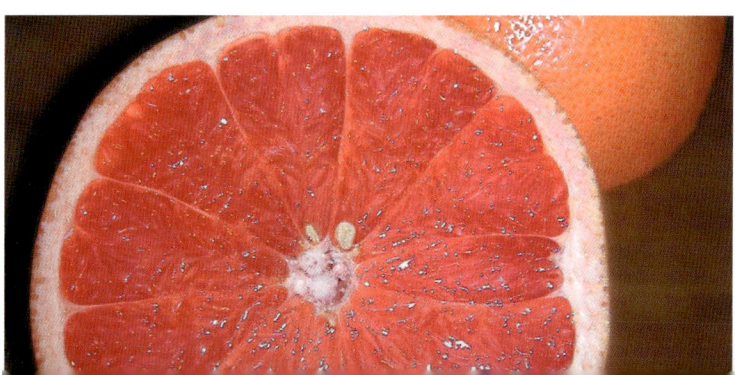

# Immortelle [P]

## Das Anti-Blaue-Flecken-Öl
Helichrysum italicum (Roth) D. Don

 blühendes Kraut

 Korbblütengewächse, Asteraceae

 Wasserdampfdestillation

 5 Jahre

 mild

 schwere, würzig-holzige Duftnote

 Südfrankreich

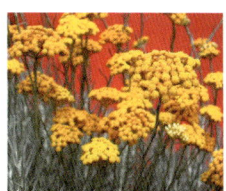

Der so kompliziert klingende wissenschaftliche Name beschreibt die eher unscheinbare Blüte dieses mediterranen Halbbusches: Italienisches Sonnengold. Wie kleine Sonnen ragen im Hochsommer die gelben Strohblümchen aus lavendelartigem grauen Laub, dessen Duft der Pflanze einen weiteren Namen verlieh: Currykraut. Von den circa 500 Immortelle-Arten werden nur vier therapeutisch genutzt.

Es duftet eigentümlich würzig und warm nach Honig und hat eine der sichtbarsten Wirkungen, die man in der Aromatherapie beobachten kann: Es wirkt Hämatomen entgegen, sogenannten blauen Flecken. Auch zunächst unsichtbare Sportverletzungen (Prellungen, Zerrungen, Verstauchungen) sollten so schnell wie möglich mit einigen Tropfen puren Immortellenöles behandelt werden, die betroffenen Stellen schwellen dadurch nicht so stark an und es entstehen weniger starke oder sogar keine Schmerzen. Immortelle ist ein Öl, das in keinem Haushalt mit Kindern und in keiner Sporttasche fehlen sollte. In der Erste-Hilfe-Ausrüstung von Extremsportlern ist es gar ein Muss.

> **Anti-Blaue-Flecken-Öl**
> 10 ml Johanniskrautmazerat
> 5 Tropfen Immortellenöl
> 10 Tropfen Lavendelöl (oder Lavandinöl)

Auch bei seelischen Verletzungen hilft eine langfristige Behandlung mit diesem (dann hoch verdünnten) Öl. Mit einem Blütenduft und etwas Mandarinen- oder Grapefruitöl kann diese Wohlfühlmischung für Bäder, Körperöl und Duftlampe verwendet werden. Auch Menschen, die auf psychische Belastungen mit Hautrötungen und Ekzemen reagieren, werden davon profitieren.

- *Helichrysum gymnocephalum* ist in Madagaskar ein beliebtes antibakteriell wirksames Allheilmittel, das insbesondere bei entzündetem Zahnfleisch hilfreich ist.

# Ingwer(wurzel) [M]

### Das Anheiz-Öl
Zingiber officinale Roscoe

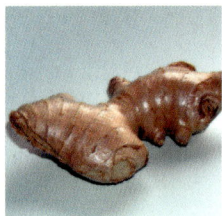

 Rhizom

 Ingwergewächse,
Zingiberaceae

 Wasserdampfdestillation
oder CO$_2$-Extraktion

 5 Jahre

 Extrakt hautreizend

 schwere, würzig-
holzige Duftnote

 Sri Lanka/Madagaskar

Das ätherische Öl des Ingwers ist ein Geschenk für alle »Frostbeulen« dieser Welt. Was aber genauso wichtig ist: Es ist ein Cocktail aus Sesquiterpenen. Das sind das Immunsystem regulierende Inhaltsstoffe, die in dieser Menge nicht in vielen Ölen vorkommen. In der Aromatherapie unterscheiden wir das milde aus den getrockneten Rhizomen destillierte ätherische Öl vom feurig-scharfen Öl, welches durch CO$_2$-Extraktion gewonnen wird. Hiermit muss man vorsichtig umgehen, da es die Schleimhäute angreift.

Für Therapiezwecke verdünnen wir Ingweröl am besten mit nativem Sesamöl. Möchte man eine lang anhaltende Wirkung auf das Immunsystem erreichen, verwendet man nur etwa 1 Tropfen auf 10 ml Träger-Öl. Dazu noch 1–2 Tropfen Zitronenschalenöl, und fertig ist ein Körperöl für jeden Herbstmorgen (abends könnte es zu anregend wirken, da es den Körper »winterfest« machen kann).

Ingwerwurzelextrakte sind sehr hilfreich bei Reiseübelkeit. Außer Fertigpräparaten aus der Apotheke kann ein Fläschchen Ingweröl im Gepäck auch bei akuten Fällen helfen: einfach auf ein Taschentuch geben und inhalieren.

Da das Öl schmerzstillend wirkt, kann man es bei Verstauchungen oder Zerrungen in Rosenhydrolat verschütteln und die schmerzende Stelle damit besprühen. Es wirkt zudem entzündungswidrig, sodass wir hier auch ein Mittel an der Hand haben, wenn uns die Erkältung gepackt hat.

Das destillierte Öl ist sehr gut verträglich, es ist aber zu kräftig für Kinder. Da es keine toxischen Inhaltsstoffe enthält, zählt es zu den sicheren ätherischen Ölen. Lediglich Menschen mit Blutgerinnungsstörungen (oder unter Medikation mit Aspirin, Marcumar etc.) sollten es nur gelegentlich anwenden.

# Iris [P]

## Das Seelen-Öl
Iris germanica »Florentina« L., Iris pallida Lam.

 Rhizom

 Schwertliliengewächse, Iridaceae

 Wasserdampfdestillation

 5–6 Jahre

 kostbar

 blumige Duftnote

 Frankreich/Norditalien

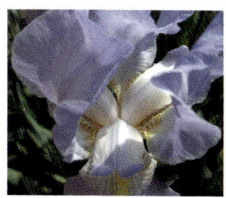

Die Göttin des Regenbogens stand Patin für eines der teuersten destillierten Öle, das zwar blumig nach Veilchen duftet, jedoch aus den Rhizomen dieser blass-himmelblau blühenden Schwertlilienart gewonnen wird. Die knolligen Wurzeln duften im frisch geernteten Zustand überhaupt nicht fein. Erst nach einem langjährigen und aufwändigen Prozess ist das fertige Produkt entstanden – kein Wunder, dass 1 ml dieses in hoher Verdünnung wunderbar blumig-pudrig-holzig-süß duftenden Öles mehr als 130 Euro kostet. Bei manchen Firmen kann man das Öl preiswerter in Weingeist oder Jojobaöl verdünnt erwerben. Die eher unspektakulär duftenden Absolues sind deutlich billiger, ihr Duft ist jedoch in keiner Weise vergleichbar mit dem ätherischen Öl.

Irisöl spricht stark die Psyche an, man könnte es Neubeginn-Öl nennen, da es psychotherapeutische Heilungsprozesse unterstützt. Es wirkt zudem beruhigend, ausgleichend, stimmungsaufhellend und erdend, ohne schwer zu sein. Bei Angst und Niedergeschlagenheit sollte man stets ein Fläschchen des verdünnten Öles in Reichweite haben und wie ein Parfüm anwenden oder etwas »Herzbutter« auf den Solarplexusbereich (oder auf das Dekolleté) reiben. Es ist immer wieder zu beobachten, dass Menschen, die den Duft nicht mochten, ihn plötzlich in Notsituationen lieben lernen. In der Sterbebegleitung hat es inzwischen seinen ganz wichtigen Platz gefunden, denn der letzte Weg kann unter diesem Duft gelöster und friedlicher gegangen werden.

Auf der körperlichen Ebene wirkt es sehr stark schleimlösend und auswurffördernd, hilft also bei schweren Bronchitiden und unterstützt die Heilung bei Asthma, Keuchhusten und Nebenhöhlenentzündungen.

**Herzbutter**
30 g schonend raffinierte Sheabutter
1 Tropfen Irisöl
5 Tropfen Vanilleextrakt
vorsichtig zusammen schmelzen

# Jasmin [P]

## Das Hingabe-und-Loslassen-Öl
Jasminum grandiflorum L.

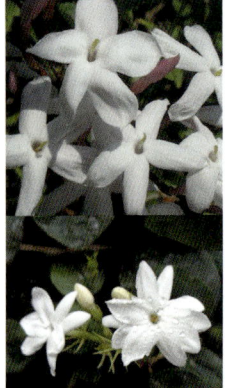

 Blüten

 Ölbaumgewächse, Oleaceae

 Extraktion mit Lösungsmitteln

 5–6 Jahre

 mild

 blumige Duftnote

 Ägypten/Indien/Südfrankreich

Als ich Ende der Achtzigerjahre mein Diplom zur Aromatherapeutin machte, war die Verwendung von Absolues in der therapeutischen Arbeit noch absolut tabu. Das lag vermutlich daran, dass es in Großbritannien damals keine ordentlich rückstandskontrollierten Absolues gab. Heute möchte wohl kaum noch jemand die Absolues missen, gerade in psychotherapeutischen Behandlungssituationen.

Jasminöl wurde traditionell durch das aufwändige Verfahren der Enfleurage, einer Art Mazeration in Fett, gewonnen. Dieser feine Duft ist kaum noch erhältlich. Es gibt auch Jasmin-Attars, dafür werden die Jasminblüten destilliert und der entstehende Hauch von Öl wird sogleich in bereitgestelltem Sandelholzöl gebunden. Für das durch Hexanextraktion gewonnene Absolue benötigt man etwa acht Millionen Blüten, die im Morgengrauen gepflückt werden müssen.

Der unvergleichbare Cocktail an aromatischen Estern garantiert eine stark entkrampfende und stimmungsaufhellende Wirkung, die beispielsweise in sehr angespannten Geburtssituationen sogar zur Schmerzlinderung beitragen kann. Aber schon lange vorher kann dieses Öl Loslassen und Hingabe fördern, unterdrückte Gefühle zulassen helfen und Liebe und Vertrauen wecken. Araber und Inder schätzen den Duft der Blüten, die sich oft um ihre Häuser ranken und der nachts auch ihre Schlafgemächer beduftet, als Aphrodisiakum.

Übrigens ist der bei uns wachsende »Sommerjasmin« (*Philadelphus*) kein echter Jasmin. Die Jasminarten, aus denen Absolues hergestellt werden, brauchen ein gleichmäßig heißes Klima.

- *Jasminum sambac (L.) Aiton* ist der Duft, der dem Jasmintee sein Aroma gibt, das Absolue wird für die gleichen Indikationen eingesetzt.

# Kamille blau [P]

## Das Zurück-zum-Zentrum-Öl
Matricaria recutita L. (früher: Chamomilla recutica)

 Blüten

 Korbblütengewächse, Asteraceae

 Wasserdestillation oder $CO_2$-Extraktion

 3–4 Jahre

 kostbar

 krautig-würzige Duftnote

 Bayern/Frankreich/Ägypten

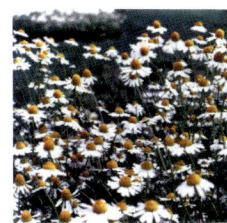

Die Kamille ist eine der bekanntesten und am besten erforschten Heilpflanzen. Wenn man weiß, dass der Name *matricaria* von *Matrix* (Gebärmutter) kommt, ahnt man, dass dieses weit verbreitete Kraut so etwas wie ein Mutter-Kind-Öl liefern könnte. Tatsächlich ist es ein typisches Kinderöl: vor allem zur Beruhigung, zum Entkrampfen nicht nur des Bauches, gegen Zahnungsbeschwerden sowie auch aufbauend bei der Entdeckung neuer Situationen.

Das stark entzündungshemmend und wundheilend wirksame Azulen, das dem Öl die tintenblaue Färbung gibt, entsteht bei der Destillation der Pflanze. Weitere Sesquiterpene wirken überzeugend bei vielen Formen von chronischen Erkrankungen, vor allem bei solchen, die mit Entzündungen verbunden sind, und solchen, bei denen die Psyche stark durchhängt. Auch allergische Prozesse können durch das Öl stabilisiert werden. Die angeblichen Allergien gegen Kamille entstehen durch Verunreinigungen der Zubereitungen. Man sollte auch nur bestens geprüfte Biotees oder Apothekenware verwenden, und das auch nur für maximal drei Wochen am Stück (wie bei allen pflanzlichen Heilprodukten). Und man sollte natürlich auch nie billiges Kamillenöl an seine Haut lassen.

Echtes Kamillenöl bester Herkunft ist ausgezeichnet verträglich, wenn keine bereits vorhandene Sensibilisierung stattgefunden hat; es ist sehr teuer – insbesondere jenes aus Bayern – und sollte auch wegen seiner sehr intensiven therapeutischen Wirkung immer stark verdünnt werden (unter ein Prozent).

Kamillenprodukte gelten bei klassischen Homöopathen als Antidot. Wenn man jedoch zwischen der Einnahme von Homöopathika und der Anwendung von Kamillenöl mindestens eine halbe Stunde verstreichen lässt, gibt es laut der Erfahrung von Therapeuten, die beide Richtungen praktizieren, keine negativen Reaktionen.

# Kamille römisch [P]

### Das Psyche-steht-auf-Öl

Chamaemelum nobile (L.) All. (früher: Anthemis nobilis)

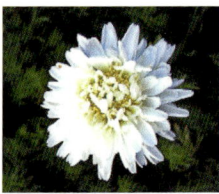

 Blüten und Kraut

 Korbblütengewächse, Asteraceae

 Wasserdampfdestillation

 3–4 Jahre

 kostbar

 fruchtige Duftnote

 Frankreich/Italien

Die zur Destillation verwendeten Blütenköpfchen dieser Kamillenart sehen meistens anders aus als die der deutschen Kamille: Sie haben weiße, buschige Blüten, ohne den bekannten gelben »Fleck« in der Mitte. Zudem wächst diese Kamillenart oft rasenartig flach und wird darum gerne für Duftrasen verwendet. Das Kraut duftet intensiv fruchtig, apfelartig und sieht zart und verletzlich aus, doch ich bin beim Jäten dieses weit verbreiteten Unkrauts in meinem Garten immer wieder erstaunt, wie hartnäckig-fröhlich sich diese Pflanze ausbreitet.

Das ätherische Öl wird oft zur ähnlichen Verwendung empfohlen wie das Öl der blauen Kamille, jedoch hat die Stammpflanze nicht nur einen ganz anderen Gattungsnamen, sondern ihr Öl hat keinen oder nur minimalen Gehalt an Azulen und anderen Sesquiterpenen, sodass die umseitig beschriebene Wirkung nicht vorhanden ist. Dafür wirkt es durch ein Gemisch von bis zu 85 Prozent langkettiger Ester ungewöhnlich stark entspannend auf die Psyche und auf das zentrale Nervensystem. Ich habe gesehen, wie Menschen, die durch widrige Lebensumstände klein und mutlos wurden, mithilfe dieses Öles innerlich wuchsen und sich nicht mehr unterkriegen ließen. Es ist ein gutes Öl für gemobbte Kinder in der Schule und geplagte Menschen an unsicheren Arbeitsplätzen.

In der Menopause kann es zusammen mit Salbei, Neroli und Geranie zur Stabilisierung von Körper und Psyche verwendet werden. Es wird zur entspannenden Vorbereitung auf chirurgische Eingriffe benutzt und bei nervösem Asthma sowie Schockzuständen eingesetzt.

**✗  Durch seinen möglichen Gehalt an Spuren von Anthecotuliden kann es bei ganz empfindlichen Personen allergieauslösend wirken, dann sollte es besser nur in der Duftlampe verwendet werden (ein Tropfen genügt!).**

# Karottensamen [P]

## Das Strahlende-Haut-Öl
Daucus carota L.

 Früchte (»Samen«)

 Doldengewächse, Apiaceae

 Wasserdampfdestillation

 3 Jahre

 mild

 schwere, würzig-holzige Duftnote

 Frankreich

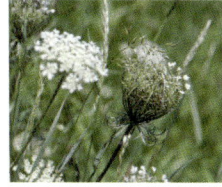

Auch wenn der erdige Duft dieses nicht sehr bekannten Öles nicht gerade an Schönheitssalon und Luxuscreme erinnert, ist es eines der wichtigsten Öle mit pflegender, verjüngender und faltenglättender Wirkung. Bei Hautkrankheiten wie Ekzemen und Psoriasis wirkt es sehr stabilisierend. Es kann ausgezeichnet zur Pflege von Narben, zur Prophylaxe gegen Wundliegen (Decubitus) und Wundreiben (Intertrigo) und zur Pflege von künstlichen Ein- und Ausgängen in den Körper eingesetzt werden.

**Samthaut-Luxusöl**
10 ml Arganöl
10 ml Wildrosenöl
10 ml Chiasamenöl
10 Tropfen Sanddornöl
2 Tropfen Karottensamenöl
2 Tropfen Amyrisöl
(oder Sandelholz)
2 Tropfen Neroliöl
2 Tropfen Osmanthusabsolue
1 Tropfen Ylang-Ylang-Öl

# Kiefer [P]

## Das Statt-Kortison-Öl
Pinus sylvestris L.

 Nadeln

 Kieferngewächse, Pinaceae

 Wasserdampfdestillation

 1,5 Jahre

 mild

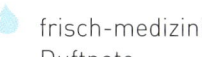 frisch-medizinische Duftnote

 Frankreich/Österreich

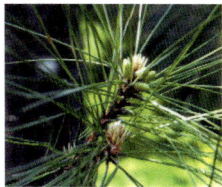

Die Gattung Pinus ist mit über 100 Arten die größte und am weitesten verbreitete Koniferengattung. Die anmutige Waldkiefer wird auch Kienbaum, Föhre oder Forche genannt. Kiefernnadelöl schützt und wärmt in der wechselhaften Übergangszeit unsere Atemwege. Es wirkt schleimlösend bei allen Erkältungssymptomen und eignet sich hervorragend zur Inhalation und Raumbeduftung, auch in Zimmern von Kleinkindern. Die Inhaltsstoffe besitzen zudem eine hohe antioxidative Wirkung, sodass die Selbstheilungskräfte des Körpers unterstützt werden. Das im Öl enthaltene Bornylacetat sorgt für wohlige Entspannung und ruhigen Schlaf. Kiefernöle wirken außerdem kortisonartig und schmerzlindernd, sodass sie ideal bei rheumatischen Beschwerden sind: zehnprozentig in Johanniskrautmazerat die betroffenen Stellen satt damit einreiben und warm abdecken.

Zwei Verwandte des Baumes, Zirbelkiefern und Latschenkiefern, stehen unter Naturschutz. Wichtig ist daher der Bezug von einer vertrauenswürdigen Firma. Zirbelkiefernöl hat besonders luftreinigende (Zigarettenrauch) und antiinsektizide Eigenschaften (als Möbelpolitur in Jojobaöl mit Orange). Zudem wird es in der Psycho-Aromatherapie gerne bei Menschen eingesetzt, denen es an Durchsetzungsvermögen mangelt; Lebenswille, Mut und Ausdauer sind hier wichtige Themen. Latschenkiefernöl ist ein traditionell verwendeter Bestandteil von Franzbranntwein, heutzutage meist in synthetischer Form.

> Terpentin wird das ätherische Öl genannt, das aus dem austretenden Harz verschiedener Nadelbäume destilliert wird.

# Koriander [P]

### Das Alles-wird-gut-Öl
Coriandrum sativum L.

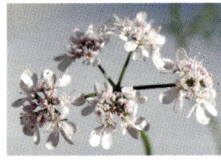

| | |
|---|---|
|  Früchte (»Samen«) |  mild |
| 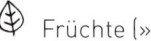 Doldengewächse, Apiaceae |  blumige Duftnote |
|  Wasserdampfdestillation |  Ägypten/Frankreich |
|  3–4 Jahre | |

Es gibt zwei ganz verschiedene ätherische Öle aus der Korianderpflanze. Der bekanntere Duft ist das zart holzig-warme, etwas an Lavendel erinnernde Öl aus den reifen Früchten (Samen) dieses hübschen Doldenblütlers. Es vereint blähungswidrige Eigenschaften mit der Fähigkeit, Stress, Angst und Schlaflosigkeit zu lindern. Zudem hat dieser Duft auch eine leichte Ähnlichkeit mit Rosenholzöl, sodass man ihn als ökologisch unbedenklicheren Ersatz (siehe Seite 91 ff.) nehmen kann. Es ist für Babys und Kleinkinder geeignet, insbesondere bei Infektionen der Atemwege als Brustbalsam und zur antibakteriellen Inhalation.

Das unbekanntere Korianderöl wird aus dem Kraut destilliert und erinnert im Duft an den volkstümlichen Namen Wanzenkraut: Es riecht etwas stechend, grasig, fremdartig. Seine Zusammensetzung ist völlig anders als das Öl aus den Früchten, es kann empfindliche Haut reizen und ist somit nicht für Kinder geeignet.

# Kümmel [P]

## Das Spannung-lass-nach-Öl
Carum carvi L.

 Früchte (»Samen«)

 Doldengewächse, Apiaceae

 Wasserdampfdestillation

 3 Jahre

 immer stark verdünnen

 krautig-würzige Duftnote

 Ägypten/Frankreich

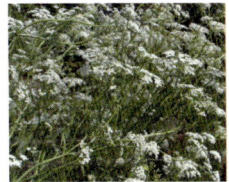

Kümmelöl wirkt verdauungsfördernd, da es die Arbeit von Leber und Galle stimuliert und zudem angespannte Darmwände entkrampft und somit blähungslösend wirkt. Dazu reibt man den Unterbauch mit zwei Tropfen Kümmelöl in einem Esslöffel eines fetten Öles ein, bedeckt den Bereich mit einem kleinen Handtuch, das in möglichst heißem Wasser ausgewrungen wurde und legt bei Bedarf noch eine heiße Wärmflasche auf. Außerdem eignet sich Kümmelöl zur sanften Inhalation bei akuten Verschleimungen der Bronchien, wenn man eukalyptisch-medizinische Düfte nicht mag oder verträgt.

■ Der exotische Verwandte des Kümmels ist der Kreuzkümmel (*Cuminum cyminum L.*). Prämenstruelle sowie klimakterische Verstimmungen können durch Spuren dessen Öles in blumigen Mischungen gemildert werden. In der Küche und in der Aromatherapie wird die starke Wirkung gegen Blähungen geschätzt.

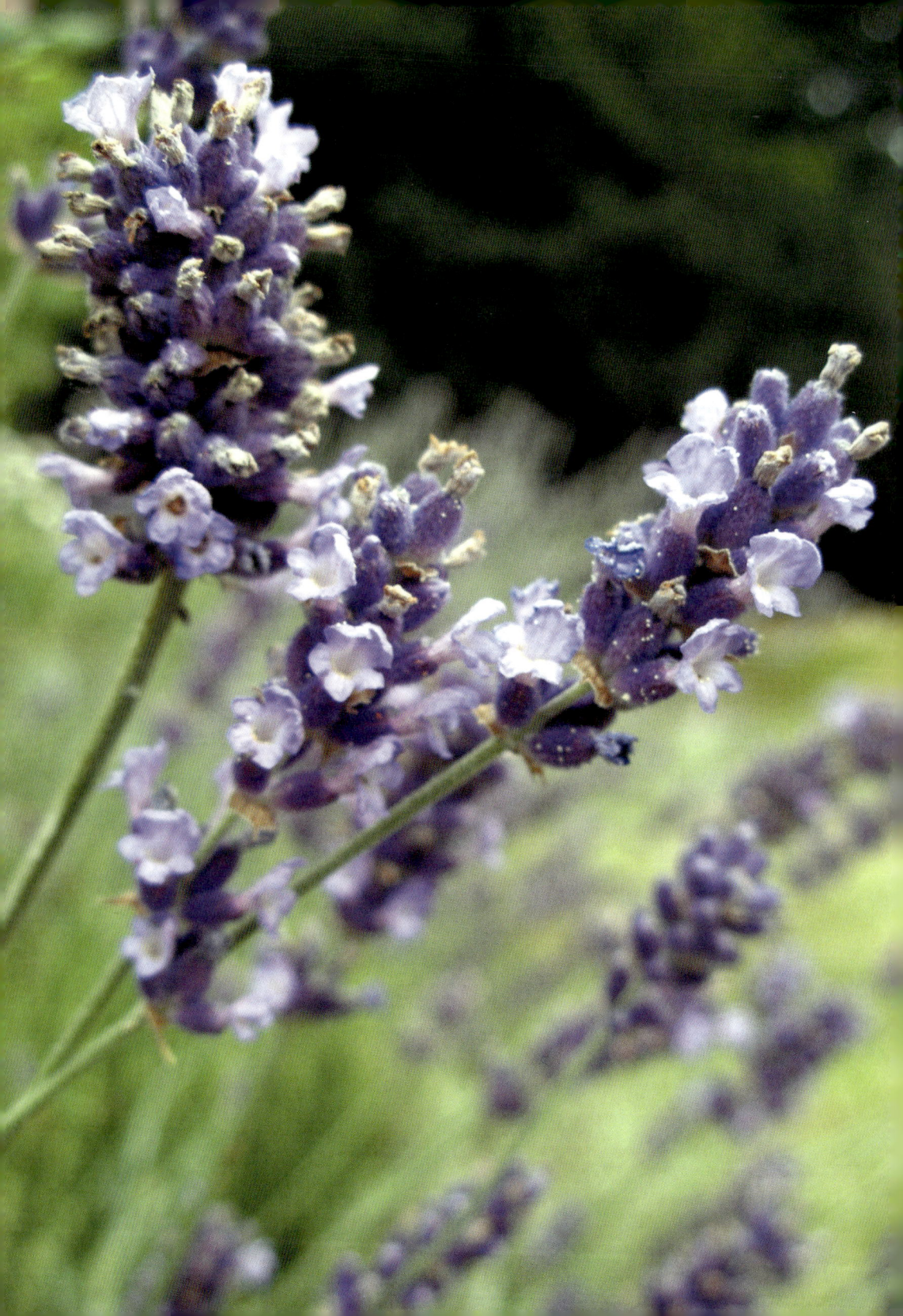

# Lavendel [P]

## Das Tausendsassa-Öl
Lavandula angustifolia Mill.

 Blütenrispen

 Lippenblütengewächse, Lamiaceae

 Wasserdampfdestillation

 3–4 Jahre

 babymild

 blumige Duftnote

 Südfrankreich

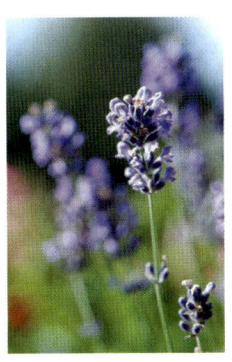

Das fast farblose, manchmal gelbliche Lavendelöl mit dem unaufdringlich-blumigen Duft darf wegen seiner Vielseitigkeit in keiner Haus- und Reiseapotheke fehlen. Es gibt kaum eine Beschwerde oder Krankheit, bei der Lavendelöl nicht hilft oder die es nicht zumindest lindert. Das französische AOC-Siegel (Appellation d'Origine Contrôlée) wird nur feinstem Lavendelöl aus einer Region in Südfrankreich verliehen.

Lavendelöl ist ein völlig ungefährliches Öl, das sogar pur auf die Haut aufgetragen werden kann. Lavendel wirkt je nach Bedarf: beruhigend, aber auch belebend. Letzteres manchmal als Reaktion bei zu hoher Dosierung. In der Therapie verstärkt es die Wirkungen anderer ätherischer Öle. Wichtige Einsatzgebiete sind:

- Verbrennungen (auch bei Sonnenbrand mit Aloe-Vera-Gel und Jojobaöl verschüttelt)
- Insektenstiche
- Verletzungen, Wunden und Geschwüre (pur aufgetragen)
- Schlafstörungen, Ängste, Unruhe, eventuell zusammen mit Mandarine, besonders bei Kindern
- Vaginalpilze (eventuell zusammen mit Teebaum und Manuka, verdünnt auf Tampons)
- jede Art von Schmerzen, vor allem Muskelverspannungen
- Schopflavendel [M] (*Lavandula stoechas L.*), ein herzstärkendes Tonikum, darf für Kinder, Schwangere und empfindliche Personen nur stark verdünnt eingesetzt werden. Bei gesunden Erwachsenen ist es als stark schleimlösendes und wundheilendes Mittel und zur Behandlung von verhärteten Narben (fünfprozentig in Hagebuttenkernöl) einzusetzen.
- Speiklavendel [M] (*Lavandula latifolia*, neu: *Lavandula angustifolia*

*ssp. angustifolia*) findet hauptsächlich in der Kosmetikindustrie Verwendung. Es ist nicht zur Daueranwendung für Kinder und Schwangere geeignet. Zur Inhalation bei Bronchitis ist es dagegen sehr nützlich, auch in geringer Dosierung in einer Nasensalbe bei Schnupfen. Auch ist es ein wunderbares Öl für die Duftlampe, wenn Denkvermögen und Gedächtnisleistung angekurbelt werden müssen.

■ Lavandin [P] (*Lavandula x intermedia Lois. Super*) Viele angebliche »Lavendelöle« enthalten in Wirklichkeit Lavandin. Diese Lavandin-Art ist dem Echten Lavendel sehr ähnlich und wirkt entspannend, viele Lavendelhybriden kommen eher nach dem Speiklavendel und tragen dann mehr dessen anregende Eigenschaften.

| | **Echter Lavendel** | **Lavandin** |
|---|---|---|
| Ertrag | 12–20 kg pro Hektar | 80–120 kg pro Hektar |
| Im Handel | »Lavendel fein« aus konventionellem oder aus biologischem Anbau<br><br>»Lavendel extra«, »Wilder Lavendel« aus hoch wachsender Wildsammlung | *Lavandula x intermedia Super*<br>*Lavandula x intermedia Grosso*<br>Lavandula x intermedia *Abrial*<br>*Lavandula x intermedia Reydovan* |
| Preis 10 ml | 7,20 Euro | 4,90 Euro |
| Wirkung des Öles | beruhigend stimmungsaufhellend krampflösend stark ausgleichend schmerzlindernd bei Schnitten/Wunden bei Verbrennungen (Sonne oder Feuer) geeignet für empfindliche Personen | leicht durchblutungsfördernd bei Muskelverspannungen und rheumatischen Schmerzen tonisiert Herz/Kreislauf Anti-Thrombose-Wirkung bei alten Narben bei Pilzinfektionen zur Raumdesinfektion bei Kindern und Schwangeren auf beste Qualität achten |

# Lemongrass [P]

## Das Weckt-die-Lebensgeister-Öl

Cymbopogon flexuosus (Nees ex Steud.) Stapf
Cymbopogon citratus (DC. ex Nees) Stapf

 Gras

 Süßgrasgewächse, Poaceae

 Wasserdampfdestillation

 2 Jahre

 preiswert

 frische oder zitronige Duftnote

 Nepal

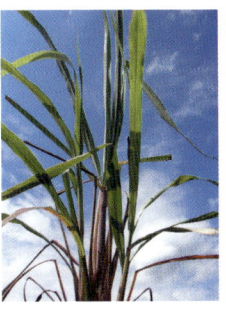

Diesem ätherischen Öl werden anregende und verjüngende Eigenschaften zugesprochen, da es den gesamten menschlichen Stoffwechsel »anheizt«.

**✗** Bei Überdosierung können Hautreizungen auftreten, vor allem wenn das Öl älter als ein Jahr nach Öffnen des Fläschchens ist.

Auf der psychischen Ebene kurbelt es die Lebenslust an, inspiriert bei Durchhängern, löst Lethargie. Es wirkt antiseptisch, vor allem auf Viren, ist also ideal in der Duftlampe in Grippezeiten. Trotz guter Verträglichkeit muss es gering dosiert werden (unter ein Prozent), dann wirkt es beruhigend, entspannend und entzündungshemmend.

# Limette [P]

## Das Sonnenschein-Öl

Citrus aurantifolia (Christm. et Panz.) Swingle

 Schalen der Früchte

 Rautengewächse, Rutaceae

 Raspeln/Pressung

 1 Jahr

 nicht in der Sonne/ Solarium

 frische oder zitronige Duftnote

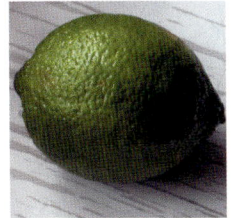 Mexiko/Südafrika

Die therapeutische Anwendung des tropisch-exotisch duftenden Öls ähnelt der von Bergamottöl (siehe Seite 38), der Duft ist nur herber, frischer und spritziger mit einer Spur eines unwiderstehlichen

»gewissen Etwas« (chemischer Name: 1-Methyl-1,3-hexadien). Das Öl wirkt fotosensibilisierend, verursacht also unter UV-Licht (Sonne/Solarium) Verbrennungen. Daher wird die Limettenschale manchmal destilliert, dieses Öl duftet jedoch vergleichsweise minderwertig, zudem geht durch das Fehlen der stark entspannend wirksamen Furocumarine die fast unwiderstehliche Gute-Laune-Eigenschaft verloren. Limettenöl eignet sich hervorragend für Raumsprays, um die Atmosphäre zu klären und um frischen Wind in träge Gedanken zu bringen. Ein Tropfen in einem Liter Ananassaft verschüttelt und mit Wasser verdünnt ergibt eine leckere leichte Schorle.

**✗ Angebrochenes Limettenöl muss innerhalb eines knappen Jahres verbraucht bzw. es sollte dann nicht mehr auf empfindlicher Haut angewendet werden. Es darf niemals in der Sonne verwendet werden.**

# Linaloe [P]

## Das Jungbrunnen-für-die-Haut-Öl
Bursera penicillata (Sessé et Moc. ex DC.) Engl.

 Frucht (auch Holz)           5 Jahre

 Balsambaumgewächse,          bedrohte Art
Burseraceae

 Wasserdampfdestillation      blumige Duftnote

🌐 Mexiko

Das fein blumig-holzig duftende Öl aus Holz und Zweigen dieses tropischen Baumes wird gerne als Ersatz für Rosenholzöl genommen. Diese Empfehlung erscheint fragwürdig, denn so ist es nur eine Frage der Zeit, bis auch der Linaloebaum auf der Liste der bedrohten Arten stehen wird. Zumindest sollte man sein Öl sparsam einsetzen. Es eignet sich für infektiöse Krankheiten schon bei Kleinkindern, vor allem wenn sie dabei unruhig und ängstlich sind. Da das Öl ähnliche Inhaltsstoffe wie Lavendelöl hat, ist es auch zur Hautpflege und zur Regeneration angegriffener Haut geeignet.

Ein nachwachsender Ersatz ist das Öl aus den Zweigen und Blättern des Ho-Baumes (*Cinnamomum camphora Ct. Linalool*), der chinesische Baum wird auch Hosho oder Shiuholz genannt. Durch seinen hohen Linaloolgehalt wirkt es ebenfalls hautpflegend und antibakteriell.

# Litsea [P]

## Das Herz-wird-leicht-Öl
Litsea cubeba (Lour.) Pers.

 Früchte/Zweige

 Lorbeergewächse,
Lauraceae

 Wasserdampfdestillation

 2 Jahre

 nur verdünnt anwenden

 frische oder zitronige
Duftnote

 China/Vietnam

Dieser mit dem Lorbeer verwandte Baum aus Malaysia und China namens Mai chang trägt zitrusartig duftende Früchte, die wie (grüne) Pfefferkörner aussehen. Das preiswerte Öl ist noch recht unbekannt und nicht überall erhältlich. Es wirkt wie alle stark citralhaltigen Öle gegen Pilzinfektionen und unterstützt den Körper bei viralen Erkrankungen.

**X**  Bei Überdosierung können Hautreizungen auftreten, vor allem wenn das Öl älter als ein Jahr nach Öffnen des Fläschchens ist.

# Lorbeer [M]

## Das Schutzschild-Öl
Laurus nobilis L.

 Blätter

 Lorbeergewächse,
Lauraceae

 Wasserdampfdestillation

 3 Jahre

 nur verdünnt anwenden

 frisch-medizinische
Duftnote

 Frankreich

Überall dort, wo mangelnde Zielstrebigkeit und Überforderung die Leistung eines Menschen behindern, führt dieser würzig-frische Duft schneller auf das Siegertreppchen. Da der Baum im Gegensatz zu seinen tropischen Verwandten aus Südeuropa stammt, ist sein Öl aus ökologischen Gründen den von weither gebrachten Düften vor-

**Balance-Grundmischung**
60 Tropfen (3 ml)
Lavendel-fein-Öl
20 Tropfen Lorbeeröl
10 Tropfen Litseaöl
10 Tropfen Rosengeranienöl
evtl. 2 Tropfen Rosenabsolue
davon 5 Tropfen für ein Bad,
3 Tropfen in der Duftlampe oder
2 Tropfen auf 10 ml Mandelöl
zur Körperpflege

zuziehen. Es wirkt stark und breit gefächert bakterien- und pilztötend, dazu löst es zähen Schleim der Atemwege und wirkt stärkend bei und nach auszehrenden Krankheiten.

Eine Besonderheit ist die ausgeprägte schmerzlindernde Wirkung des Lorbeeröles, die bei rheumatischen Beschwerden wie Arthritis genutzt wird und auch bei Ohrenschmerzen von Kindern ab zwei Jahren. Lymphstauungen und unerklärbare Schmerzen in der Gegend von Lymphknoten (vom Arzt oder Heilpraktiker abklären lassen!) werden positiv beeinflusst. Zudem wird das Öl eingesetzt, um die Zusammenarbeit unserer beiden gegensätzlich arbeitenden Nervensysteme (Sympathikus und Parasympathikus) auszugleichen.

Aus den olivenähnlichen Früchten des Lorbeerbaumes wird ein Fett (Fettes Lorbeeröl) gewonnen, das stark durchblutungsfördernd wirkt und darum gerne in der Tiermedizin bei lahmenden Pferden verwendet wird.

Beim Kauf von Lorbeeröl ist unbedingt auf eine zuverlässige Herkunft zu achten, da billige Qualitäten wegen möglicher Spuren von Lactonen die Haut von empfindlichen Personen reizen können. Ansonsten ist es in Verdünnungen unter zwei Prozent ein sehr angenehmes und schon von Kleinkindern gut verträgliches Öl.

# Majoran [P]

### Das Anti-Krampf-Öl
Origanum majorana L.

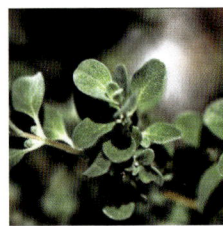

 Kraut

 Lippenblütengewächse, Lamiaceae

 Wasserdampfdestillation oder $CO_2$-Extraktion

 3 Jahre

 mild

 krautig-würzige Duftnote

 Ägypten

Das ätherische Öl aus diesem seit der Zeit der alten Ägypter verwendeten Gewürz blickt auf eine lange Heilungstradition zurück, man könnte es fast als europäisches Teebaumöl bezeichnen. Es wirkt ähnlich antibakteriell und auch gegen Pilze, zudem ist es *das* Öl bei Muskelkrämpfen, aber auch bei »inneren Krämpfen«, wenn sich jemand mit seinen Gedanken ständig im Kreise dreht und deshalb zu Verstimmungen bis hin zu Depressionen neigt. Es ist auch zu empfehlen bei vegetativer Dystonie und Schlaflosigkeit.

Vorzeitige Wehen von gestressten schwangeren Frauen werden durch Majoranöl gebremst, wie die bekannte Hebamme und Aromaexpertin *Ingeborg Stadelmann* zu berichten weiß. Natürlich muss die betroffene Frau von einer erfahrenen Geburtshelferin beraten werden.

Das Öl wirkt regulierend auf den Appetit, ist also bei der Behandlung von Essstörungen angebracht (zusammen mit Grapefruit und Vanille). Zur Unterstützung einer Hydro-Colon-Therapie und bei Reizdarm-Symptomen kann es in den Bauch einmassiert werden; es lockert den verkrampften Bauch und wirkt blähungswidrig. Dazu ist es ein sehr mildes Öl, das in entsprechender Verdünnung bereits am verstopften Näschen von Kleinkindern eingesetzt werden kann.

Leider wird es oft verwechselt mit dem auch fein duftenden ätherischen Öl vom sogenannten Spanischen oder Wilden Majoran, der jedoch eine Thymianpflanze (*Thymus mastichina*) ist. Ihr Öl enthält bis zu 75 Prozent Eukalyptol und ist damit eher bei Erkältungskrankheiten indiziert.

Bei nächtlichen Wadenkrämpfen ungeklärter Ursache kann ein Fläschchen Majoranöl auf dem Nachttisch Soforthilfe bieten: Einfach ein Tröpfchen pur auf die schmerzende Stelle reiben.

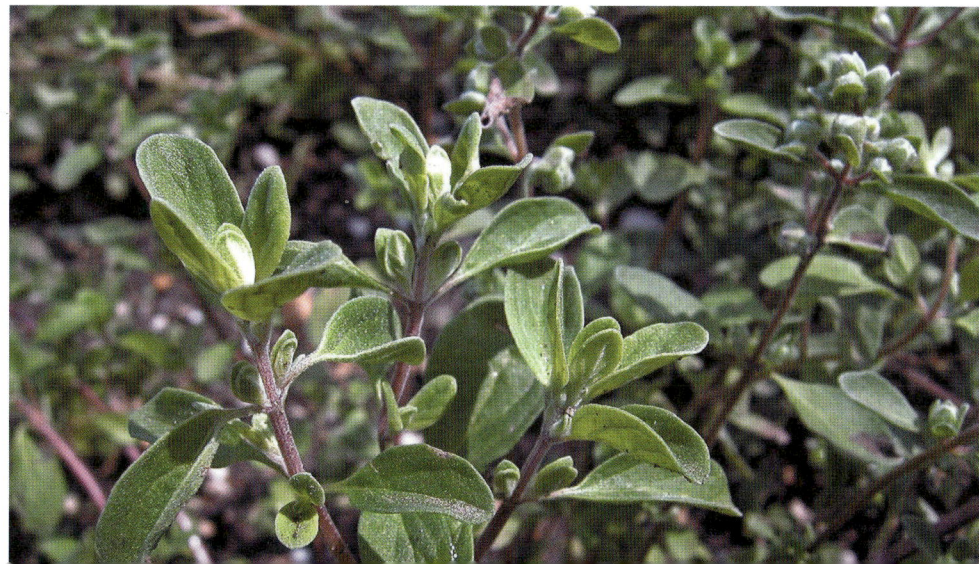

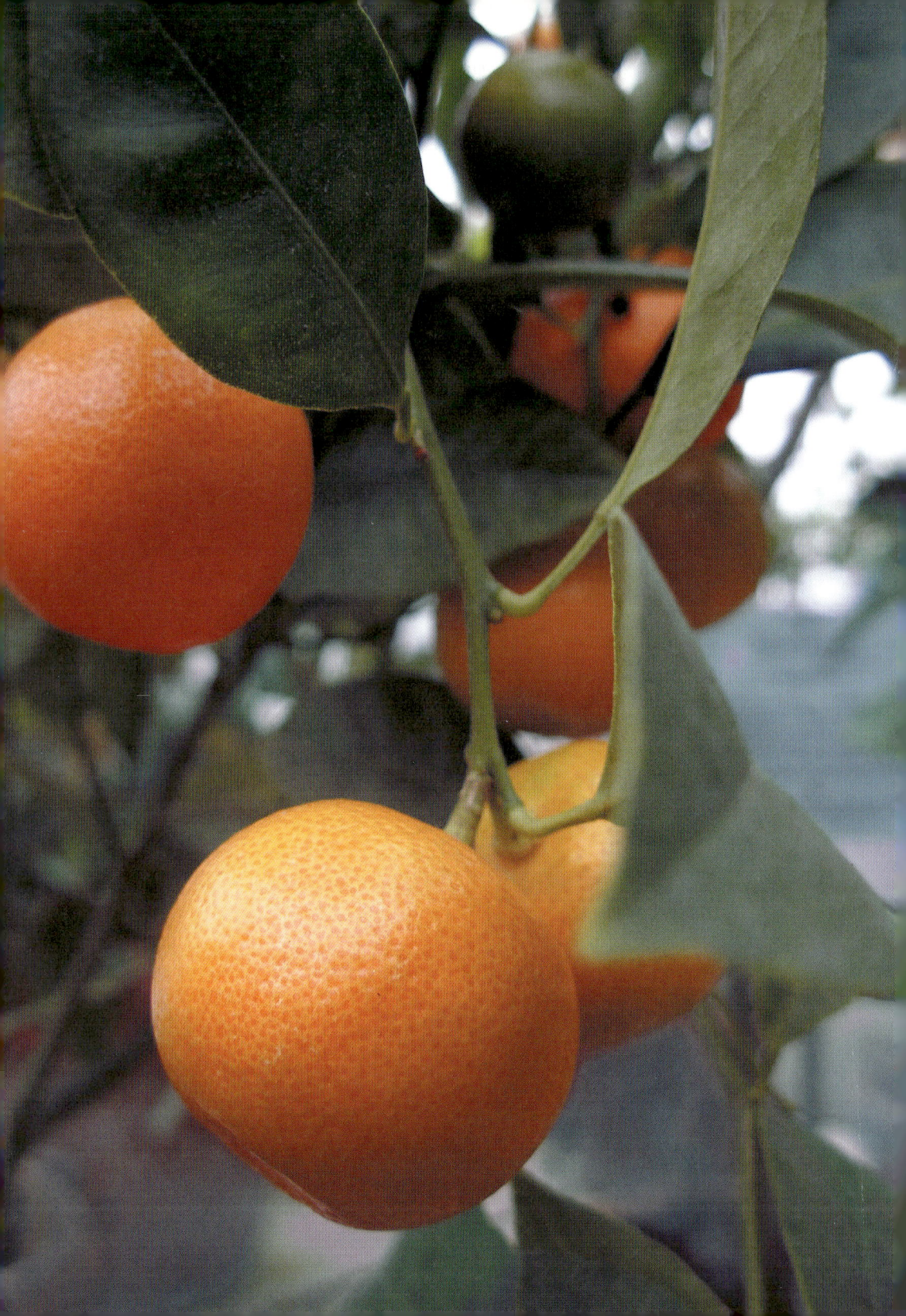

# Mandarine rot und grün [P]

## Das Kindheitsfreude-Öl
Citrus reticulata Blanco

 Schalen der Früchte

 Rautengewächse, Rutaceae

 Raspeln/Pressung

 1 Jahr

 babymild

 fruchtige Duftnote

 Sizilien

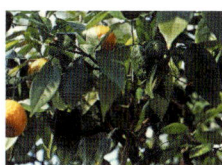

Das ätherische Öl aus der Schale der reifen Mandarine (rot) enthält ungewöhnlich entkrampfend wirksame Ester der Anthranilsäure, die einen Bezug zum Stoffwechsel unseres Gehirns hat. Wegen dieses besonderen Inhaltsstoffes ist das wunderbar fruchtig-süß duftende Öl ein Muss bei entspannenden Massageölen und in beruhigenden Raumsprays. Da es ein risikoarmes Öl ist, wird es vorzugsweise bei unruhigen Kindern und bei schwangeren Frauen, die seelische Stabilität suchen, angewendet. Schlaflosigkeit und Ängste können auch sehr positiv beeinflusst werden. Das Öl aus der unreifen (grünen) Mandarinenschale und das Öl der Clementine wirken vergleichbar, jedoch etwas schwächer.

Ähnlich wie bei Lavendel und allen nach Lemongrass und Melisse zitronig duftenden ätherischen Ölen zeigt sich auch beim Mandarinenöl bei empfindlichen Menschen ein Umkehreffekt der beruhigenden Wirkung, eine zu hohe Dosierung führt also im schlimmsten Fall zu Unruhe.

**Höhensprünge**
3 Tropfen Mandarinenöl
2 Tropfen Grapefruitöl
1 Tropfen Osmanthusabsolue
bei psychischen »Durchhängern« in der Duftlampe

**X** Da Mandarinenöl schnell oxidiert, muss das angebrochene Öl innerhalb eines knappen Jahres verbraucht werden bzw. es sollte dann nicht mehr auf empfindlicher Haut angewendet werden. In der warmen Badewanne kann es besonders schnell die Haut reizen, fünf Tropfen können bereits zu viel sein.

# Manuka [P]

### Das Bio-Antibiotikum-Öl
Leptospermum scoparium J.R. Forst. et G. Forst

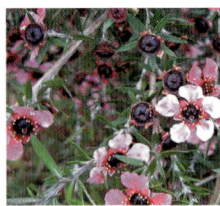

 Blätter/Zweige

 Myrtengewächse, Myrtaceae

 Wasserdampfdestillation

 3–4 Jahre

 mild

 krautig-würzige Duftnote

 Neuseeland

Dieses ätherische Öl aus Neuseeland, das dort *Tea Tree* genannt wird, riecht etwas weniger scharf als das australische Teebaumöl, eher leicht süßlich-krautig. Der frostempfindliche Baum gilt in seiner Heimat als Allheilmittel.

> **Für-alle-Fälle-Mix**
> 60 Tropfen (3 ml) Lavendelöl
> 20 Tropfen Manukaöl
> 20 Tropfen Teebaumöl
> evtl. 2 Tropfen Rosenabsolue
> 1 Tropfen davon kann pur oder im »Familienbalsam« (Seite 200) auf kleine Verletzungen und auf alle unklaren Haut-»Blüten« aufgetragen werden

Sein Öl ist ausgiebig wissenschaftlich untersucht. Es verfügt über eine sehr starke antibakterielle Wirkung, dazu kommen nicht unerhebliche Wirkungen gegen Viren und Pilze, letztere sogar stärker als beim australischen Teebaumöl: Es ist wie ein Breitbandantibiotikum einsetzbar. Manukaöl hat auch entzündungshemmende, schmerzstillende und antiallergische (z. B. zum Abschwellen der Nasenschleimhaut) Eigenschaften. Ein bislang nur hier gefundener Inhaltsstoff (ein Triketon) macht dieses Öl sehr vielseitig, gibt ihm einen starken Bezug zur Haut und eignet sich ideal für die Langzeitbehandlung vor allem von chronischen Krankheiten wie Schuppenflechte. Empfindlicher Haut, vor allem bei einer dahinter steckenden zarten Seele, tut dieses Öl sehr gut.

Die über 60 Prozent Sesquiterpene geben ihm eine gute Haltbarkeit, die das australische Teebaumöl nicht besitzt.

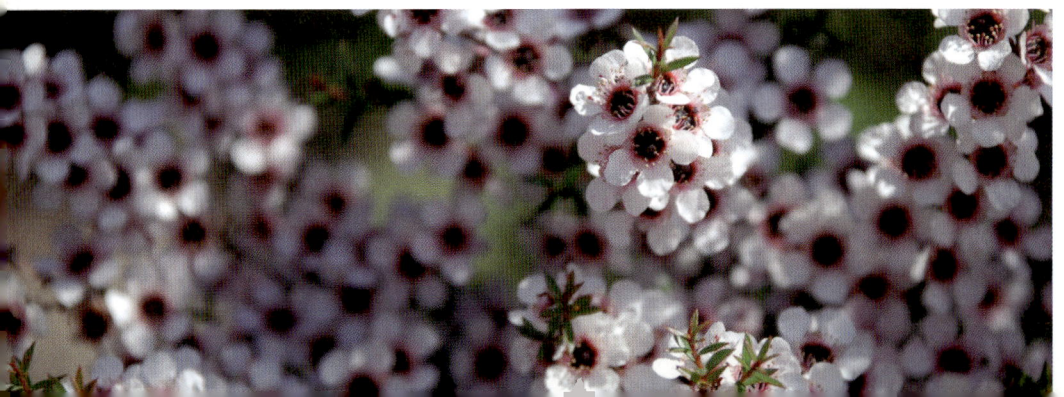

# Melisse [M]

## Das Herz-und-Nerven-Öl
Melissa officinalis L.

 Kraut

 Lippenblütengewächse, Lamiaceae

 Wasserdampfdestillation

 3 Jahre

 kostbar

 frische oder zitronige Duftnote

 Bayern/Südfrankreich

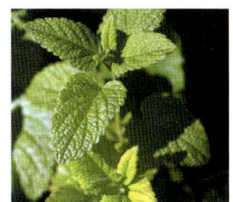

Melissenöl eignet sich für Langzeitbehandlungen mit schwächelndem Immunsystem und kann Allergikern zu weniger extremen Reaktionen verhelfen. Mit seiner entzündungswidrigen Wirkung verschafft es in der Erkältungszeit Erleichterung. Auch Lippenbläschen-Erreger und Gürtelrose können mit Melissenöl bekämpft werden.

Melissenöl hilft bei nervöser Erschöpfung und gegen Schlafstörungen aufgrund von emotionaler Überforderung, bei nervös bedingter Migräne, ja sogar bei Herzrhythmusstörungen nervösen Ursprungs (vom Arzt abklären lassen!). Es ist sehr effektiv bei hyperaktiven Kindern, man mischt für diesen Zweck nur Spuren in Mandarinen- oder Lavendelöl.

**Herz-im-Takt-Balsam**
20 g Sheabutter mit 10 ml Jojobaöl im Wasserbad oder auf einer Heizung kurz anschmelzen, gut zusammenrühren (nicht erhitzen) und je 1 Tropfen Melissen- und Rosenöl dazugeben. Dieses duftende Pflegeprodukt ist bei sorgfältiger Lagerung mindestens ein Jahr haltbar.

Melissenhydrolat aus der Sprühflasche ist mindestens ein halbes Jahr haltbar und kann gegen viele Wehwehchen als Hausmittel eingesetzt werden, beispielsweise um den Juckreiz bei Windpocken zu lindern oder um entzündete, empfindliche Haut wie am Babypopo gesund zu pflegen.

Manchmal steht fairerweise auf Fläschchen mit unechtem Melissenöl der Name »*Melisse indicum*«. Meistens handelt es sich bei dem Inhalt um Lemongrass oder Citronella, die eine andere Wirkung auf den Organismus haben.

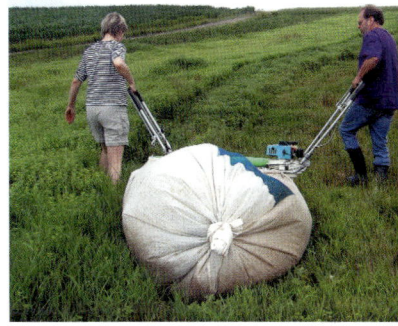

**✗** In zu hoher Konzentration kann das Öl die Haut reizen, daher besser nur 0,5 bis 1 Prozent Verdünnung (circa 1–2 Tropfen auf 10 ml Träger-Öl) und im Vollbad nicht mehr als 3 Tropfen. Das Öl ist in Frankreich als Narkotikum eingestuft, es ist jedoch völlig ungiftig.

## Mimose [P]

### Das Vertrauen-und-Zuversicht-Öl
Acacia dealbata Link

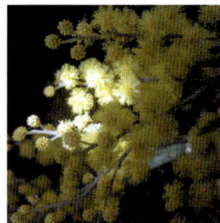

 Blüten

 Hülsenfruchtgewächse, Fabaceae

 Extraktion mit Lösungsmitteln

 5–6 Jahre

 kostbar

 blumige Duftnote

 Marokko/Südfrankreich

Ich freue mich jedes Jahr im Dezember auf die bald erfolgende Blüte der wunderbar duftenden Mimosenbäume in unserer atlantischen Umgebung. Sie wachsen allerdings so schnell, dass sie die Winterstürme oft nicht heil überleben. Wenn endlich die zartgelben, wunderbar duftenden Kügelchen den graugrün anmutenden Baum wie in feines Konfetti hüllen, scheint die triste Jahreszeit überstanden, dann ist der Frühling nicht mehr weit.

Das seltene Absolue der Mimose fängt diesen Zauber ein, es ist ein Duft der (zu) empfindsame Menschen stärkt, der einhüllt, tröstet und Zuversicht ermöglicht.

## Muskatellersalbei [P]

### Das Euphorie-Öl
Salvia sclarea L.

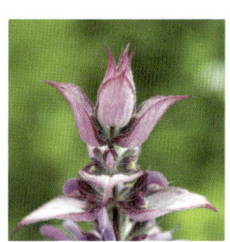

 Blüten

 Lippenblütengewächse, Lamiaceae

 Wasserdampfdestillation

 3 Jahre

 in der Schwangerschaft nur unter Aufsicht

 krautig-würzige Duftnote

 Südfrankreich

Diese etwa einen Meter hohe Pflanze ist im Garten wegen ihrer ungewöhnlichen Blüten immer ein Blickfang, auch ist sie wegen ihres eigenwilligen Geruchs nicht zu »überriechen«.

Muskatellersalbei ist sehr hilfreich bei prämenstruellem Syndrom und allen Menstruationsproblemen. Seelischer Druck, aber auch körperliche Verkrampfungen im gesamten Bauch und Rücken werden gelöst. Dieses Öl kann eine Erhöhung der Schmerzschwelle ermöglichen, jedoch auch eine euphorisierende bis hypnotische Wirkung zeigen.

In der Psycho-Aromatherapie verwenden wir dieses herb duftende Öl, um Seelenballast abzulegen. Muskatellersalbeiöl gibt Mut, zu neuen Ufern aufzubrechen und verleiht Schöpfungsprozessen Flügel. Seine stimmungsaufhellenden Eigenschaften können zur begleitenden Behandlung von Depressionen genutzt werden.

> **Flügel der Kreativität**
> 7 ml (140 Tropfen) Limettenöl
> 40 Tropfen Grapefruitöl
> 15 Tropfen Muskatellersalbeiöl
> 2 Tropfen Osmanthusabsolue
> 3–5 Tropfen davon in die Duftlampe oder den Aromastream geben

**✗** Frauen mit starker Regelblutung sollten dieses ätherische Öl während der Menstruation nicht oder zumindest sparsam einsetzen.

# Myrrhe [P]

## Das Mund-und-Rachenpflege-Öl

Commiphora myrrha (Nees) Engl.

 Harz

 Balsambaumgewächse, Burseraceae

 Wasserdampfdestillation oder Extraktion

 5–6 Jahre

 babymild

 schwere, würzig-holzige Duftnote

 Somalia

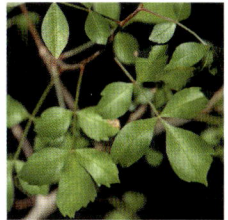

Die harzige Ausscheidung des kargen kleinen Baumes wird seit ewigen Zeiten von den Menschen geschätzt. Die verräucherten dunkelbraunen Harzkügelchen versetzten Priester und Betende in andere Bewusstseinszustände, als Zutat der Einbalsamierungsrezepturen verlieh Myrrhe den Toten als gut konservierte Mumien ewiges Leben und es wurde auch für die Schönheitspflege geliebt.

In der Aromatherapie schwören einige Kollegen auf das Zusammenspiel von Weihrauch und Myrrhe. Tatsächlich wirken beide stark entzündungshemmend und deutlich heilend bei jeder Art von Haut-

und Schleimhautproblemen. In der Zahnmedizin ist der alkoholische Extrakt aus dem Myrrhenharz bekannt, denn es hat eine stark regenerierende Wirkung auf wundes und entzündetes Zahnfleisch.

Ein halber Tropfen des bitter-süßlich schmeckenden ätherischen Öles kann, auf Soletabletten (Emser Salz®) oder auf Würfelzucker gelutscht, bei Halsschmerzen und Heiserkeit wahre Wunder wirken.

# Myrte [P]

### Das Schönheits-Öl
Myrtus communis L.

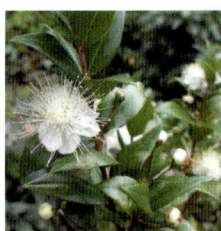

 Blätter/Zweige, frisch oder angetrocknet

 Myrtengewächse, Myrtaceae

 Wasserdampfdestillation

 3–4 Jahre

 mild

 frisch-medizinische Duftnote

 Türkei/Marokko/Tunesien

Die verschiedenen ätherischen Öle der Myrte kommen durch unterschiedliche Produktionsverfahren zustande. In Marokko wird das Öl traditionell aus den *angetrockneten* Zweigen und Blättchen gewonnen, in der Türkei und in Peru werden die *frischen* Zweige destilliert.

Myrtenöle sind sehr mild und eignen sich zur Behandlung von Kindern. Mit dem nordafrikanischen Myrtenöl können schon Kindergartenkinder, die Bronchitis und Husten haben, inhalieren. Das Öl wirkt entspannend und schlafanstoßend (auch bei Erwachsenen!). In einem Raumspray oder in der Duftlampe kommen hyperaktive Kinder wieder zu sich.

Die adstringierende Wirkung macht man sich bei der Behandlung von Hämorriden zunutze, außerdem bei leicht großporiger, fettiger Haut und bei Neigung zu Fältchen. Auch bei Akne sollte man es ausprobieren (50 ml Rosenwasser mit je 5 Tropfen Tea-Tree-Öl und Myrtenöl verschütteln).

Myrtenöl aus frischen Zweigen wirkt stärker antiviral und wird bei Erkältung und Herpeserkrankungen geschätzt. Myrtenöl aus den Anden duftet süß-fruch-

**Vom Bengel zum Engel**
1 Tropfen Myrten (Anden)-Öl
1 Tropfen Myrte-rot-Öl
1 Tropfen Sandelholzöl
2 Tropfen Mandarine-rot-Öl
in die Duftlampe oder den Aromastream geben

tig, nicht so »medizinisch« wie die europäischen Verwandten. Es wirkt stark antiseptisch, vor allem als Raumduft. Wegen seiner kortisonartigen Wirkung findet es ein ideales Einsatzgebiet bei rheumatischen Beschwerden und Erschöpfungssymptomen, die sich in der Muskulatur niederschlagen.

Generell kann eines der Myrtenöle Menschen helfen, die sich selbst nicht (mehr) leiden können und die sich durch falsches Essen, Tabak, Alkohol und noch härtere Drogen unrein fühlen. Auch nach einem tief greifenden Erlebnis, wenn alter Ballast von Bord gehen muss und die Schönheit des Lebens wieder in den Mittelpunkt rücken darf, ist Myrtenöl ein wertvoller Begleiter.

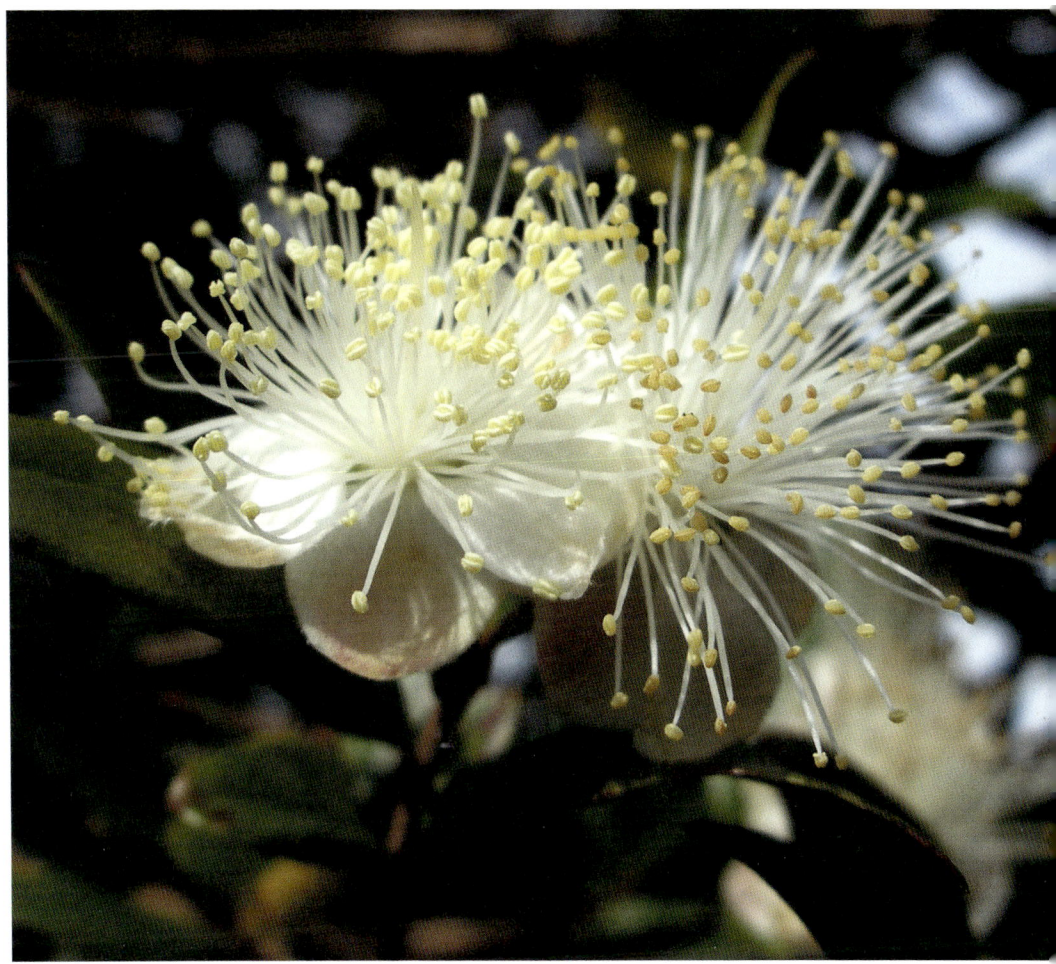

# Neroli (Orangenblüte) [P]

## Das Retter-in-der-Not-Öl

Citrus aurantium L.

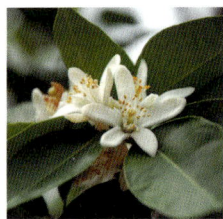

 Blüten

 Rautengewächse, Rutaceae

 Wasserdestillation oder Extraktion mit Lösungsmitteln

 4–5 Jahre

 kostbar

 blumige Duftnote

 Marokko/Sizilien/Ägypten

Der Duft der Orangenblüte ist vielleicht der romantischste, den die Aromatherapie kennt. Neroli duftet süß, aber nicht schwül, hat zweifellos aphrodisierende Wirkung, kann jedoch mit erotischen Abgründen, mit feuriger Leidenschaft oder Begierde nicht dienen. Sein mädchenhafter Charakter macht Neroli zum idealen Seelentröster für alle, die Geborgenheit brauchen, zum Beispiel in der Pubertät. Einsamkeit, Heimweh, der Wunsch nach mehr Geborgenheit sind die Ansatzpunkte für Neroli.

Ein Fläschchen verdünntes Neroliöl (einprozentig reicht schon) gehört eigentlich in jede Handtasche. In Schocksituationen unter die Nase gehalten, lindert es die körperlichen und seelischen Folgen eines traumatischen Erlebnisses, ja kann sogar den aus dem Rhythmus gekommenen Herzschlag wieder zur Ruhe bringen und hysterische Reaktionen mildern. Diese Eigenschaft hat Neroli auch in der Geburtshilfe zu einigem Ruhm verholfen. Neroli ist ein sehr wirkungsvolles antibakterielles Öl, vor allem für an Bronchitis leidende Kleinkinder. Es hat außerdem überaus hautpflegende Eigenschaften.

All die positiven Eigenschaften kommen in gelungenen Mischungen erst recht zum Tragen, und der Fantasie sind bei diesem Duft eigentlich keine Grenzen gesetzt. Manchen Migränepatientinnen ist beispielsweise eine Mischung von Pfefferminze mit Neroli als Gesichtsspray eine unersetzliche Hilfe.

Der Bitterorangenbaum liefert uns noch zwei weitere ätherische Öle: das Petit-Grain-Öl, destilliert aus seinen an Duftbehältern reichen Blättern, und das Bitterorangenöl, das aus seinen Schalen gepresst wird.*

**Kopf-frei-Spray**
6 Tropfen Neroliöl
3 Tropfen Pfefferminzöl
in Sprühflasche geben und
in 50 ml Rosenhydrolat
verschütteln

---

* Text nach Ulrike Polifke, aus: *Aromapraxis_News 19*, mit freundlicher Genehmigung

# Niaouli [P]

## Das Strahlenschutz-Öl
Melaleuca quinquenervia (Cav.) S.T.Blake

 Blätter/Zweige

 Myrtengewächse,
Myrtaceae

 Wasserdampfdestillation

 3 Jahre

 mild

 frisch-medizinische
Duftnote

 Madagaskar

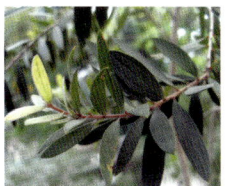

Wie sein enger Verwandter, der Cajeputbaum, wird dieser bis zu 15 Meter hohe Baum auf englisch *paperbark tree* genannt, da sich seine Rinde wie hauchdünne Papierfetzen schält. Der Niaoulibaum ist extrem robust, in Florida ist die Art *Melaleuca quinquenervia* sogar ein invasives Unkraut, das die lokale Flora gefährdet. In seiner Heimat Neukaledonien stehen ausgedehnte Niaouliwälder, die möglicherweise die Ausbreitung der Malaria verhindern, da Mücken von dem Duft der Bäume verscheucht werden.

Aus den lanzettförmigen Blättern wird das ätherische Öl in einer recht hohen Ausbeute von zwei bis drei Prozent destilliert. Seine Wirkungen sind denen des Cajeputöles sehr ähnlich. Es ist sehr mild, nicht toxisch und wird von den meisten Menschen gut vertragen – auch unverdünnt auf der Haut. Im Unterschied zum Cajeputöl enthält es neben reichlich entzündungshemmendem und schleimlösendem Eukalyptol bis zu 15 Prozent Sesquiterpenole, die vor allem für die Behandlung von chronisch wiederkehrenden Krankheiten wichtig sind. Ungewöhnliche Schwefelverbindungen, die dem Duft manchmal einen leicht käsigen Unterton geben, wirken wie eine Zugsalbe bei Vereiterungen, beispielsweise bei Furunkeln.

Niaouliöl ist hilfreich bei Erkältungen und bei Hautkrankheiten aller Art. Seine gewebestraffenden Eigenschaften helfen bei Krampfadern und Hämorriden. Als ölige Einreibung oder warme Kompresse hilft es bei Blasenentzündungen (mit Eukalyptusöl). Es wird auch als antiallergisches Mittel eingesetzt.

Aus der komplementären Strahlenmedizin ist es nicht mehr wegzudenken, da es zusammen mit fettem Sanddornöl ungewöhnlich gut vorbeugend gegen Schäden durch Bestrahlungsbehandlungen eingesetzt wird.

# Orange und Blutorange [P]

## Das Wohlfühl-Öl
Citrus sinensis (L.) Osbeck

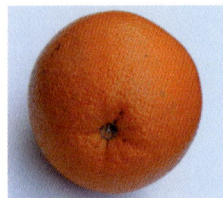

 Schalen der Früchte

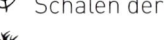 Rautengewächse, Rutaceae

Raspeln/Pressung

1 Jahr

 mild, preiswert

 fruchtige Duftnote

 Süditalien

Orangenschalenöl wirkt schmerzstillend, verdauungsfördernd, harntreibend, anregend für Herz und Kreislauf sowie entschlackend durch Anregung des Lymphflusses. Es wird gerne als Raumduft und zur Raumluftdesinfektion verwendet und ist wertvoll als Basis von Mischungen zur Beruhigung und Entspannung. Eine Studie der Uni Wien an 72 Menschen im Warteraum einer Zahnarztpraxis untersuchte, ob Teilnehmer, die Orangenduft in der Raumluft hatten, angstfreier zum Zahnarzt gingen. Tatsächlich zeigten insbesondere die weiblichen Teilnehmerinnen mehr Ruhe und Entspannung sowie weniger Angst vor der Behandlung. Schwangere Frauen, die unsicher, ängstlich und von Stimmungsschwankungen geplagt sind, profitieren davon genauso wie unruhige, hyperaktive und sogar aggressive Kinder. Zur Verringerung des Allergierisikos sollte unbedingt nur Öl aus kontrolliert biologischem Anbau verwendet werden.

> **Anti-Aging-Fitnessdrink**
> 1 Tropfen Orangenöl gut in 2 Esslöffeln Johannisbeer- oder Sanddornsirup vermischen, mit 1 l stillem oder sprudelndem Wasser aufgießen

Das Flavonoid Hesperidin, das aus den Schalen von Zitrusfrüchten gewonnen wird, schützt geschädigte Gefäßwände und weist Erfolg versprechende tumorhemmende Eigenschaften auf. Auch die verschiedenen Limonoide und der Hauptinhaltsstoff d-Limonen sind mittlerweile gut auf antitumorale Wirkungen untersucht worden.

Orangenschalenöl lässt sich statt Reinigungsbenzin sehr gut zum Reinigen und zum Ablösen von Pflastern und Etiketten nehmen. In

**✗** Da Orangenöl schnell oxidiert, muss das angebrochene Öl innerhalb eines knappen Jahres verbraucht werden bzw. es sollte dann nicht mehr auf der Haut angewendet werden (siehe Seite 32 Tipps zur Verwendung alter Öle). In der warmen Badewanne kann es besonders schnell die Haut reizen, fünf Tropfen können bereits zu viel sein.

Mischungen mit Alkohol und waschaktiven Tensiden wird es als umweltfreundliches, effektives und wohlduftendes Reinigungskonzentrat verkauft.

# Osmanthus [P]

## Das Inspirations-Öl
Osmanthus fragrans (Thunb.) Lour.

 Blüten

 Ölbaumgewächse, Oleaceae

 Extraktion mit Lösungsmitteln

 5–6 Jahre

 kostbar

 blumige Duftnote

 Indien/Australien

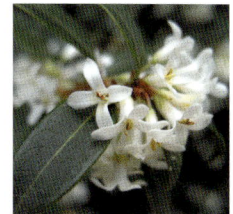

Der im Deutschen etwas gewöhnungsbedürftige Name *Osmanthus fragrans* ist für Aromafans vielsagend: *Osme* bezeichnet auf Griechisch den Duft, *anthos* ist die Blüte, *fragrans* heißt auf Lateinisch duftend: Man könnte also sagen, Osmanthus ist die Duftblüte der Duftblüten. Von den circa 30 Osmanthus-Arten wird für die Duftgewinnung nur *Osmanthus fragrans* verwendet, die Ausbeute ist allerdings recht gering: Aus 2.000 Kilogramm Blüten gewinnt man nur ein Kilogramm Absolue.

Ganz ähnlich wie Irisöl hat Osmanthus-Absolue einen positiven Einfluss auf unsere Stimmungs-Botenstoffe. Wenn wir uns leer und uninspiriert fühlen, kann dieser Duft zu neuen Ideen, zu geistigen Höhenflügen und zu einer neuen Form der Kreativität führen. Bei Angst, Kummer und Trauer hilft uns Osmanthus-Absolue, wieder Zuversicht und Vertrauen zu fassen. In einem Körperöl hilft es, irritierte und entzündete Haut zu beruhigen. Rundum ein Duft für den gestressten Menschen von heute, der trotz Anspannung bei sich und in seiner Mitte bleiben möchte. Er ist auch der ideale Begleiter, wenn Kreativität, Inspiration und neue Ideen auf sich warten lassen.

# Palmarosa [P]

## Das Zart-und-Stark-Öl
Cymbopogon martinii (Roxb.) J. F. Watson

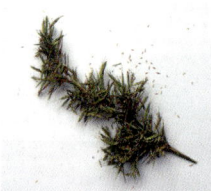

 blühendes Gras

 Süßgrasgewächse, Poaceae

🝪 Wasserdampfdestillation

 2 Jahre

 mild

 blumige Duftnote

 Nepal/Indien

Dieses nach Rosen duftende tropische Süßgras kommt zwar meistens aus seiner Heimat Indien zu uns, doch auch in Brasilien gedeiht es bestens. Dort habe ich die unauffällige Pflanze zwischen endlosen Zuckerrohrplantagen fast nicht bemerkt. Doch mit ihrem feinen ätherischen Öl kann man sich sehr preiswert einen zarten Rosenduft in die Duftlampe und in die Kosmetik zaubern. Es wurde früher »indisches Geranienöl« genannt, da der duftgebende Inhaltsstoff Geraniol (75 bis 95 Prozent) sowohl in Rosengeranien- als auch in Rosenöl vorkommt. Es ist ähnlich wie Lavendelöl extrem mild und dennoch für und gegen fast alles wirksam.

Das Öl wirkt stark gegen Pilze, Bakterien und Viren und heilt gleichzeitig angegriffene Haut. Somit ist es bei allen üblichen Infektionen und Wehwehchen, die einer Familie jahrein, jahraus zu schaffen machen, enorm hilfreich: von der Windeldermatitis über die Mittelohrentzündung bis zum Fußpilz und der Nasennebenhöhlenentzündung. In Vaginalzäpfchen eingearbeitet ist es ein sanftes, jedoch wirksames Öl für Schwangere (und Nicht-Schwangere), die an Vaginalpilzen leiden (Adressen von Apotheken im Anhang). In Alkohol und Rosenhydrolat dreiprozentig verdünnt in einem kleinen Roller lokal aufgetragen hilft es gegen Aknepickelchen und Mitesser. In Myrtenhydrolat verdünnt hilft es bei geplatzten Äderchen. In einem Anti-Cellulite-Öl wirkt es zusammen mit Orangenöl lymphatisch entstauend. Nebenbei hilft es bei nervösen Herzbeschwerden, depressiven Zuständen, Kummer jeder Art und Trauer.

> **Grundmischung Rosenrot**
> 60 Tropfen Palmarosaöl
> 30 Tropfen Bergamottöl
> 10 Tropfen Vanilleextrakt
> 5 Tropfen Geranienöl
> 5 Tropfen Patschuliöl
> 1 Tropfen Gewürznelkenknospenöl
> 3 bis 5 Tropfen der Mischung in die Duftlampe geben

**✗** Palmarosaöl verliert recht schnell sein blumiges Aroma, darum sollte es innerhalb von zwei Jahren aufgebraucht werden.

# Patschuli [P]

## Das Abgrenzungs-Öl
Pogostemon cablin (Blanco) Benth.

 Kraut (angetrocknet)

 Lippenblütengewächse, Lamiaceae

 Wasserdampfdestillation

 10 Jahre

 babymild

 schwere, würzig-holzige Duftnote

 Indien/Sumatra/Madagaskar

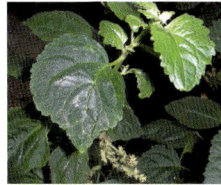

Sein Duft polarisiert von ekstatischem Zuspruch bis hin zur strikten Ablehnung. Hat man das Glück, sich mit Patschuliöl ohne innere Widersprüche einlassen zu wollen, kann man seine ausgleichenden Eigenschaften in allen Lebenslagen nutzen. Es bedarf bei der Dosierung eines gewissen Fingerspitzenge-fühls, zumal Patschuli seine heilenden Qualitäten durchaus in geringster Dosierung zu entfalten vermag.

Ein angenehm duftendes Duett bildet Patschuli mit Geranie. Diese Mischung bewährt sich vor allem als Wäscheparfüm, eventuell kombiniert mit Zeder, Laven-del, Lemongrass etc. Nerviges Einölen mit Insekten-schutzmittel kann man sich sparen, gibt man Patschuli und Geranie in den letzten Waschgang (Weichspüler-fach) in die Waschmaschine.

In der Hautpflege empfiehlt sich Patschuli als lin-dernde Zutat in Pflegeölen, Salben oder Bädern gegen stressbedingte Probleme sowie als Langzeitanwen-dung bei chronischen Hautproblemen wie Neurodermitis und Pso-riasis. Auch allergische Prozesse werden günstig beeinflusst.

Patschuli verfliegt auch nach Tagen nicht, und dennoch: Aggres-siv ist rein gar nichts daran, seine großen Moleküle haben sämtlich einen ausgleichenden Effekt auf das zentrale Nervensystem. Auf das venöse System wirkt Patschuli entstauend.

Mit Patschuli dürfen wir entspannt und aphrodisiert die Nähe eines anderen Menschen genießen.*

**Aphrodisias Traum**
5 Tropfen Sandelholzöl
5 Tropfen Grapefruitöl
3 Tropfen Patschuliöl
1 Tropfen Jasmin-Absolue
1 Tropfen Ylang-Ylang-Öl
1 Tropfen Champaca-Absolue
1 Tropfen Rosen-Absolue
1 Tropfen Ingweröl (destilliert)
1 Tropfen Adlerholzöl
1 Tropfen Kreuzkümmelöl
in 50 ml Sesamöl verdünnen,
einige Tropfen als Massageöl verwenden

---

\* Text nach Ulrike Polifke, aus: *Aromapraxis_News 23*, mit freundlicher Genehmi-gung

## Petit Grain [P]

### Das Eines-für-Alles-Öl

Citrus aurantium L.

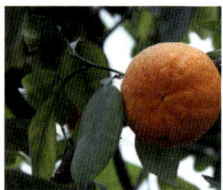

 Blätter/Zweige/unreife Früchte

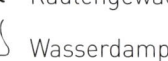 Rautengewächse, Rutaceae

Wasserdampfdestillation

 3–4 Jahre

mild

 blumige Duftnote

 Paraguay

Ganz ähnlich in der Zusammensetzung wie Lavendelöl, wirkt das Öl aus Blättern, Zweigen und unreifen Früchten der Bitterorange stark krampflösend, desodorierend, antibakteriell und stimmungsaufhellend. Es ist ideal bei Blähungen, Magen- und Darmkrämpfen, Muskelverkrampfungen, Schlaflosigkeit. Da es ganz mild ist, eignet es sich optimal für die Haut- und Haarpflege sowie bei Akne und Furunkeln.

Ich treffe oft auf Menschen, die den Petit-Grain-Duft nicht mögen, da sie das leicht Bittere abstößt. Für diesen Fall habe ich eine Mischung aus je zur Hälfte Petit Grain Bitterorange und Petit Grain Citronnier gemacht, dazu je einige Tropfen Petit Grain Mandarinier und Neroliöl. Und plötzlich wird dieses wunderbare Öl annehmbar. Es lullt einen nicht ein, wie so manches andere entspannende Öl, sondern schärft den Verstand, ohne aufzuputschen. Deshalb empfehle ich es zur Beduftung von Büros und Klassenräumen und auch vor Prüfungen. Man kann es auch bestens 1:1 mit Zitronenöl mischen und sogar noch einige Tropfen Pfefferminzöl dazugeben.

Alles, was unter vegetativer Dystonie zusammengefasst wird, kann mit den verschiedenen Petit-Grain-Ölen hervorragend behandelt werden. Wunderbar duftet eine Mischung, welche die drei Öle dieses edlen Fruchtbaumes wieder vereint: Man nehme drei Teile (Bitter-) Orangenöl, zwei Teile Petit-Grain-Öl und einen Teil Neroli. 5 bis 7 Tropfen davon auf einen Eierbecher voll Honig, und fertig ist das ultimative »Loslass«-Vollbad. Diese Mischung ist auch geeignet für Kinder und Schwangere. »Asthma & Co.«-Kinder, die zu spastischen (obstruktiven) Atemwegserkrankungen neigen, profitieren von diesem regelmäßigen Bad sehr. Es kann in selbst gemachte Brustsalben eingerührt werden, denn die herkömmlichen scharf-eukalyptischen Einreibungen dürfen nicht für diese Menschen verwendet werden.

# Pfeffer schwarz und grün [M]

## Das Anti-Schmerz-und-Wärme-Öl
Piper nigrum L.

 Früchte

 Pfeffergewächse,
Piperaceae

 Wasserdampfdestillation

 2–3 Jahre

 auch für die Küche

 schwere, würzig-
holzige Duftnote

 Sri Lanka/Madagaskar

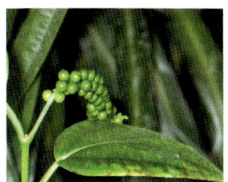

»Geh doch dorthin, wo der Pfeffer wächst!« Mit diesem Satz hat man früher jemanden weit weg gewünscht, in Assoziation an die alte Heimat der Gewürzpflanze. Dort war nach damaliger Auffassung das Ende der Welt. Dort ist es immer heiß und das ist genau das Klima, das diese Kletterpflanze mit den herzförmigen Blättern benötigt, um reichlich hitzige Kräfte in ihre Früchte zu speichern.

Weißer Pfeffer wird vollreif (dunkelrot) geerntet und von Fruchthaut und Fruchtfleisch getrennt. Schwarzer Pfeffer wird gleich nach der Ernte der unreifen Früchte für einige Minuten in kochendes Wasser getaucht und anschließend getrocknet. Grüner Pfeffer wird im grünen Zustand in Salzlake eingeweicht oder gefriergetrocknet.

Meistens aus dem schwarzen Pfeffer wird ein stark wärmendes Öl destilliert, das jedoch nicht mehr das scharfe Piperin der Körner enthält und somit nicht hautreizend ist. Dadurch, dass es durchblutungsfördernd und stark schmerzlindernd wirkt, ist es ideal für Sportmassagen und generell bei Muskelschmerzen und Muskelsteife. Es passt gut in Mischungen gegen »blaue Flecke« (zusammen mit Immortellen- oder Lemongrassöl). Wir wenden Pfefferöl auch bei allen Arten von Erkältungskrankheiten an und bei Übelkeit, Verstopfung sowie »schwachem Magen«.

> **Würzöl**
> 3 Tropfen Pfefferöl
> 2 Tropfen Thymianöl
> (Ct. Linalool)
> 3 Tropfen Mandarinenöl
> in 20 ml Sesamöl geben und mit wenigen Tropfen der Mischung Speisen würzen

Das ätherische Öl aus grünem Pfeffer wirkt ähnlich, es findet vor allem Verwendung in Würzmischungen für die Küche.

■ Rosa Pfeffer stammt nicht von der tropischen Pfefferpflanze: Er ist die dekorative Frucht des *Schinus-molle*-Baumes, der auch am Mittelmeer wächst.

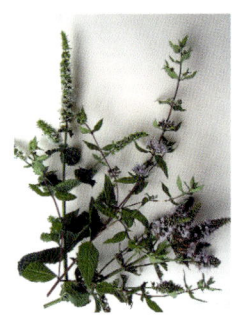

# Pfefferminze [M]

## Das Erfrischungs-und-Antischmerz-Öl

Mentha x piperita L.

 Kraut, kurz angetrocknet

 Lippenblütengewächse, Lamiaceae

 Wasserdampfdestillation

 3–4 Jahre

 nicht für Kleinkinder

 frisch-medizinische Duftnote

 Deutschland/Frankreich/ Italien

Das ätherische Öl der Minze wird aus dem wenige Tage angetrockneten Kraut destilliert. Nach einer Periode der Reifung entsteht eine extrem frische Kopfnote, die kühlend, tonisierend, klärend und auch stark konzentrationsfördernd wirkt, wie in Versuchen mit amerikanischen Studenten bestätigt wurde.

Das klare und sehr dünnflüssige Öl hilft ganz schnell gegen Übelkeit, zusammen mit Majoran und Neroli wirkt es gegen Migräne und starke Kopfschmerzen. In klinischen Studien der Universität Kiel wurde belegt, dass eine zehnprozentige Verdünnung in Äthanol (Branntwein) bei Spannungskopfschmerz eine vergleichbare Wirkung wie Paracetamol- und Aspirinpräparate aufweist.

Eine wichtige Rolle spielt Pfefferminzöl bei der Behandlung des Reizdarmsyndroms, für die das Pfefferminzöl in dünndarmlöslichen Kapseln eingenommen werden muss, damit es erst im Darm wirksam wird. Pfefferminzöl wird in manchen Kliniken bei hohem Fieber zur Kühlung eingesetzt, man muss es jedoch für diesen Zweck stark verdünnen. Eine risikofreie Alternative ist Pfefferminzehydrolat, auch als Erfrischung im Sommer und bei hitzigen Wechseljahresbeschwerden.

- Wasserminze (*Mentha aquatica L.*) ist die leichteste, sanfteste Minze, sie enthält wenig Menthol. Ihr ätherisches Öl ist selten erhältlich; wer es hat, schätzt seine mild-kühlende Wirkung für Stirnkompressen bei Hitze und Hitzewallungen, aber auch bei »dickem Kopf« und Konzentrationsproblemen.
- Spearmint oder Krause Minze (*Mentha spicata L.*) und Nanaminze (*Mentha spicata ssp. spicata L.*) enthalten statt Menthol das in geringer Dosierung gut verträgliche Carvon, das zähe Verschleimungen im Atemtrakt lösen kann. Ihre ätherischen Öle sind haut-

verträglich und werden bei Gürtelrose und anderen auf das Nervensystem einwirkenden viralen Erkrankungen empfohlen.

- Bergamotte oder Zitronenminze (*Mentha piperita x nothovar. (Ehrh.) Briq.*) enthält kein Menthol, man könnte sie fast als Lavendel der Minzen bezeichnen. Ihr ätherisches Öl ist stark entspannend sowie angstlösend.
- Ackerminze (*Mentha arvensis L.*) und Flohminze (*Mentha pulegium L.*) werden in der Aromatherapie nicht eingesetzt.

**✗** **Die zwei mentholhaltigen ätherischen Öle der Minzen sind nicht für Kinder vor dem Kindergartenalter geeignet. Auch Kinder mit chronischen Atemwegsbeschwerden sollten sie meiden.**
**In warmen Bädern können bereits zwei bis drei Tropfen Pfefferminzöl zu einem sehr unangenehmen Frösteln führen, das länger als eine halbe Stunde anhalten kann und nicht durch Abtrocknen zu stoppen ist.**

# Ravintsara [M]

## Das Anti-Virus-Öl
Cinnamomum camphora (L.) J. Presl Ct. 1,8-Cineol

 Blätter/Zweige

 Lorbeergewächse, Lauraceae

 Wasserdampfdestillation

 3 Jahre

 mild

 frisch-medizinische Duftnote

 Madagaskar

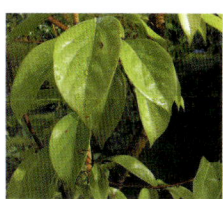

Hält man ein Fläschchen des auffällig frisch riechenden Ravintsara in den Händen (im Gegensatz zum anis-lakritzigen *Ravensara aromatica*, das von einem völlig anderen Baum stammt!), ist man gegen so manche Unbill gewappnet. Ein nicht hoch genug zu schätzender Segen ist die nachgewiesene antivirale Wirkung. Herpesviren aller Arten vergeht der Drang zur Vermehrung, wenn sie mit Ravintsara in einer 1:1-Mischung mit dem fetten Öl aus *Calophyllum inophyllum* konfrontiert werden. Bei einer beginnenden Grippe kann pures Ravintsaraöl den Ausbruch nahezu verhindern: einfach stündlich tropfenweise vom Taschentuch inhalieren. Der Verlauf eines Infekts

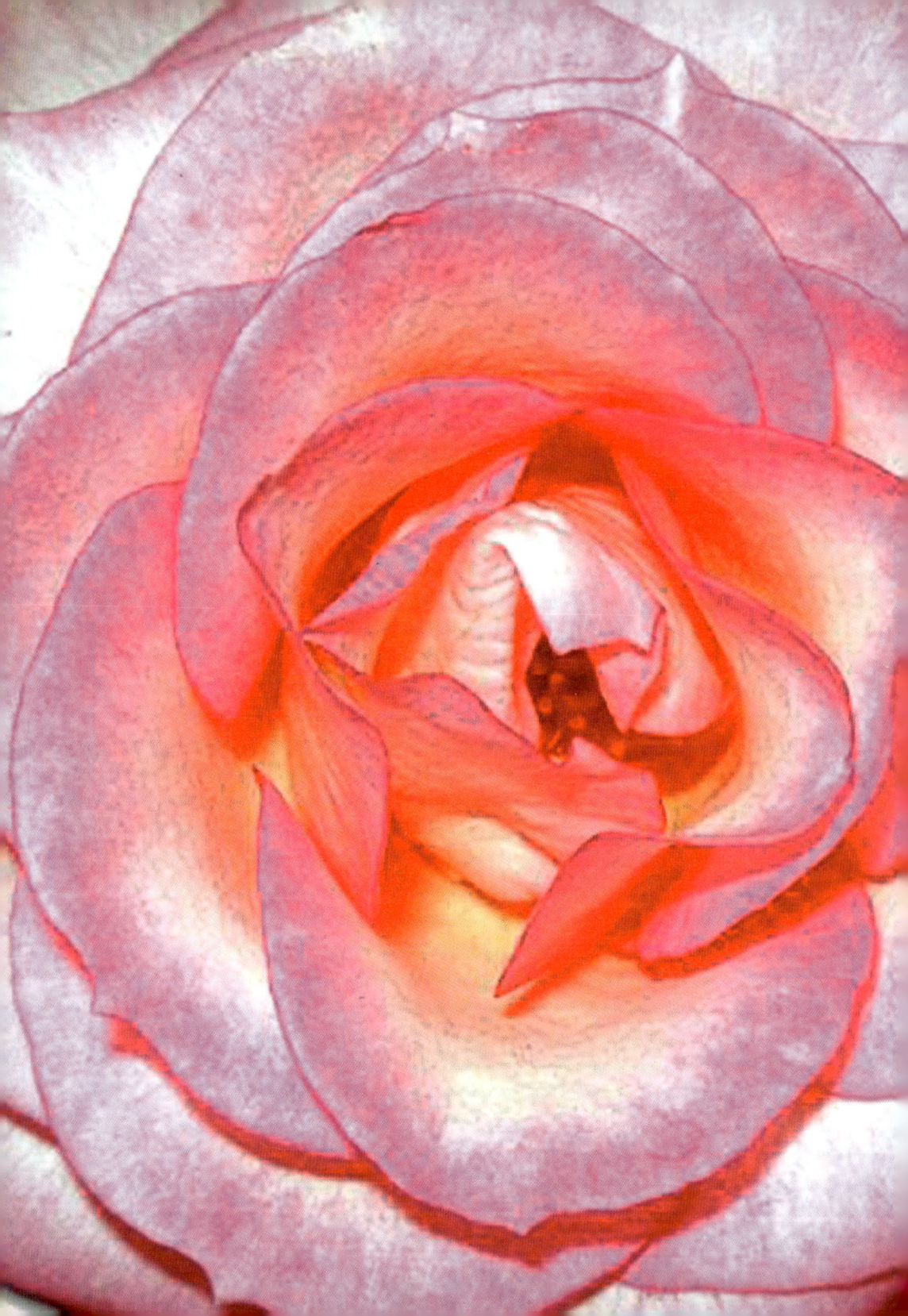

wird mit Ravintsara-Anwendungen deutlich erträglicher und dank der antibakteriellen Wirkung ist auch eine Sekundärinfektion in Schach zu halten.

Als ausgesprochenes Nerventonikum lindert es nicht nur Nervenschmerzen, die häufig zu den Symptomen einer Viruserkrankung zählen, es stabilisiert auch bei Verzagtheit, wenn sich der Krankheitsverlauf dahinschleppt. Wichtig bei der Behandlung von solchen Infekten ist, dass auch nach Abklingen der schlimmsten Beschwerden die Anwendungen einige Tage fortgeführt werden. Während der akuten Phase kann das reizarme, verträgliche Ravintsaraöl richtig hoch dosiert werden. Eine Einreibung mit den beiden ätherischen Ölen, insgesamt zehnprozentig in Johanniskrautmazerat, ist bei nervös bedingten Beschwerden und Unruhezuständen eine wohltuende Maßnahme, die durch einen Tropfen Melisse noch steigerungsfähig ist. Die Möglichkeiten für wirkungsvolle Mischungen sind vielfältig. Sehr zu empfehlen ist Ravintsara auch zur Raumluftdesinfektion.*

# Rose [P]

## Das Königinnen-Öl (destilliert)

Rosa x damascena Mill.

 Blüten

 Rosengewächse, Rosaceae

 Wasserdestillation

 5–6 Jahre

 kostbar und babymild

 blumige Duftnote

 Bulgarien/Türkei/Iran/Indien

Nur wenige Menschen lassen sich nicht vom Duft der Königin der Blumen betören. Um das Öl zu destillieren, müssen unvorstellbare Mengen von Rosenblüten noch vor Tagesanbruch geerntet werden.

Das ätherische Öl der Damaszener-Rose ist bereits gut erforscht, man kennt mehr als 400 Inhaltstoffe, deren jeweiliger Anteil vom Herstellungsverfahren abhängt. Der Bestandteil, der den typischen Rosenduft und auch die enorme schmerzlindernde Wirkung aus-

---

\* Text nach Ulrike Polifke, aus: *Aromapraxis_News 22*, mit freundlicher Genehmigung

macht, ist der wasserlösliche Phenylethylalkohol, der im Rosenhydrolat verbleibt.

Das ätherische Rosenöl (englisch Rose Otto) wirkt für und gegen alles in jeder Lebenslage, es gehört in jede Hausapotheke. Den meisten Menschen ist es zu kostbar zur Behandlung von Infektionen, Entzündungen und körperlichen Schmerzen. Doch als ein allgemein tonisierendes Mittel, vor allem für überstrapazierte Nerven und bei Stresssymptomen, sowie als Pflege- und Wellnessöl ist Rosenöl sehr beliebt. Auch bei sexuellen Störungen findet es guten Einsatz. Besonders geeignet ist es für zarte Kinder(-haut), für strapazierte (Alters-)Haut und als stützender Übergangsduft in der Sterbebegleitung.

Anhand der komplexen Verteilung der verschiedenen Duftmoleküle innerhalb einer Rosenblüte können wir einmal wieder staunen, wie raffiniert die Natur sein kann. Die äußeren Blütenblätter enthalten vor allem Citronellol, Geraniol, Linalool und Farnesol. Diese Stoffe halten ankommende Mikroorganismen fern und locken durch ihren feinen Duft bestäubende Insekten an. Innen und am Blütenkelch befinden sich Stoffe, deren Kombination betäubend auf Biene & Co. wirkt, sodass sie eine Zeit lang verbleiben müssen und ihre von der Natur vorgesehene Arbeit verrichten.

# Rose [P]

### Das Königinnen-Öl (extrahiert)
Rosa x damascena Mill., Rosa x centifolia L.

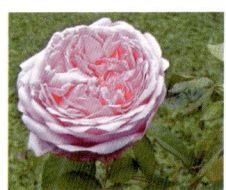

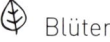 Blüten

 Rosengewächse, Rosaceae

 Extraktion mit Lösungsmitteln

 5–6 Jahre

 kostbar

blumige Duftnote

 Marokko

Das Rosen-Absolue wurde bis vor ein paar Jahren durch Hexanextraktion aus der hundertblättrigen Rose gewonnen. Im Englischen wird sie auch Cabbage-Rose genannt, da ihr Aussehen durch die vielen Blütenblätter an einen Kohlkopf erinnert. Mittlerweile bedient

Nordafrika den deutschen Markt mit extrahierter Damaszener-Rose, deren Öl feiner, rosiger und betörender duftet als ihr destilliertes Pendant. Durch das chemische Lösungsmittel wird ein hoher Anteil (65 Prozent) des zuvor erwähnten Phenylethylalkohols herausgelöst, dieser Stoff macht die stärker schmerzlindernde Wirkung des Absolues aus.

|  | Rosen-Destillat (Rose Otto) | Rosen-Absolue |
|---|---|---|
| **Farbe** | farblos, zart gelblich | honigfarben |
| **2-Phenylethanol** (lokal) schmerzlindernd, narkotisierend, antibakteriell | 1,41–3,5 % | 57–75 % |
| **Citronellol** nervlich ausgleichend antirheumatisch gegen Insekten | 37,15–55 % | 14,3–22 % |
| **Geraniol** antibakteriell hautpflegend stimmungsaufhellend antirheumatisch stark gegen Insekten | 20,91–40 % | 6,33 % |
| **Farnesol** bakteriostatisch desodorierend sehr hautfreundlich | 1,48 % | 0,38 % |

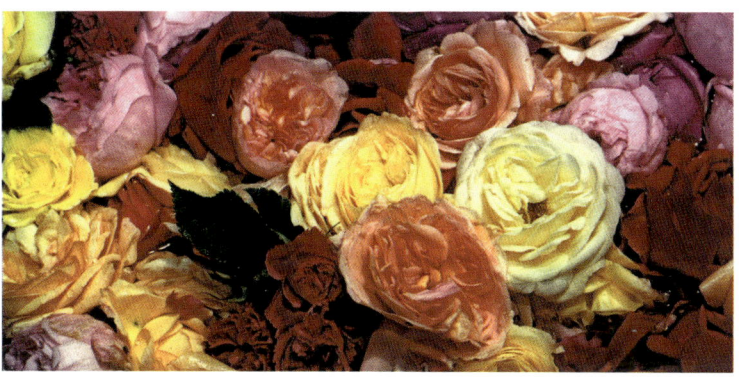

# Rosengeranie [P]

## Das Balance-Öl

Pelargonium x graveolens auct. non L'Hér. ex Aiton

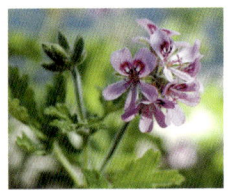

 Blätter

 Storchschnabelgewächse, Geraniaceae

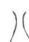 Wasserdampfdestillation

 3–4 Jahre

 preiswert

 blumige Duftnote

 Ägypten/China

Die knapp einen Meter hoch wachsende Duftgeranie mit ihren stark duftenden Blättern und den unscheinbaren rosafarbenen Blütchen stammt aus Südafrika, wächst jedoch bestens in den Gärten Südeuropas und Nordafrikas. Von den 200 Sorten werden nur wenige für die Ölherstellung kultiviert. Das hochwertigste Öl stammt von der Insel Réunion (früher Bourbon) bei Madagaskar. Da es ähnlich wie Rosenöl duftet, ist es ein ideales Öl für Fälscher. Zudem ist es wesentlich preiswerter als jenes, da 300 bis 500 Kilogramm der duftenden Blätter für ein Kilogramm ätherisches Öl ausreichen.

Mit Rosengeranienöl haben wir ein ganz wichtiges Öl für den modernen Menschen zur Verfügung. Es balanciert die Folgen einer unausgeglichenen Lebensweise auf fast unheimliche Weise aus, darum ist es ein Muss bei stressbedingten Beschwerden. Wann immer in der Aromaberatung das Wörtchen »zu« fällt, sollte an das gut verträgliche Blätteröl gedacht werden: Wir sind zu müde, sie ist zu hektisch, mein Herz schlägt zu ungleichmäßig. Es ist auch eines der wichtigen Öle für die Hautpflege, da es regulierend auf alle Hauttypen wirkt. Es wirkt ferner mild antiseptisch, wundheilend, Narben pflegend, hilft bei Verbrennungen, Lymphstauungen, Frostbeulen, Ekzemen, Schnittwunden, Fußpilz und Hämorriden.

Rosengeranienöl ist zusammen mit Mandarinenöl ein gutes Mittel für gestresste Kinder. Es harmonisiert den Hormonhaushalt, sodass es auch Klapperstorchöl genannt wird, da es mehr Entspannung und Ausgeglichenheit in das Leben eines sehnsüchtig wartenden Paares bringen kann.

Zur Abwehr von Insekten sollte es in keinem Sommer- und Urlaubsöl fehlen, selbst in Fensterlacken verfehlt es nicht seine Wirkung.

**Insekten-Ex-Öl (Moskitos/Zecken)**
50 ml Jojobaöl
8 Tropfen Citronellaöl (oder Zitroneneukalyptus)
8 Tropfen Rosengeranienöl
8 Tropfen Lavandinöl
3 Tropfen Atlaszederöl
3 Tropfen Patschuliöl

# Rosenholz [P]

## Das Seelentröster-Öl
Aniba rosaeodora Ducke

 Holz

 Lorbeergewächse, Lauraceae

 Wasserdampfdestillation

 10 Jahre

 bedrohte Art

 blumige Duftnote

 Brasilien

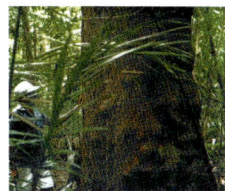

So tröstlich dieses Öl auf traurige und verstimmte Seelen wirkt, so deprimierend ist das Schicksal dieser Bäume. Für dieses blumig-holzig duftende Öl werden ausgewachsene Bäume im tropischen Amazonas-Raum gefällt, da es eben auf das Holz ankommt. Behauptungen, dass das meiste ätherische Öl aus Plantagenholz gewonnen werde oder dass es nur aus Abfall der Möbel- und Musikinstrumente-Industrie hergestellt sei, stimmen nach aktuellen Auskünften einer Expertin, die ein Baumschutzprojekt vor Ort leitet, nicht.

Durch den hohen Gehalt an Linalool wirkt Rosenholzöl stark antibakteriell, jedoch auch gegen Pilze und Viren. Es ist besonders hautpflegend (Akne, Wundheilung, trockene Haut) und stimmungsaufhellend, vor allem bei nervöser Anspannung und Stress. In Frankreich wird es als Mittel zur Behandlung von Bronchien- und Lungenerkrankungen bei Babys geschätzt und in der Gynäkologie bei Candidabefall.

Umweltbewusste AromapraktikerInnen wählen statt Rosenholzöl gerne Linaloeholzöl (siehe Seite 64), doch erscheint dies als fauler Kompromiss, da auch für die Gewinnung dieses Öls ausgewachsene Bäume gefällt werden müssen und damit dezimiert werden. Aus den nachwachsenden Blättern eines ganz milden Chemotyps des Kampferbaumes (*Cinnamomum camphora Ct. Linalool*, Hoblätteröl) erhalten wir ein vergleichbares Öl. In England vertreibt eine Firma ein »Rosenholzöl« aus *Ocotea caudata*, das aus Peru stammt.

**Krimi im Rosenholz-Wald**

Interview mit Barbara Schmal, Koordinatorin des Projekts AVIVE im Amazonas – einem Insel-Örtchen am Urubu, einem Nebenfluss des Amazonas

*Frau Schmal, wie und wann sind Sie auf die Problematik dieses gefährdeten Baumes gestoßen?*

Das Abenteuer begann, als ich 1997 auf einem Aromatherapie-Workshop hörte, dass der Baum, aus dem das wundervoll duftende Rosenholzöl hergestellt wird, zu einer bedrohten Spezies gehört. Als in Brasilien wohnende und zudem umweltbewusste Frau machte mich das betroffen. Ein Jahr später, bei einem Urlaubstrip durch den Amazonas, »lief« mir der Baum wieder über den Weg. Und da bin ich nun und versuche – zusammen mit vielen anderen Interessierten – die Rosenholz-Welt im Gleichgewicht zu erhalten.

*Wie muss man sich den Ort vorstellen, in dem Sie nun hauptsächlich leben?*

Silves – 340 Kilometer westlich von Manaus gelegen – ist eine sechs Kilometer lange Flussinsel mit 6.770 Einwohnern. Neben einer Gesundheitsstation, einer Gemeindeverwaltung, dem Friedhof mit der Kirche und einigen Grundschulen gibt es einige Geschäfte, zwei Restaurants, drei kleine Privatpensionen und sogar ein Fünf-Sterne-Urwald-Resort.

Wir leben in einer Gegend, in der es ursprünglich sehr viele Rosenholzbäume gab und wo auch der nahe Verwandte, der *Aniba canelilla*-Baum, wächst. Er ergibt ein wunderbar duftendes ätherisches Öl. Hier wachsen auch andere aromatische Pflanzen wie der Tonka-Baum (*Dipteryx odorata*) und der Copaiba-Baum (*Copaifera langsdorffii*) und auch Bäume, aus deren Früchten man heilsame Öle und Fette gewinnen kann: der Andiroba-Baum (*Carapa guianensis*) und der Cupuaçu-Baum (*Theobroma grandiflorum*). Vor 35 Jahren gab es hier eine Produktionsstätte für Rosenholzöl, die zwar den Baum auf illegale Weise ausbeutete, jedoch den Bewohnern von Silves ein sicheres Einkommen verschaffte. Als die Destille Ende der Siebzigerjahre an einen anderen Ort zog, nahmen die Möglichkeiten des Geldverdienens in der Region stark ab. Neuerdings geht es wieder etwas aufwärts, da der Ökotourismus das spartanische Leben der Menschen von Silves etwas unterstützt.

*Wie sieht Ihre Arbeit in Silves aus?*

Im Januar 1999 nahmen einige Bewohnerinnen von Silves an einem Seminar über aromatische Pflanzen und Heilkräuter teil und beschlossen einige Monate später, dieses neue sowie das alte Wissen ihrer Vorfahren kommerziell umzusetzen und umweltfreundliche Produkte aus Amazonas-Pflanzen zu verkaufen. Es wurde der Verein AVIVE gegründet. Neben dem Erlernen der englischen Sprache, die für den internationalen

Handel langfristig notwendig ist, werden seitdem in unserem Projekt, das von 35 Vereinsmitgliedern unterstützt wird, kosmetische Produkte, allem voran verschiedene Pflanzenseifen und auch Duftkerzen, in Handarbeit hergestellt und verschickt.

*Erzählen Sie uns über Bedrohung des Urwald-Riesen Aniba rosaeodora – der Rosenholz-Baum kann immerhin bis zu 30 Meter hoch werden.*
Laut IBAMA, dem brasilianischen Institut für Umwelt und nachwachsende Ressourcen, gehört *Aniba rosaeodora* zu den gefährdeten Spezies (www.ibama.gov.br). Er ist ein Baum, der nicht für Pflanzungen und Monokulturen geeignet ist, da er den Schatten spendenden Urwald um sich herum benötigt. Durch das Interesse der Kosmetik- und Parfümindustrie am ätherischen Öl dieses Baumes – laut offiziellen Angaben werden zur Zeit maximal 30 Tonnen exportiert – müssen dringend neue Bäume gepflanzt werden und vor allem müssen diejenigen, die in entlegenen Gegenden wachsen, vor dem illegalen Fällen geschützt werden. Denn allerfrühestens nach fünf oder sechs Jahren kann mit einer nennenswerten Ausbeute für die Ölgewinnung aus Blättern und Zweigen gerechnet werden. Will man ein qualitativ hochwertiges Holzöl destillieren, muss man sich 20 bis 25 Jahre bis zum Fällen des Baumes gedulden.
Zwar gibt es ein Gesetz, das am 1. Januar 2000 in Kraft trat, welches Rosenholz-Verarbeiter verpflichtet, pro 200 Liter Rosenholzöl 80 neue Bäume zu pflanzen, doch erstens hält sich kaum jemand daran, denn es gibt bislang kaum Kontrollen. Zudem gibt es diese Ressourcen noch gar nicht in ausreichender Form. Selbst wenn also jemand der Vorschrift entsprechen wollte, hätte er größte Probleme, an junge Bäumchen heranzukommen. Das wollen wir ändern.

*Bekommen Sie Unterstützung von größeren Umweltinstitutionen?*
Ja, wir haben 1999 die Beschreibung unseres Projektes beim WWF Brasil eingereicht und erhalten seitdem finanzielle und technische Mittel. Wir haben damals sofort begonnen, die noch vorhandenen Rosenholzbäume zu begutachten und zu inventarisieren, gleichzeitig haben wir Samen ausgesät und schauen mittlerweile auf einen beträchtlichen Umfang von jungen Bäumchen. Genauso sind wir nach und nach auch mit anderen aromatischen Pflanzen verfahren.

*Wie umgehen Sie das Fällen der bedrohten Bäume?*
Wir erproben Methoden zur schonenden und nachhaltigen Gewinnung von ätherischen Ölen, also ohne die ganze Pflanze zu zerstören. Unser Rosenholzöl wird künftig aus den Blättern und Zweigen des Rosenholzbaumes destilliert und braucht den Vergleich mit dem Öl aus dem Holz nicht zu scheuen, auch wenn der Duft vielleicht eine etwas zitrusartige Nuance aufweist. Allerdings studieren wir noch, ob die Bäume das häufige Schneiden langfristig überhaupt vertragen. Auf lange Sicht möchten wir mit unseren

kosmetischen Produkten beispielsweise die Hotels, die ökologisch orientierten Ur-waldtourismus anbieten, versorgen.

*Funktioniert immer alles reibungslos oder gibt es Widerstände?*
Mal abgesehen davon, dass wir feststellen mussten, dass im Durchschnitt nur noch ein Rosenholzbaum auf 50 Hektar Land wächst, es also in einigermaßen zugänglichen Gegenden diese Bäume kaum noch gibt, sind wir des Öfteren überrascht, wie mühsam unsere Ideale zu erreichen sind. Die Korruption ist immens und die Mühlen der Büro-kratie mahlen extrem langsam. Morddrohungen gehören mittlerweile fast zum Alltag.

*Aber Sie haben sicherlich auch Erfolge zu verbuchen?*
Doch, wir sind natürlich stolz auf das bislang Erreichte: In unserem Gewächshaus wachsen neben vielen anderen Amazonas-Pflanzen über 400 Rosenholzbäumchen. Wir haben 2001 den Ford-Umweltpreis erhalten (www.ford.com.br/fordonline), der mit 10.000 US-Dollar für eine schöne Finanzspritze sorgte. Im August 2002 überreichte uns die UNDP (United Nations Development Programme) in Johannisburg den Equator Pri-ze, der unsere Bemühungen belohnt, die Armut zu reduzieren und gleichzeitig nachhal-tige Ressourcen in umweltfreundlicher, korrekter Arbeit zu produzieren (www.undp. org/equatorinitiative). Und wir haben von der Landesbehörde SUHAB die Nutznießung von 1.700 Hektar Urwald zugesprochen bekommen. Ab Beginn der Regenzeit im Dezember haben wir 2.000 Jungbäume und auch andere heimische Pflanzen ausge-pflanzt, zudem können wir nun einen umfangreichen Baum- und Heilpflanzenbestand kontrollieren, ja quasi bewachen.
Des Weiteren haben wir in Deutschland Partner, die uns mit Baumpatenschaften finan-ziell unterstützen: Jeder Mensch kann uns helfen, dies zu erreichen, indem er eines oder mehrere dieser 2.000 Rosenholzbäumchen »adoptiert« und es dann eventuell im Rahmen des Ökoturismus-Programms in Silves besucht.
Und nicht zuletzt drehte der Sender TVE in Großbritannien eine Dokumentation über unsere Arbeit: »Dollars for Scents«, sodass nun mehr Menschen auf unsere Arbeit auf-merksam werden können.

*Ihr Projekt wird also bekannter ...*
Ja, dadurch kommt es gelegentlich zu schönen Überraschungen: Vor einiger Zeit erreichte uns die Nachricht, dass wir konfisziertes Rosenbaumholz, das bei einer ille-galen Fällaktion beschlagnahmt wurde, destillieren dürfen. Mit dem Verkauf der schät-zungsweise 250 Kilogramm Rosenholzöl, die wir daraus gewannen, konnten wir wieder einige Projekte zur Bekämpfung der Armut in dieser Region unterstützen.

Kontakt mit AVIVE: www.avive.org.br

# Rosmarin [M]

## Das Stimulations-Öl
Rosmarinus officinalis L.

 Kraut

 Lippenblütengewächse, Lamiaceae

 Wasserdampfdestillation

 3 Jahre

 nicht für Kleinkinder

 frisch-medizinische Duftnote

 Südfrankreich/Spanien/ Marokko

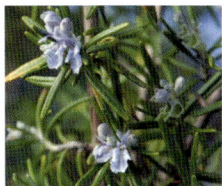

Der typische Mittelmeerstrauch mit den nadeligen dunkelgrünen Blättern versorgt uns je nach Wuchsort mit drei unterschiedlichen ätherischen Ölen. Er wurde bereits vor Tausenden von Jahren als magische Pflanze und als wirksames Heilkraut verehrt.

**Chemotyp Campher (Borneon):** Dieses frisch-spitz-kampferig duftende ätherische Öl war noch vor 15 Jahren *das* Rosmarinöl. Seine winzigen Moleküle stimulieren den Kopf und den Kreislauf: Rosmarinöl fördert klare Gedanken, Wachheit, Konzentration. Bei »normaler« Vergesslichkeit und selbst bei Alzheimer-Patienten kann es als Raumduft deutliche Verbesserung bringen. Seine durchblutungsfördernde Wirkung ist wie ein Wundermittel für Morgenmuffel und Menschen mit niedrigem Blutdruck: in der Duftlampe und in Duschgel und Shampoo. Zudem wirkt es schmerzlösend auf die Muskulatur und ist ideal für wärmende Vor- und Nach-Sport-Ölanwendungen sowie bei Sportverletzungen. Dieses ätherische Öl pflegt und regeneriert auch die Kopfhaut und fördert den Haarwuchs.

**Chemotyp Cineol (Eukalyptol):** Dieses an Erkältungsöle erinnernde ätherische Öl enthält nur halb so viel Kampfer und stattdessen mehr schleimlösend und auswurffördernd wirksames Eukalyptol, das bei Erkältungskrankheiten hilfreich ist und anregend in Zeiten starker Erschöpfung.

> **Haarwasser Wuschelpeter**
> 40 ml Gin oder Wodka
> 10 ml Rosmarinhydrolat
> verschütteln mit
> 10 Tropfen Atlaszedernöl
> 6 Tropfen Bayöl
> 6 Tropfen Rosmarinöl
> 4 Tropfen Lavandinöl
> 4 Tropfen Ylang-Ylang-Öl

**✗ Bei Epilepsie(-neigung), in der Schwangerschaft und bei sehr hohem Blutdruck nur nach Absprache mit einem erfahrenen Aromatherapeut und nur stark verdünnt anwenden.**

**Chemotyp Verbenon:** Dieses ist das beste ätherische Öl, wenn es darum geht, Beschwerden aufgrund einer nachlassenden Tätigkeit der Leber zu behandeln. Das können Verdauungsprobleme sein, jedoch auch Migräne und Erschöpfungszustände.

# Salbei [M]

## Das Frauen-Öl
Salvia officinalis L.

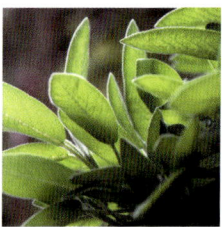

 Kraut

 Lippenblütengewächse, Lamiaceae

 Wasserdampfdestillation

 3 Jahre

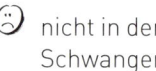 nicht in der Schwangerschaft

 krautig-würzige Duftnote

 Deutschland/Frankreich/ Italien

Der Name Salvia bedeutet die rettende, die heilende Pflanze (lateinisch *salvare*: retten). Er erinnert uns daran, dass dies weltweit ein wichtiges altes Heilkraut ist. Da viele Salbeiöle durch einen hohen Gehalt an Thujon auffallen (ein für das Nervensystem giftiges Monoterpenketon), wird dieses fein duftende Öl gerne pauschal verbannt. In der Tat sollte man nur mildes Salbeiöl verwenden.

Salbei wirkt stark antiseptisch, klärt die Stimme und hilft bei Halsschmerzen (in Meersalz-Wasserlösung auflösen und gurgeln oder eine Spur des Öles in festem Honig einarbeiten und lutschen). Zur kurzzeitigen Behandlung schlecht heilender Wunden und zur lokalen Verwendung bei Narben ist es ein ideales Öl.

Für Frauen kann Salbeiöl in der Zeit der Wechseljahre ein wertvoller Helfer sein, da es Schweißausbrüche und Hitzewallungen reguliert und auch bei unregelmäßiger und schmerzhafter Menstruation Linderung verschafft. Die schweißregulierende Wirkung wird gerne in Deodorantsprays und Fußbädern genutzt.

**✗** **Dadurch, dass Salbeiöl neurotonisch (auf das Nervensystem wirkend) und östrogenähnlich wirkt, ist es in der Schwangerschaft kontraindiziert. Wenn kein gutes Salbeiöl zur Verfügung steht, bei Bedarf auf Salbeitee, Muskatellersalbeiöl oder Lavendelsalbeiöl ausweichen.**

- Lavendelsalbei (*Salvia lavandulifolia*) ist der spanische Bruder der »deutschen« Salbeipflanze, sein ätherisches Öl enthält nicht den bedenklichen Stoff Thujon.

  Unschlagbar sind bereits Spuren des Öles mit ihrer belebenden Wirkung auf unsere Gehirnaktivitäten. Selbst bei der Alzheimer-Krankheit – das haben wissenschaftliche Studien bestätigt – zeigen Inhaltsstoffe des Öles eine positive Wirkung auf den verringerten Gehirnbotenstoff Acetylcholin.

- Muskatellersalbei (*Salvia sclarea*) sieht nicht nur ganz anders aus, sein ätherisches Öl ist auch völlig anders zusammengesetzt, siehe Seite 72 f.

# Sandelholz [P]

## Das Seelenbalsam-Öl
Santalum album L.

 Holz

 Sandelholzgewächse, Santalaceae

 Wasserdampfdestillation

 10 Jahre

 bedrohte Art

 balsamische Duftnote

 Indien

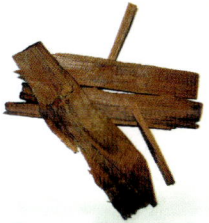

Dieser ungewöhnliche Baum ist in Indien beheimatet. Er braucht zum Wachsen eine Wirtspflanze, das macht die Kultivierung nicht einfach. Die zarten Wurzeln des Keimlings siedeln sich an den Wurzeln von nahen Bäumen an und das junge Pflänzchen ist etwa sieben Jahre von diesem Wirt abhängig (dieser stirbt davon oft ab). Dann wächst der Sandelholzbaum bis zu einer Höhe von etwa 15 Metern heran. Die Holzgewinnung für das ätherische Öl kann erst nach 15 Jahren erfolgen.

Die Anwendung von Sandelholzöl gehört eher zu den ökologisch fragwürdigen Bereichen der Aromatherapie. Offiziell dürfen nur kranke Bäume oder solche aus streng kontrollierten Plantagen verwendet werden, oder Holzabfälle aus der Möbelindustrie.

Im deutschsprachigen Raum wird manchmal zur Irreführung des Kunden Amyrisöl als »Westindisches Sandelholz« verkauft (Westindien liegt in der Karibik). Das echte Öl wird gerne damit und auf andere Weise gestreckt. Bei der Streckung mit fetten Ölen entsteht jedoch ein öliger Fleck auf Papier, der lange Zeit bleibt, was bei dem reinen ätherischen Öl nicht der Fall ist.

Bei Halsschmerzen kann man mit dem bitteren Öl gurgeln, manchen Menschen hilft es, nur einen Tropfen des Öles pur im Nacken einzureiben.

Sandelholzöl wirkt anregend auf das Lymphsystem und entstauend auf die Venen. Es wirkt auf den Urogenitaltrakt (Blasenentzündungen) und reguliert die Produktion der männlichen Geschlechtshormone. Es beinhaltet Stoffe, die im Molekularaufbau dem männlichen Geschlechtshormon Testosteron ähnlich sind und ähnlich wirken.

Man kann das babymilde Öl bei allen Hautreizungen und -krankheiten einsetzen, seine zusammenziehende Wirkung auf die Blutgefäße wird zur Behandlung von Besenreisern, Krampfadern und Hämorriden geschätzt, sein reinigender und straffender Effekt kann die Behandlung von Cellulite unterstützen.

Der Hauptinhaltsstoff $\alpha$-Santalol kann begleitend zu herkömmlichen Psychopharmaka als wirksames Neuroleptikum eingesetzt werden. $\beta$-Santalol als weiterer Inhaltsstoff duftet stark animalisch und ist deswegen in der Parfümindustrie ein begehrter Stoff für erotisch-sinnliche Rezepturen.

Eltern schätzen Sandelholzöl als Geheimtipp bei trotzigen Kleinkindern und zur Besänftigung von rebellischen Teenagern.

- Das ätherische Öl aus dem neukaledonischen Sandelholz (*Santalum austrocaledonicum*) kam aufgrund der Verknappung und den Preissteigerungen erst vor wenigen Jahren auf den deutschsprachigen Markt. Obwohl seine Zusammensetzung ähnlich der des indischen Sandelholzöles ist, gibt es noch wenig Erfahrungen mit diesem Öl; es wirkt vermutlich ähnlich.

# Schafgarbe [P]

## Das Begleiter-im-Wandel-Öl
Achillea millefolium L.

 blühendes Kraut

 Korbblütengewächse, Asteraceae

 Wasserdampfdestillation

 5 Jahre

 tiefblau

 krautig-würzige Duftnote

 Deutschland/Frankreich/ Ungarn

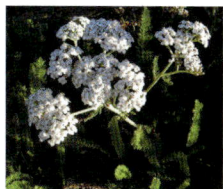

Die heilige Pflanze der Chinesen, aus der die Orakelstäbchen für das *I Ging* hergestellt werden, wird im deutschsprachigen Raum eher als lästiges Rasenunkraut betrachtet. Anspruchslos wächst das alte europäische Heilkraut überall in unserer Nähe und will uns auch bei modernen Leiden wie Verdauungsstörungen, Frauenbeschwerden und Zahnschmerzen helfen.

Ihr tintenblaues ätherisches Öl erinnert an das blaue Kamillenöl, beide enthalten entzündungshemmende Azulene, die zusammen mit anderen Sesquiterpenen stabilisierend auf chronische Prozesse im Körper wirken. Vor allem chronische Wunden, Ekzeme, Geschwüre und Krampfadern profitieren von dem stark verdünnten Öl.

In der Psycho-Aromatherapie werden die balancierenden Eigenschaften geschätzt, der krautige, manchmal leicht kampferartige Duft eignet sich gut für Menschen, bei denen »zwei Seelen in der Brust schlagen«, damit sie nicht im Chaos von wechselnden Emotionen untergehen. Gegensätzliche Gefühle und Gedanken können leichter harmonisiert werden, vor allem in Zeiten des Wandels, wenn Turbulenzen des äußeren Lebens sich im Innenleben ausbreiten. Das blaue Öl wird oft erst in späteren Lebensphasen geschätzt, so kann es ein wertvoller Begleiter in der Menopause sein. Es bringt Menschen mit starker Kopflastigkeit zurück zur Erde.

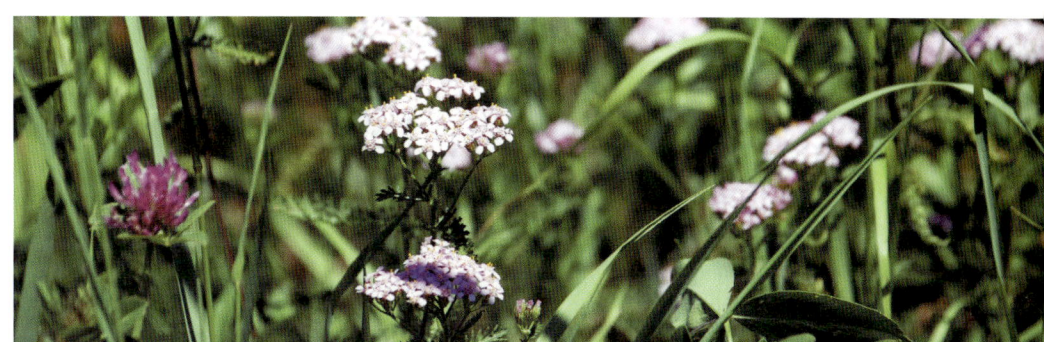

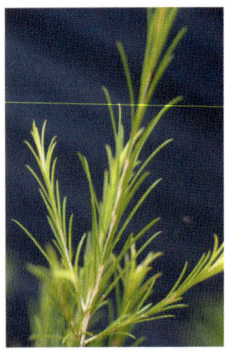

# Teebaum (Tea Tree) [P/M]

## Das Breitbandantibiotikum-Öl
Melaleuca alternifolia (Maid. et Bet.) Cheel

 Blätter/Zweige

 Myrtengewächse, Myrtaceae

 Wasserdampfdestillation

 0,5–1 Jahr

 mild

 krautig-würzige Duftnote

 Australien

Dieses ätherische Öl wird aus den zarten Blättchen eines in Ostaustralien mittlerweile breitflächig angebauten Baumes destilliert. Seine medizinischen Eigenschaften sind wie die kaum eines anderen Öles bestens erforscht, da es sich um ein wichtiges Exportgut handelt, Ärzte können auf einige Dutzend wissenschaftlicher Studien zurückgreifen.

Das ätherische Öl vereint starke Wirkungen gegen zahlreiche Bakterienstämme – selbst gegen die gefürchteten Krankenhauskeime MRSA und Pseudomonas –, gegen Viren und gegen krank machende Pilze, es ist also nachgewiesenermaßen ein Breitspektrummittel. Das Öl wirkt entzündungshemmend und schmerzstillend und entstaut das venöse System. Selbst bei Erschöpfung und nervösen Depressionen kann man es einsetzen.

In einer australischen Studie mit über hundert Patienten wurde festgestellt, dass es sogar bei schwerer Akne besser half als die üblichen hoch geschätzten Mittel mit Hydroxylbenzoat. Auch Insektenstiche und -bisse können gut damit desinfiziert werden.

Katzen können von wenig (oxidiertem) Teebaumöl sterben, also behandeln Sie sie niemals mit diesem Öl (und möglichst auch sonst nur mit sehr stark verdünnten Ölen).

**✗ Das ätherische Öl von *Melaleuca alternifolia* ist besonders anfällig für den Angriff von Licht und Luft und kann damit eine ausgeprägte Fähigkeit zur Hautreizung entwickeln. Wenn man jedoch ein Teebaumöl aus zuverlässiger Quelle erwirbt und es nur drei (Klinik) bis maximal sechs Monate (privat) nach Anbruch verwendet, ist es ein absolut mildes und breitflächig helfendes Öl. Es gibt zahlreiche enge Verwandte, deren ätherische Öle eine völlig andere Zusammensetzung aufweisen, viele von ihnen können haut- und schleimhautreizend sein.**

# Thymian [Phenoltypen: M, Alkoholtypen P]

## Das Kraft-Öl

Thymus vulgaris L.

 Kraut

 Lippenblütengewächse, Lamiaceae

 Wasserdampfdestillation

 3 Jahre

 Phenoltypen hautreizend

 krautig-würzige Duftnote

 Südfrankreich

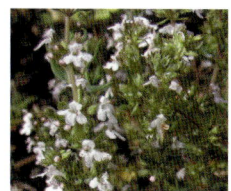

Heute sprechen wir bei *Thymus vulgaris* – dem gemeinen Thymian – von sechs Chemotypen. Das klassische, seit Jahrhunderten in der Medizin bekannte Thymianöl ist reich an Thymol und Carvacrol, stark wirksamen Monoterpenphenolen, die fast jedem krank machenden Mikroorganismus das Leben außerordentlich schwer machen.

**Thymian Ct. Thymol** enthält – je nach Lieferant – zwischen 35 und 55 Prozent Thymol und ist somit eines der besten Öle bei der Abwehr von Infektionen im HNO-Bereich und bei Pilzinfektionen, vor allem der Füße. Zudem ist es hilfreich bei Schmerzen von Gelenken und Muskeln. Es wirkt aufbauend und stärkend. Für den Hausgebrauch darf immer nur eine maximal einprozentige Verdünnung auf die Haut aufgetragen werden. Die selteneren Thymianöle aus hohen und mittleren Lagen sind wesentlich kostenintensiver, eignen sich jedoch wegen ihres hohen Gehaltes an verschiedenen hautfreundlichen Monoterpenalkoholen Linalool, Thujanol-4 und Geraniol besser für die Selbstbehandlung.

**Thymian Ct. Linalool** beeinflusst den Atemtrakt positiv bei Erkältung, Husten, Bronchitis, Ohrenschmerzen und Stirnhöhlenentzündung – insbesondere bei Kindern. Bei infizierten Wunden, Geschwüren, Entzündungen der Harnwege und Vaginalpilzen ist es ein starker und gleichzeitig sanfter Helfer.

**Thymian Ct. Thujanol-4** ist eher eine seltene und kostenintensive Rarität, die stark antiviral wirkt und insbesondere bei gynäkologischen Chlamydien-Infektionen gute Erfolge aufweist. Auch gynäkologische Entzündungen sprechen auch gut auf dieses Öl an (mit Palmarosa). Die positive Wirkung auf ein strapaziertes Immunsystem macht es zu einem guten Begleiter bei immer wiederkehrenden Infekten. In der französischen Aromatherapie ist es ein beliebtes Mittel bei viraler Hepatitis und Leberzirrhosen.

**Thymian Ct. Paracymen** ist in der französischen Aromatherapie beliebt als starkes Mittel bei Gelenk- und Muskelschmerzen.

- *Thymus mastichina L.* duftet eukalyptusartig-frisch. Da das Öl in seiner Heimat Spanien als *mejorana* bekannt ist, ist es im deutschsprachigen Bereich oft als (Wald-)Majoran zu finden, es setzt sich jedoch völlig anders als das Öl des echten Majoran (*Origanum majorana*) zusammen. Es ist ein ausgezeichnetes Anti-Erkältungsöl, das auch Kinder gut vertragen, da es weder stechend noch medizinisch riecht.
- *Thymus serpyllum L.* ist der in ganz Europa auch wild wachsende Quendel, sein Öl kann in Zusammensetzung und Duft sehr unterschiedlich ausfallen.
- *Thymus zygis L.* aus Spanien gilt gegenüber dem Thymian Ct. Thymol-Öl aus der Provence als nicht so hochwertig, die Anwendung für Laien ist schwierig. Diese Pflanze kann auch einen seltenen milden Linalool-Chemotyp hervorbringen.
- *Thymus capitatus (L.) Hoff. et Link.* (oder *Coridothymus capitatus*), auch Spanischer Oregano genannt, ist für den Hausgebrauch nicht geeignet.

**X** Die phenolhaltigen Thymianöle sollten niemals unverdünnt auf der Haut verwendet werden und nicht dauerhaft bei sehr hohem Blutdruck im Einsatz sein.

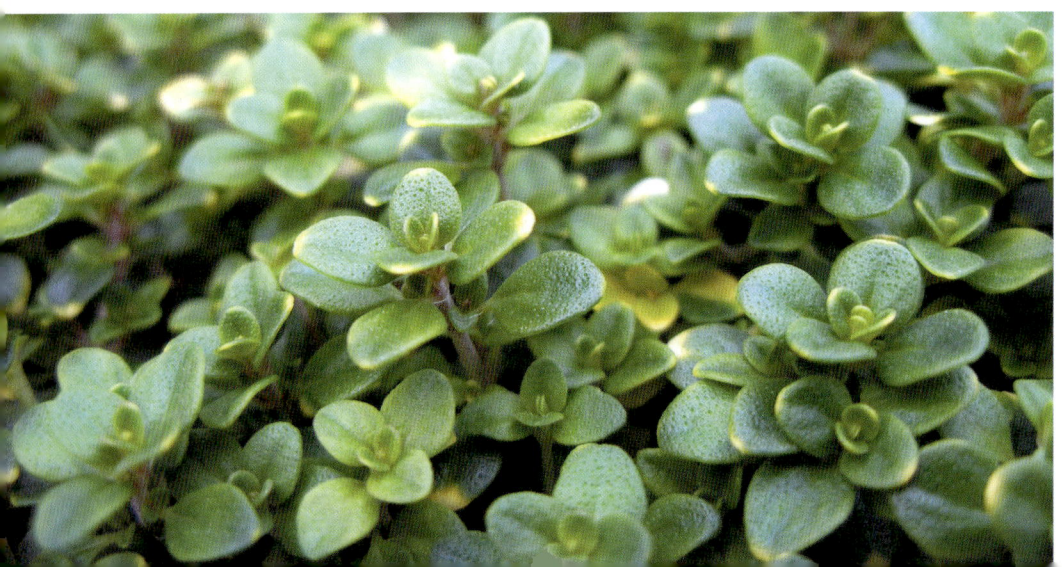

# Tolubalsam [P]

## Das Zucker-für-die-Seele-Öl
Myroxylon balsamum var. balsamum (L.) Harms

 Harz

 Hülsenfruchtgewächse, Fabaceae

 Extraktion mit Branntwein

 5 Jahre

 Spezialität

 balsamisch-vanillige Duftnote

 Brasilien/Kolumbien

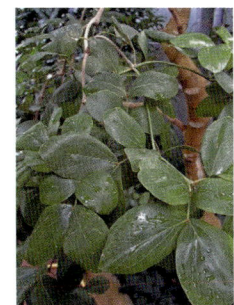

Dieses Resinoid duftet wunderbar nach Vanille und ist eines der besten Mittel bei aufgesprungener Haut und Ekzemen. Tolubalsam wirkt schleimlösend, es wird in Brustsalben und zur Inhalation eingesetzt. Wegen des hohen Vanillingehaltes eignet es sich wunderbar für fein duftende stimmungsaufhellende Mischungen.

Das Perubalsam, das ebenfalls aus *Myroxylon balsamum* gewonnen wird, kann unter Umständen allergisierend wirken.

# Tonka [P]

## Das Glücksbringer-Öl
Dipteryx odorata (Aubl.) Willd.

 Samen (Bohnen)

 Hülsenfruchtgewächse, Fabaceae

 Extraktion mit Branntwein

 5 Jahre

 Spezialität

 balsamisch-vanillige Duftnote

 Venezuela/Brasilien

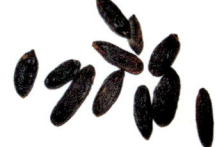

Die schwarze Tonkabohne ist der Same eines Amazonas-Baumes namens Cumaru, dessen alkoholischer Extrakt einen starken Effekt auf unser zentrales Nervensystem hat. Wegen der schlaffördernden und schmerzlindernden Wirkung hat Tonkaextrakt bereits zahlreiche Krankenhausmischungen erfolgreich versüßen können.

## Tuberose [P]

### Das Trost-Öl
Agave polianthes Thiede & Eggli

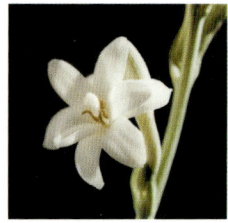

 Blüten

 Agavengewächse, Agavaceae

 Extraktion mit Lösungsmitteln

 5–6 Jahre

 kostbar

 blumige Duftnote

 Indien

Wer sich jemals von einer einzigen Blüte dieser ganz einfach aus kleinen Zwiebeln zu ziehenden (Zimmer-)Pflanze verzaubern lassen konnte, weiß um ihre Kraft. Der Duft der weißen Blume umhüllt, fängt auf, tröstet; das kann auch das teure Absolue, das meist in einer fünfprozentigen Verdünnung verkauft wird. Es ist ein wunderbarer Begleiter für Menschen in zehrenden Berufen und Lebenssituationen, es stabilisiert und hüllt ein. Gleichermaßen hilft es, Lebenskrisen zu meistern und seelische Traumen abzulegen.

## Vanille [P]

### Das Geborgenheits-Öl
Vanilla planifolia Jacks.

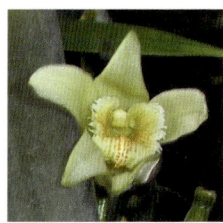

 Kapseln (Schoten)

 Orchideengewächse, Orchidaceae

 Extraktion mit Branntwein oder $CO_2$-Extrakt

 5–6 Jahre

 Spezialität

 balsamisch-vanillige Duftnote

 Madagaskar/Komoren

Diese rankende Orchidee ist in den tropischen Regenwäldern des südöstlichen Mexiko heimisch. Versuche der Spanier, diese als Tlilxochitl bekannte Pflanze auch woanders heimisch zu machen, scheiterten zunächst, bis man entdeckte, dass nur bestimmte Bienen und eine Kolibri-Art für das Bestäuben der kompliziert gebauten Blüten

»zuständig« sind. Heute noch muss man auf Plantagen die aufwändige Befruchtung mit Bambusstäbchen vornehmen, dazu müssen die Pflanzen wochenlang besucht werden, da jeweils immer nur eine Blüte aufgeht und keine acht Stunden blüht. Die grünen Vanilleschoten duften nicht. Sie werden einem Fermentationsprozess ausgesetzt: Dafür müssen sie zunächst in Wolldecken »schwitzen« und dann wochenlang trocknen. Durch einen chemischen Prozess werden Vanillin und zahlreiche andere fein duftende Moleküle freigesetzt.

Der weltweite Bedarf an echter Vanille ist groß, circa 1.500 Tonnen werden jährlich in alle Welt verfrachtet. Und das, obwohl heutzutage 90 Prozent aller Zubereitungen mit Vanillegeschmack und -duft diesen in der künstlichen Form enthalten. Es wird heute ganz billig produziert: mithilfe von stinkender, bei der Zellstoffproduktion anfallender Sulfitlauge.

In der klinisch orientierten Aromatherapie hat Vanilleextrakt keine besondere Bedeutung, doch in der wellnessorientierten Aromatherapie wird er sehr gerne für entspannende Mischungen eingesetzt, da der Hauptinhaltsstoff Vanillin stimmungsaufhellende Neurotransmitter (Gehirnhormone) positiv beeinflusst. Der aus der Kindheit vertraute Duft vermittelt Geborgenheit und Wärme, er kann Therapien bei Essstörungen erfolgreich unterstützen (zusammen mit Grapefruitöl).

# Vetiver [P]

### Das Zurück-zu-den-Wurzeln-Öl
Vetiveria zizanioides (L.) Nash

 Wurzeln

 Süßgrasgewächse, Poaceae

 Wasserdampfdestillation

 10 Jahre

 babymild

 schwere, würzig-holzige Duftnote

 Madagaskar/Indonesien Sri Lanka

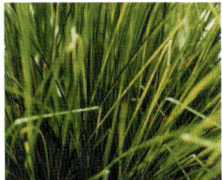

*Vetiveria zizanoides*, ein in tropischen Ländern beheimatetes Gras, dessen Wurzeln zu einem der charaktervollsten ätherischen Öle destilliert werden, ist ein Glücksfall für die Anhänger der Signaturenlehre. Die Eigenschaften dieses Öles lassen sich ohne viel Interpretationsvermögen aus der Gestalt, den Standortbedingungen und dem Charakter der Pflanze ableiten. Vorausgesetzt man ist bereit, den äußeren Schein außer Acht zu lassen und unter die Oberfläche zu schauen. Denn überirdisch sieht man nur ein relativ unspektakuläres Gras mit über 1,50 Meter langen Blättern. Mancherorts in Südostasien und Mittelamerika wird es quadratkilometerweit eigens angebaut, um den Boden vor wind- und wasserbedingter Erosion zu bewahren. Der Grund für diese Schutzfunktion liegt unter der Erde: Ein weit verzweigtes, tiefgründiges Wurzelsystem hält die Bodenschichten bis in drei Metern unter der Erde während der Trockenperiode zusammen und erhöht die Wasserspeicherkapazität des Bodens für die sintflutartigen Niederschläge der Regenzeit, was einen wichtigen Überschwemmungsschutz darstellt. In der Psycho-Aromatherapie wird die stark zentrierende Eigenschaft des erdig-streng duftenden Vetiver geschätzt. Er gibt denen Halt, Gelassenheit und Selbstvertrauen, die im stürmischen Alltag den Boden unter den Füßen zu verlieren drohen.

Mütterlichkeit, Intuition, Dunkelheit, Erde – die Themen der Weiblichkeit prägen den Charakter von Vetiver. Tatsächlich ist eine hormonregulierende Wirkung der Essenz nachweisbar und sie gilt schon lange als Aphrodisiakum und Fruchtbarkeitsmittel.

Für Frauen, die ihre eigene Sexualität nicht richtig er- oder ausleben können bzw. wollen, kann Vetiver eine große Hilfe sein. Außerdem ist er ein idealer Begleiter in den Wechseljahren – zum einen gegen die Angst und Unsicherheit beim Älterwerden, zum anderen gegen die körperlichen Beschwerden: Es stärkt den Kreislauf sowie die Nerven, wirkt lymphentstauend und pflegt die Haut. Hormonell bedingte Akne bei jungen Männern, trockene und spannende Haut sowie Hauterkrankungen, die mit Juckreiz einhergehen, sind weitere Anwendungsgebiete. Das Öl wirkt als Venen- und Kreislauftonikum und hilft bei stressbedingter Schlaflosigkeit.

Vetiver enthält 95 Prozent Sesquiterpene und deren Abkömmlinge, die es zu einem der haltbarsten Öle machen: Erst mit zunehmender Reifung verfeinert sich der Geruch, das Alter ist also ein Qualitätskriterium für Vetiver. Eine bemerkenswerte Eigenschaft in unserer heutigen Zeit der Ungeduld!*

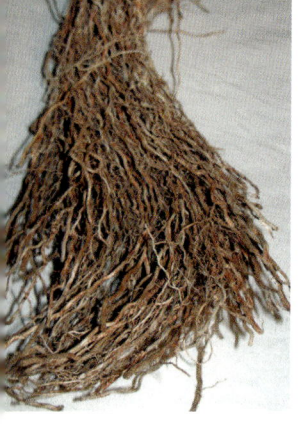

---

\* Text nach Ulrike Polifke, aus: *Aromapraxis_News 20*, mit freundlicher Genehmigung

# Wacholder [P]

## Das Reinigungs-Öl
Juniperus communis L.

 Beeren oder Zweige

 Zypressengewächse, Cupressaceae

 Wasserdampfdestillation

 2–3 Jahre

 mild

 frisch-medizinische Duftnote

 Frankreich/Spanien

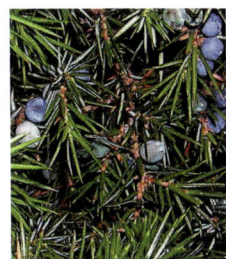

Um Wacholder- und Zedernöle gibt es etliche Missverständnisse. Beispielsweise wird manchmal gemogelt: Viele »Zedernöle« sind in Wirklichkeit Juniperusöle. Auch wirkt das ätherische Öl aus den reifen Beeren des »normalen« Wacholders bei normaler Anwendung nicht sonderlich nierenreizend, wie oft behauptet wird – der nierenreizende, stark aquaretische (wassertreibende) Inhaltsstoff geht bei der Destillation nicht in das ätherische Öl über.

Das ätherische Öl, das ausschließlich aus den Früchten hergestellt wird, ist durch seine leicht entgiftende Eigenschaft ein wichtiger Begleiter bei entschlackenden Frühjahrskuren und in Anti-Cellulite-Massageölen. Sensible Menschen spüren auch eine psychisch reinigende und schützende Wirkung. Es hilft bei Konzentrationsproblemen und muntert auf bei geistiger Erschöpfung.

Sehr wirksam sind Einreibungen bei Muskelkater, Rheuma und Gliederschmerzen. Gegen Schweregefühl und Wasseransammlungen vor der Regel ist ein Bad in Wacholderöl angenehm, auch hilft es Frauen, die an wiederkehrenden Blasenentzündungen leiden.

> **Anti-Cellulite-Massagemischung für »Problemzonen«**
> 20 ml Traubenkernöl
> 20 ml Centella-Mazerat
> 10 ml Avocadoöl
> mischen mit
> 10 Tropfen Grapefruitöl
> 8 Tropfen Wacholderbeeröl
> 5 Tropfen Atlaszedernöl
> 5 Tropfen Rosmarinöl

- Virginia-Zeder (*Juniperus virginiana L.*) ist der Red-Cedar-Baum, aus dem hochwertige Bleistifte gemacht werden. Der Duft des Öles aus dem Holz dieses Baumes erinnert viele Menschen an Kinderzeiten und Schultage. Sein ätherisches Öl besteht weitestgehend aus Sesquiterpenen und deren Alkoholabkömmlingen, welche die Lymphzirkulation in Schwung bringen. So wirkt es besonders reinigend und festigend auf überlastetes Bindegewebe.

# Weihrauch oder Olibanum [P]

### Das Meditations-Öl
Boswellia sacra Flueck.

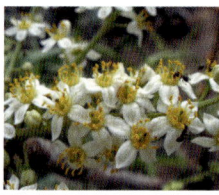

 Harz

 Balsambaumgewächse, Burseraceae

 Wasserdampfdestillation

 3–4 Jahre

 babymild

 balsamische Duftnote

 Äthiopien/Jemen

Das Harz des kargen Weihrauch- oder Olibanum-Baumes, der sich perfekt an dürre Wüstengegenden angepasst hat, gehört zu den ältesten Duft- und Räucherstoffen der Menschheit. Zur Gewinnung werden die Rinden der drei bis sieben Meter hohen Bäume angeritzt. Der Duft des Weihrauchöles aus dem Jemen ist leicht holzig, würzig, manchmal muffig und etwas terpentinig/medizinisch. Die Qualität aus Äthiopien duftet weicher und balsamischer. Es können Spuren des halluzinogen wirksamen Tetrahydrocannabinol enthalten sein. Bei zu intensivem Gebrauch in der Duftlampe kann das ätherische Öl, das durch Wasserdampfdestillation des Harzes gewonnen wird, benommen machen.

Olibanumöl hat, wie alle Harze, einen engen Bezug zur Haut und zur Atmung. Es wirkt in Cremes regenerierend (Anti-Falten), wundheilend und Narben verbessernd, hilft bei Geschwüren, und man forscht seit Jahren an seiner antitumoralen Wirkung. Zudem wirkt Olibanum entzündungshemmend, schmerzstillend, regulierend auf das Immunsystem und auswurffördernd – es kann also bei Bronchitis inhaliert werden. Das Öl aus dem äthiopischen Weihrauch wirkt insbesondere stimmungsaufhellend und hilft in angespannten Lebenslagen. Es ist eines der wichtigen ätherischen Öle zur Begleitung sterbender Menschen.

■ Indischer Weihrauch (*Boswellia serrata*) wird zu Extrakten mit einem hohen Anteil an Boswelliasäure verarbeitet, das in Kapseln eingenommen wird. Diese wirkt – durch viele Studien belegt – extrem entzündungshemmend und beruhigend auf die Darmschleimhaut bei unheilbaren chronischen Darmentzündungen (*Morbus Crohn* und *Colitis ulcerosa*). Zudem wirken die Kapseln abschwellend bei bestimmten Gehirntumoren.

# Weißtanne [P]

## Das Weihnachtsabend-Öl
Abies alba Mill.

 Nadeln/Zweige

 Kieferngewächse, Pinaceae

 Wasserdampfdestillation

 1,5 Jahre

 mild

 frisch-medizinische Duftnote

 Frankreich/Deutschland

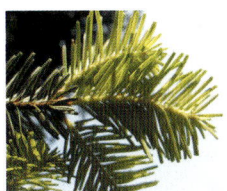

Seine weiß-graue Borke gab diesem Methusalem unter den Bäumen auch den Namen Silbertanne – er kann bis zu 600 Jahre alt werden. Tannennadelöle wirken sehr ausgleichend und entspannend und sind hautfreundlicher als Kiefernnadelöle. Weißtannenöl ist einer der schönsten und effektivsten Düfte zur Raumluftdesinfektion in der Winterzeit, wenn Viren und Bakterien nur so darauf lauern, die von der Heizung ausgetrockneten Atemwege zu überfallen. Zwei Tropfen des Öles im Verdunster am Heizkörper oder auf feuchten Tüchern genügen. Wenn es einen doch erwischt hat, lösen Inhalationen mit dem waldig-klar-frisch duftenden Öl zähen Schleim.

- Die Riesentanne (*Abies grandis (Douglas ex D. Don) Lindl.*) liefert einen waldig-erfrischenden Duft, der neben der Raumluftdesinfektion ein gutes Einsatzgebiet in der Psycho-Aromatherapie findet. Er ist geeignet für Menschen, die sich schwach, ausgenutzt und ausgelaugt fühlen und die mit herben Düften besser umgehen können als mit den typischen lieblich-süßen Psychoölen.
- Das Öl der Sibirischen Tanne (*Abies sibirica Ledeb*) findet man manchmal als »Fichtennadelöl« im Handel. Es wirkt durch seinen hohen Anteil an Bornylacetat sehr entspannend.
- Das ätherische Öl aus Douglasiennadeln (*Pseudotsuga menziesii (Mirb.) Franco*) duftet leicht zitronig und eignet sich hervorragend für Inhalationen und zur Raumluftdesinfektion.

✘ Ähnlich wie in Zitrusölen oxidieren Limonen und Pinen in allen Nadelölen recht schnell, darum muss das angebrochene Öl innerhalb eines knappen Jahres verbraucht werden bzw. es sollte dann nicht mehr auf der Haut angewendet werden (siehe Seite 32 mit Tipps für die Verwendung alter Öle).

# Wintergrün [M]

## Das Schmerz-lass-nach-Öl

Gaultheria fragrantissima Kalm ex L.

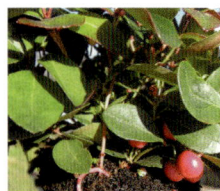

 Blätter

 Heidekrautgewächse, Ericaceae

 Wasserdampfdestillation

 3–4 Jahre

 Rarität

 frisch-medizinische Duftnote

 Nepal

Einen engen Verwandten dieses sich bereitwillig ausbreitenden Bodendeckers hat so mancher mit anderem Namen im Garten: die Niederkriechende Scheinbeere (*Gaultheria procumbens*). Ab Oktober leuchten ihre roten Beeren mit den rötlich gefärbten Blättern um die Wette. Wenn man ihre Blätter bricht, strömt einem ein feiner medizinisch-süßer Duft entgegen: Die einen denken an Rheumasalbe, die anderen an die Marke Bubblegum.

In den USA ist dieser Duft in colaartigen Getränken, Süßigkeiten und auch Kosmetika, vor allem Zahnpasten, enthalten. Was in Rheumasalben in synthetischer Form enthalten ist, heißt Methylsalicylat und ist im ätherischen Öl in seiner natürlichen Form zu fast 100 Prozent enthalten. Nach Einreibungen oder Bädern mit diesem Öl spaltet sich dieser hochwirksame Ester auf der Haut zu Salicylsäure, die – ähnlich wie Aspirin® – Entzündungsstoffe unterdrückt und Schmerzen lindert. Seinen Einsatz findet das Öl also bei Muskelschmerzen nach dem Sport, bei rheumatischen Beschwerden, auch bei Weichteilrheumatismus (Fibromyalgie) und Gichtanfällen.

Es gibt viele Missverständnisse um dieses hervorragende Öl, da die amerikanische Behörde FDA, die (gefährliche) Medikamente und Lebensmittel überwacht, zahlreiche Vergiftungsfälle mit diesem Stoff veröffentlicht hat. Jedoch sind diese Warnungen 40 und mehr Jahre alt, zudem handelt es sich vermutlich meistens um synthetisches Methylsalicylat. Wie so oft in Pflanzen puffern auch beim natürlichen Wintergrünöl bestimmte Begleitstoffe, auch wenn sie nur in winzigen Mengen vorkommen, potenzielle Reizungen und Gefahren für Mensch und Tier.

**Muskel- und Gelenke-Öl**

10 ml Johanniskrautmazerat
2 Tropfen Wintergrünöl
2 Tropfen Lavandinöl
2 Tropfen Lorbeeröl
vermischen und satt auf die schmerzenden Stellen auftragen, eventuell mit Stofftaschentuch und Wollschal abdecken

# Ylang Ylang [P]

## Das Sinnliche-Stimmung-Öl

Cananga odorata genuina (Lam.) Hook. f. et Thomson

 Blüten

 Flaschenbaumgewächse, Annonaceae

 Wasserdestillation

 5–6 Jahre

 mild

 blumige Duftnote

 Madagaskar/Komoren

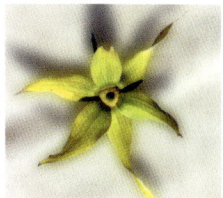

Während der bis zu 24 Stunden dauernden Destillation der Blüten werden sechs unterschiedliche Ölqualitäten gewonnen, *Ylang Ylang extra supérieure* wird beispielsweise nach einer Viertelstunde entnommen, *Ylang Ylang extra* nach einer Stunde. In der modernen Aromatherapie wird diese Qualität für entkrampfend und schmerzlindernd wirkende Mischungen eingesetzt.

Weitere Qualitätsstufen werden mit den römischen Ziffern I (zwei Stunden) bis III (bis 20 Stunden) bezeichnet, am längsten dauert die Destillation zu *Ylang Ylang complet*. Ihm wurden nicht im Verlauf des Vorgangs einzelne Fraktionen entnommen, sodass es wirklich vollständig ist. Dieses Öl unterstützt das Immunsystem bei chronischen Krankheiten und hilft bei lang anhaltenden psychischen Krisen sowie unterstützend bei depressiven Verstimmungen – auch prämenstruell und im Klimakterium.

Bei *Susanne Fischer-Rizzi* habe ich eine meiner ersten Gesichtsmassagen kennengelernt, die ich später aufgrund ihrer »bügelnden« Fähigkeit von Ylang-Ylang-Öl »Lifting ohne Skalpell« taufte. Man kann sich jeden Abend mit sanften Griffen damit verwöhnen. Das Öl gilt zudem als Aphrodisiakum und wird trotz (oder wegen) des feminin wirkenden Blütenduftes von vielen Männern sehr geliebt.

> **Lifting ohne Skalpell**
> 5 ml Jojobaöl
> 3 ml Arganöl
> 2 ml Nachtkerzenöl
> 2 Tropfen Ylang-Ylang-Öl
> 1 Tropfen Neroliöl
> 1 Tropfen Rosen-Absolue

■ Cananga (*Cananga odorata var. macrophylla*) ist die Bezeichnung für das preiswertere ätherische Öl aus Java. Der Duft gilt in der Parfümerie als minderwertig.

✗ **Da Ylang-Ylang-Öl den Blutdruck deutlich senken kann, sollte es von Menschen, die zu niedrigem Blutdruck neigen, mit Bedacht eingesetzt werden.**

# Ysop [M]

### Das Bronchien-Öl
Hyssopus officinalis var. decumbens L.

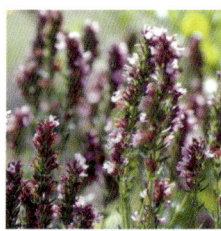

 Kraut

 Lippenblütengewächse, Lamiaceae

 Wasserdampfdestillation

 3 Jahre

 nicht in der Schwangerschaft

 krautig-würzige Duftnote

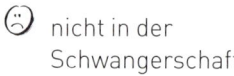 Frankreich/Italien

Beim ätherischen Öl dieses hübsch lila und rosa blühenden, fast immergrünen Krautes ist es wichtig, auf den botanischen Namen zu achten, da der (kriechende) *Decumbens*-Typ nicht das neurotoxische Potenzial wie der (aufrecht wachsende) *Officinalis*-Typ hat, sodass dieses Öl eher für die Hausapotheke von Laien Verwendung findet.

Am bekanntesten ist der Einsatz von Ysopöl bei Husten und Verschleimung der Atemwege (auch bei Asthma), auch bei Kindern. Durch bis zu 60 Prozent des Inhaltsstoffes Eukalyptol wirkt das Öl zudem anregend auf die Gehirntätigkeit, man kann es in einer konzentrationsfördernden Mischung zu gleichen Teilen mit Zitronenöl in der Duftlampe oder im Aromastream verdampfen.

**✗**    **Das »normale« Ysopöl ist in der Schwangerschaft kontraindiziert, da das Öl abortiv und neurotoxisch wirken kann. Auch Epileptiker und Menschen mit hohem Blutdruck sollten es höchstens in Ausnahmefällen verwenden.**

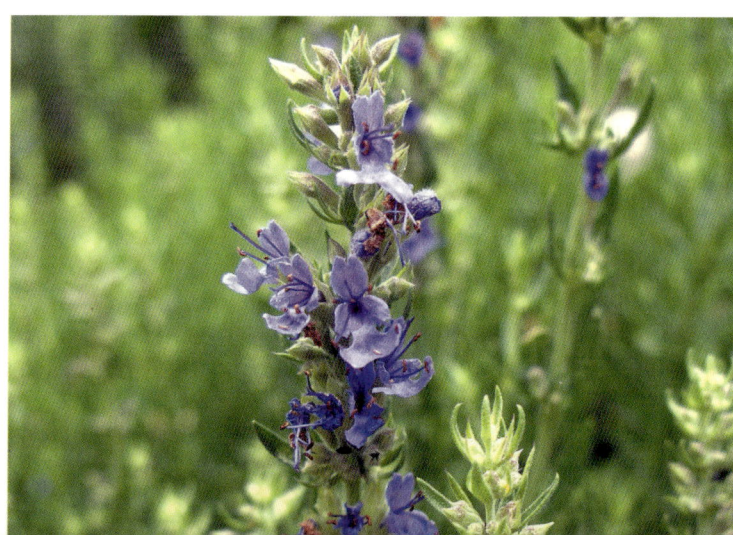

# Zeder [P]

## Das Stark-wie-ein-Löwe-Öl
Cedrus atlantica (Endl.) Man. ex Carr.

 Holz

 Kieferngewächse, Pinaceae

 Wasserdampfdestillation

 10 Jahre

 bedrohte Art

 schwere, würzig-
holzige Duftnote

 Südfrankreich/Marokko

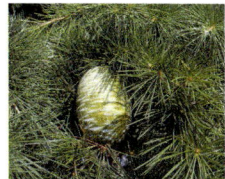

Während die ätherischen Öle anderer Nadelgewächse aus den Nadeln destilliert werden, handelt es sich beim Atlaszedernöl um ein Holzöl, das von besonderen Sesquiterpenen und deren Abkömmlingen geprägt wird. Atlaszedernöl wirkt stabilisierend und kräftigend, sowohl körperlich als auch im seelischen Bereich. Es stimuliert die Lymphgefäße, wirkt Steinbildungen entgegen und wird wegen seiner lipolytischen (»fettauflösenden«) Fähigkeiten Cellulitemischungen beigegeben.

Verblüffende Erfolge erzielt man mit einer rechtzeitig begonnenen Anti-Heuschnupfen-Maßnahme: Etwa acht Wochen vor Beginn der Pollenflugsaison verwendet man mehrmals täglich ein Dekolleté-Spray (oder ein Raumspray, von dem man ein wenig einatmet). Fast alle Benutzer berichteten bislang von deutlich weniger Juckreiz, Schniefen und Augenbrennen.

In der Psycho-Aromatherapie hat das fast ewig haltbare Öl mit dem Thema »Präsenz im Hier und Jetzt« zu tun, es unterstützt Menschen, die sich mickrig und fehl am Platz fühlen. Es ist auch ein wertvoller Begleiter bei

> **Anti-Schnief-Spray**
> 50 ml Wodka
> 20 Tropfen Zypressenöl
> 10 Tropfen Zedernholzöl
> 2 Tropfen Melissenöl

jeder Art von Wechsel und Neubeginn: Umzug, Schulwechsel, Partnerschaft, Beruf, Schwangerschaft. Die Anwendung in der Schwangerschaft ist – im Gegensatz zu dem, was in vielen Büchern zu lesen ist – kein Problem. Die veralteten Warnungen kamen durch eine Verwechslung mit den amerikanischen »Zedern« (Red Cedar) zustande, die vereinzelt neurotoxisch wirken können.

- Die Himalajazeder (*Cedrus deodara (Roxb.) G. Don*) aus Nepal ist in ihrer Erscheinung sanfter und weicher (Foto), auch ihr Öl duftet etwas zarter als das der Atlaszeder, die Wirkung ist deren Öl sehr ähnlich.

# Zimt [M]

### Das Wärme-und-Kuschel-Öl
Cinnamomum zeylanicum Blume (auch: Cinnamomum verum J. Presl)

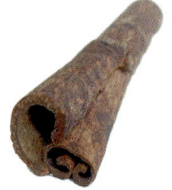

 Blätter/Zweige oder Rinde

 Lorbeergewächse, Lauraceae

 Wasserdampfdestillation

 3–4 Jahre

 nur verdünnt anwenden

 schwere, würzig-holzige Duftnote

 Madagaskar/Sri Lanka/Seychellen

---

**Raumspray Kuschelbär**
knapp 50 ml Wodka (oder Weizenkorn)
20 Tropfen Blutorangenöl
10 Tropfen Mandarinenöl
2 Tropfen Kamille-römisch-Öl
1 Tropfen Zimtrindenöl
1 Tropfen Gewürznelken-knospenöl
1 Tropfen Cistrosenöl
in einer 50-ml-Sprühflasche ver-schütteln, einige Tage ziehen lassen und bei jedem Frösteln einige Spritzer in die Luft geben (vor der Anwendung gut schütteln)

Zimt ist ein in der Bibel häufig erwähnter Duftstoff. In den vergangenen Jahrhunderten hat er dann buchstäblich Politik und Literatur beeinflusst: Es gab erbitterte Machtkämpfe verschiedener Seefahrernationen um den Anbau und den Export des edlen Gewürzes. Das ätherische Öl aus den Blättern oder der Rinde wird durch Wasserdampfdestillation gewonnen. Das preiswertere der beiden Zimtöle aus den Blättern duftet eher nach Gewürznelken. Durch den hohen Gehalt an Eugenol ist es zwar hautreizend, jedoch nicht so aggressiv wie das viel teurere Öl aus der Rinde, das durch seinen hohen Anteil an Zimtaldehyd fein nach Weihnachtsgebäck duftet. Beide Öle dürfen nur in starker Verdünnung auf die Haut aufgetragen werden, mit limonenhaltigen Ölen (Zitrusölen) werden sie etwas verträglicher.

Beide ätherische Öle werden gerne bei Erkältungs- und Infektionskrankheiten eingesetzt. Auch bei allgemeinem Kältegefühl ist Zimtöl ein guter Raumduft.

**✗** Zimtöle sind in der Schwangerschaft streng kontraindiziert (empfindliche Schwangere sollten auch den weihnachtlichen Punsch und das Zimtgebäck meiden!). Es gibt nur wenig naturreines Zimtöl auf dem Markt, da der Laie sich leicht durch billiges Zimtaldehyd aus der Retorte täuschen lässt. Dieses Öl ist durch fehlende Begleitstoffe noch viel aggressiver als sein natürliches Vorbild.

Beim Einsatz von Zimtprodukten gilt ganz besonders der viel zitierte Satz des Paracelsus: Die Dosis macht das Gift. Zudem entscheidet über Erfolg oder Misserfolg der Therapie die Kenntnis über den botanischen Namen sowie die Fähigkeit der Unterscheidung am Duft, um welche Zimtart es sich handelt oder welcher Pflanzenteil im Fläschchen steckt.

• Cassiazimt (*Cinnamomum aromaticum Nees*) ist das schärfste Zimtöl, sein Zimtduft geht in eine marzipanartige Richtung. 1 oder 2 Tropfen davon in 10 ml Mandarinen- oder Orangenöl ergeben eine wunderschöne Duftlampenmischung für die Weihnachtszeit. Es gibt auch ein ätherisches Öl aus getrockneten Cassiazimtblüten, sie sehen ähnlich wie Gewürznelken aus.

| Vergleich Zimtöle | | | |
|---|---|---|---|
| | Zimtrinde C. zeylanicum | Zimtblätter C. zeylanicum | Cassia-Zimt-blätter C. aromaticum |
| Zimtaldehyd stark antibakteriell | 35–75 % | 3 % | 78–85 % |
| Eugenol stark antibakteriell | 4–36 % | 70–90 % | – |
| Benzaldehyd stimmungs-aufhellend | – | – | 2,7–3,7 % |
| Cumarine entspannend stimmungs-aufhellend | – | – | 6–9 % |
| Preis 5 ml | 7–12,50 Euro | 2,85–3,60 Euro | 3 Euro |

### Von Zimt und anderen »Gefahren«

Politiker und Beamte wollen uns vor Kleinigkeiten bewahren und übersehen die wirklichen Probleme: Im Herbst 2006 wurden Deutschlands Bürger über die Presse geradezu angefleht, Abstinenz gegenüber Zimtsternen, Punsch mit Zimt und anderen weihnachtlichen Köstlichkeiten zu üben. Zimt, so wollten unsere Behörden plötzlich wissen, sei ein potenziell hochgefährlicher Stoff, da er lebertoxische Cumarine enthalte.
So viel Sorge vonseiten der Behörden ließen den Verdacht aufkommen, dass weniger die Konsumenten vor Leberzirrhosen und Tumoren geschützt werden sollen – man warnt sie ja auch nicht vor Alkoholkonsum –, sondern dass vielmehr irgendwelche Firmeninteressen dahintersteckten. Und tatsächlich stellte sich heraus, dass zwei konkurrierende Hersteller von Zimtkapseln gegen Diabetes ihren Kampf öffentlich ausfochten, denn der eine verwendete tatsächlich den stark cumarinlastigen chinesischen Zimt, wohingegen der Zimt aus Sri Lanka des anderen Produzenten keinen Anlass zur Sorge gab, sondern tatsächlich die Leber in ihren blutzuckersenkenden Bemühungen unterstützt.

# Zitrone [P]

## Das Lebensfreude-Öl
Citrus limon (L.) Burm. f.

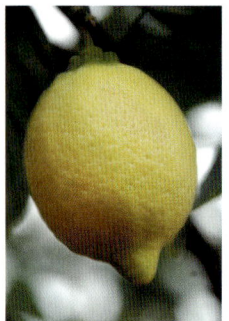

 Schalen der Früchte

 Rautengewächse, Rutaceae

 Raspeln/Pressung

⧗ 1 Jahr

 preiswert

 frische oder zitronige Duftnote

 Sizilien

Eines der besten europäischen Bio-Zitronenöle wird in Sizilien in der *Cooperativa Salamita* ausgepresst. Ich plädiere immer dafür, dieses fein duftende und gesunde Öl aus unserem Kulturraum (im weitesten Sinne) statt vieler exotischer Öle zu verwenden. Es reguliert das Immunsystem, verbessert nachweisbar die Konzentrationsfähigkeit und wirkt besonders gut bei der Raumdesinfektion. Ansonsten ist es ein Allround-Öl: sehr stark antibakteriell (Streptokokken), leicht antiviral, stärkt die Gefäßwände (sodass sie nicht so leicht brüchig werden – »Vitamin P-like«), steinlösend (bei Nierenkoliken), nervenberuhigend und appetitanregend (bei Leber- und Verdauungsschwäche).

> **Gute-Laune-Limo**
> 1 Tropfen Zedratöl (oder Zitronenöl)
> gut in 2 Esslöffeln Holunderblütensirup vermischen, Saft einer halben Zitrone hinzugeben, mit 1 l stillem oder sprudelndem Wasser aufgießen

Wenn es möglich ist, sollte man unbedingt das nur bei wenigen Firmen im deutschsprachigen Raum erhältliche Zedratöl (oder Cedrat oder Ur-Zitrone) ausprobieren. Sein Zitronenduft ist noch fruchtiger und strahlt noch mehr gute Laune und Lebensfreude aus als das Öl der »normalen« Zitrone.

**✗** Da Zitronenöl relativ schnell oxidiert, muss das angebrochene Öl innerhalb von etwa einem bis anderthalb Jahren verbraucht werden bzw. es sollte dann nicht mehr auf der Haut angewendet werden (siehe Seite 32 mit Tipps zur Verwendung alter Öle). In der warmen Badewanne kann es besonders schnell die Haut reizen, fünf Tropfen können bereits zu viel sein.

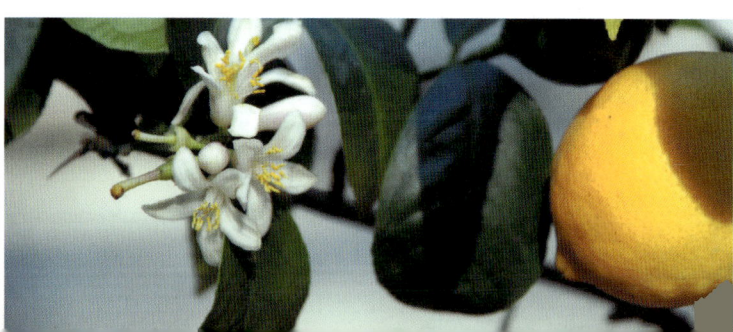

# Zitronenmyrte [P]

## Das Gute-Laune-Öl
Backhousia citriodora F. Muell.

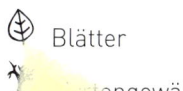 Blätter

🦋 ...tengewächse,
...aceae

⚗ Wasserdampfdestillation

⏳ 2 Jahre

☺ mild

🟡 frische oder zitronige
Duftnote

🌐 Australien

Dieser Baum aus den küstennahen Regenwäldern Ostaustraliens trägt möglicherweise die am zitronigsten duftenden Blätter des Pflanzenreichs. Das wunderbar hell-klar-zitronig duftende ätherische Öl kam erst vor wenigen Jahren auf den deutschsprachigen Markt, obwohl es bereits 1928 im Ätherisch-Öl-Klassiker *Gildemeister & Hoffmann* beschrieben wird. Der Text hört sich sehr zeitgemäß an, da die Autoren schon damals auf Umweltprobleme im Habitat des Backhousia-Baumes aufmerksam machen: »Weil dieser Küstenstrich immer mehr anderen Zwecken dienstbar gemacht wird, besteht die Gefahr der völligen Ausrottung.«

Mehr noch als in Lemongrassöl und Litseaöl ist im Blätteröl dieses myrtenartigen Gewächses fast nur Citral enthalten, sodass es stark entspannende Eigenschaften aufweist. In seiner Heimat Australien gilt es bei einigen Aromatherapeuten mittlerweile als hilfreicher in der antbakteriellen Wirkung als Teebaumöl – es muss jedoch stark verdünnt werden, da es die Haut reizen kann. Einprozentig ist Zitronenmyrtenöl eine frische und effektive Zutat in einem selbst gemachten Deo. Auch ist es erfolgreich gegen Viren und Pilze einzusetzen und wirkt entzündungshemmend. In einer Studie wurde eindrucksvoll gezeigt, dass sein Einsatz gegen Dellwarzen (*Molluscum contagiosum*), die vor allem Schulkinder befallen, lohnend ist. Es ist ein ideales Öl in der Duftlampe in Grippezeiten und wird auch bei Pilzbefall in Räumen zur Unterstützung einer Sanierung empfohlen. Aber letztendlich betört schlicht und einfach der wundervolle Duft, mit dem viele antiseptische Öle nicht aufwarten können.

✗ Bei Überdosierung können Hautreizungen auftreten, vor allem wenn das Öl älter als circa ein Jahr ist.

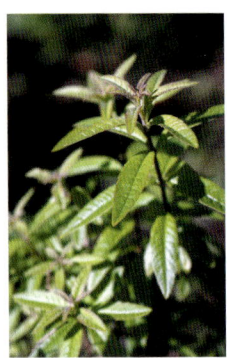

# Zitronenverbene [P]

## Das Nervenberuhigungs-Öl
Aloysia triphylla (L'Hér.) Britton (früher: Lippia citriodora)

 Kraut

 Eisenkrautgewächse, Verbenaceae

 Wasserdampfdestillation

 2 Jahre

 kostbar

 frische oder zitronige Duftnote

 Südfrankreich/Peru

Dieser bis zu drei Meter hohe Strauch mit verholzenden feinen Zweigen und lanzenförmigen, stark zitronig duftenden Blättern ist nicht zu verwechseln mit dem eher niedrig wachsenden und so gut wie geruchlosen Kraut namens Eisenkraut *(Verbena officinalis)*, das eichenblattähnliche Blätter hat. Der Duftstrauch ist frostempfindlich und überlebt nur in milden Lagen im mitteleuropäischen Raum winterliche Außentemperaturen, das seit alters her in deutschen Kräuterbüchern gepriesene Eisenkraut hingegen ist winterfest.

In Südfrankreich, wo die aus Südamerika stammende Pflanze *verveine citronée* genannt wird, trinkt man ihren leckeren Tee zur Bewältigung eines stressvollen Alltags, zur Nervenberuhigung und zum Wohlfühlen. Ähnlich wird auch das kostbare ätherische Öl eingesetzt: Wie Melissenöl wirkt es in hoher Verdünnung stark entzündungswidrig und sehr beruhigend. Bei manchen Arten von Depression kann man hiermit gut helfen, ebenso bei Stress, Angst, nervöser Erschöpfung und Schlaflosigkeit. Dafür mischt man einen Tropfen Zitronenverbenenöl, einen Tropfen Rosenöl und zwei Tropfen Bergamottöl in 10 ml Jojobaöl und trägt einige Tropfen dieser Mischung jeden Abend vor dem Schlafengehen auf die mittleren Fußsohlen (Solarplexus-Bereich) auf. Verdauungsprobleme mit diesem Hintergrund können mit Zitronenverbenenöl auch gut behandelt werden.

### Loslass-Tee
2 Tropfen Zitronenverbenenöl auf einen Zuckerwürfel (oder ein gefaltetes Stückchen Küchenpapier) tropfen, mitten in 50 g getrocknete Melissenblätter oder in eine Kräuterteemischung mit wenig Geschmack geben. In luftdichtem Glas zwei Wochen ziehen lassen, zwischendrin öfters leicht schütteln, Tee normal zubereiten.

**✗** Manche Hebammen wenden das Öl unmittelbar vor der Geburt zur Wehenanregung an, deshalb ist es in der Schwangerschaft streng kontraindiziert. Vorsicht: Es erhöht die Lichtempfindlichkeit der Haut!

# Zypresse [P]

## Das Struktur-Öl
Cupressus sempervirens L.

 Früchte, auch Zweige

 Zypressengewächse, Cupressaceae

 Wasserdampfdestillation

 2–3 Jahre

 mild

 krautig-würzige Duftnote

 Frankreich

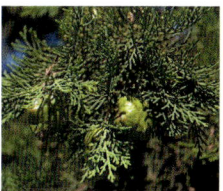

Von den circa 20 Zypressenarten hat nur die »italienische Zypresse« die typische aufrechte und schlank wachsende Form, sie gedeiht vor allem im Mittelmeerraum. Dieser Baum wird bis zu 25 Meter hoch und prägt als Windschutzmaßnahme ganze Landschaften. Das aus den Blättern und den Früchten destillierte ätherische Öl ist das wichtigste Mittel bei allen Zuständen im Körper, bei denen irgendetwas aus den Fugen geraten ist.

Optimal wirkt es gegen erweiterte Äderchen (Couperose), es lindert das Schweregefühl bei Krampfadern und strafft Hämorriden (in Hamamelishydrolat). Eine übermäßige Schweißproduktion wird sanft gebremst, Wasseransammlungen entstaut und ein aus dem Ruder geratenes Immunsystem auf verblüffende Weise reguliert. Darum setzt man es – zusammen mit Atlaszedernöl – als vorbeugende Maßnahme gegen Beschwerden durch Heuschnupfen ein (siehe Seite 113). Auch ein »verschlacktes« Bindegewebe (Cellulite) wird durch dieses strukturgebende Öl geglättet und gestrafft. Man schätzt seine Wirkung bei Husten, vor allem bei Keuchhusten und kann es für diesen Zweck in der elektrischen Duftlampe verwenden oder aber zwei Tropfen auf feuchte Handtücher geben und auf der Heizung platzieren.

Insbesondere bei seelischer Zerstreutheit, wenn man nicht mehr weiß, wo es langgeht, eignet sich Zypressenöl hervorragend für die Raumbeduftung.

> **Venenwohl-Öl**
> 30 ml Traubenkernöl
> 20 ml Calophyllumöl
> 5 Tropfen Mastixöl
> 5 Tropfen Zypressenöl
> 5 Tropfen Zitronenöl
> 3 Tropfen Niaouliöl
> 3 Tropfen Virginia-Zedernöl

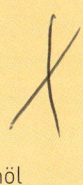

- Thuja (*Thuja occidentalis L.*) ist eine enge Verwandte der Zypresse, deren ätherisches Öl jedoch aufgrund des hohen Gehaltes an nervengiftigem Thujon keinesfalls angewendet werden sollte.

## Potenziell gefährliche ätherische Öle

|  | Wissenschaftlicher Name | Gefährlicher Inhaltsstoff |
|---|---|---|
| Beifuß | *Artemisia vulgaris L.* | Thujon (Hauptbestandteil) |
| Kalmus | *Acorus calamus L.* | bis 80 % Asaron |
| Kampfer | *Cinnamomum camphora (L.) J. Presl* | 50 % Borneon (Kampfer) |
| Muskat | *Myristica fragrans Houtt.* | bis 14 % Myristicin, Safrol |
| Poleiminze, Penny Royal | *Mentha pulegium L.* | bis 95 % Pulegon |
| Rainfarn | *Tanacetum vulgare L.* | bis 80 % Thujon |
| Raute | *Ruta graveolens L.* | bis 50 % 2-Undecanon |
| Sade dest. | *Juniperus sabina L.* | bis 50 % Sabinylacetat |
| Sassafras | *Sassafras albidum (Nutt.) Nees* | bis 90 % Safrol |
| Thuja | *Thuja occidentalis L.* | bis 80 % Thujon, Borneon |
| Wermut | *Artemisia absinthium L.* | bis 70 % Thujon |

Bei korrekter Verdünnung – wie in diesem Buch beschrieben – geht von ätherischen Ölen keinerlei Gefahr aus. Selbst einzelne Anwendungen von Ölen aus der Tabelle schaden nicht. Ich habe schon Fälle von eklatanten Fehlanwendungen geschildert bekommen und wundere mich immer aufs Neue, dass selbst dann nichts passiert ist. Wichtig ist allerdings, nur Öle von seriösen Anbietern zu verwenden (siehe Adressen im Anhang), da deren Einkäufer über sehr viel Erfahrung verfügen.

Man weiß beispielsweise viel über Chemotypen von einigen Ölen, und dass sie für unterschiedliche Zielgruppen eingesetzt werden müssen (siehe Thymian Seite 101). Man kennt inzwischen Anbieter von sehr gut verträglichen Salbei- und Ysopölen. Die recht kurze Haltbarkeit von terpenreichen Ölen wird mehr und mehr untersucht. Bekannt gewordene Vergiftungsfälle stammen meistens aus der Parfümindustrie, die vorwiegend synthetische Duftbausteine einsetzt. Man weiß heute also sehr viel mehr über diese sanfte Therapieform als zur Zeit ihrer Bekanntwerdung und kann zu unerwünschten Nebenwirkungen nur den Satz des Paracelsus wiederholen: »All Ding' sind Gift und nichts ohn' Gift; allein die Dosis macht, dass ein Ding kein Gift ist.«

## Grundausstattung

»Und welche Öle kaufe ich mir nun als Erstes?«, werden Sie sich in Anbetracht dieser vielen Beschreibungen nun fragen. Natürlich kommt es ein bisschen auf Ihren Geschmack und auch auf Ihre Lebensumstände an, auch ob Sie Kinder oder ältere Menschen zu betreuen haben. Folgende Öle wären meine Favoriten, müsste ich mir für die sprichwörtliche einsame Insel welche zusammenstellen (oder für das heutzutage stark reduzierte Handgepäck im Flugzeug):

- Manuka, Teebaum oder Thymian Ct. Linalool sind ein Muss zur Bekämpfung von unterschiedlichen Infektionen.
- Rose hilft bei Entzündungen und seelischen Verstimmungen.
- Lavendel fein kann gegen fast jedes Wehwehchen eingesetzt werden, es lindert zudem Sonnenbrand und Insektenstiche.
- Pfefferminze befreit von Kopfschmerzen und Magen-/Darmverstimmungen, zudem erfrischt es und bringt den Kreislauf in Schwung (stattdessen könnte auch Rosmarin eingepackt werden).
- Natürlich gehören in die erweitere Grundausstattung auch zwei oder drei Zitrusöle nach Vorliebe.
- Wer Süßes mag, wird Benzoe-, Vanille- oder Tonkaextrakt dazunehmen.
- Wer tobende Kinder hat, kommt vermutlich nicht ohne Cistrose oder Immortelle aus.
- Im Fall von häufigen Erkältungen sollte eines von folgenden Ölen zur Hand sein: entweder ein Kiefern- oder Tannenöl, oder aber Eukalyptus, Ravintsara, Cajeput oder Niaouli.

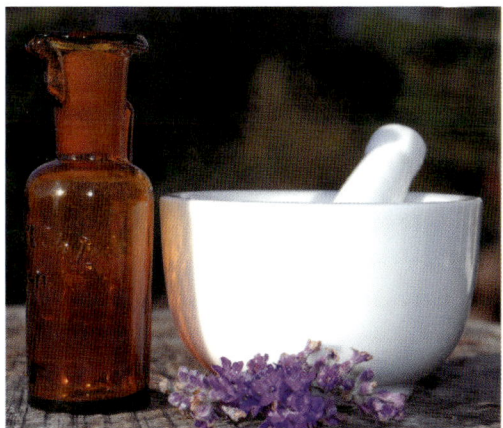

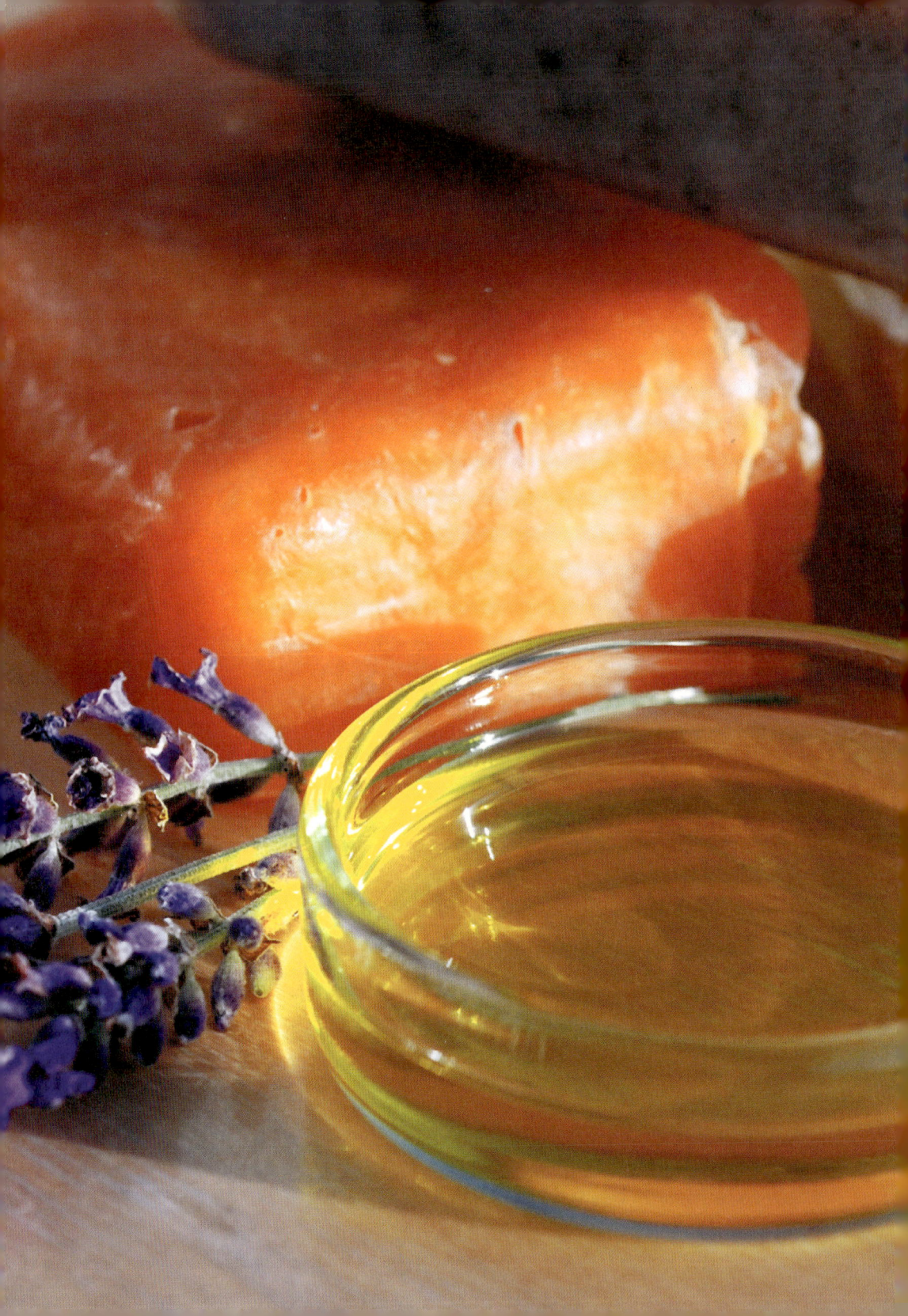

# Fette Pflanzenöle von A bis Z

Wie wir bereits gesehen haben, spielen fette Pflanzenöle bei den Pflanzen selbst eine maßgebliche Rolle als Energiereserve für das Fortbestehen der Art. Die Samen enthalten ein »Starterpaket« mit all den notwendigen Stoffen, welche die zukünftigen Pflänzchen für ein gesundes Gedeihen benötigen. Für uns Menschen dienen sie – zumindest vordergründig – als Treibstoff zum Leben.

Im Laufe des Schlankheitswahns, der den »fetten Jahren« nach dem Zweiten Weltkrieg folgte, begann man jedoch, pauschal *alle* Fette zu verdammen und vergaß dabei, dass diese neben möglicherweise dick machenden Kalorien auch unentbehrliche vitaminartige Substanzen sowie wertvolle Fettbegleitstoffe enthalten. Wenn überhaupt, hatte nur noch das geschmacksneutrale Markenöl aus der Dose seine Berechtigung im Salat, auch Kosmetik wurde nur noch ohne die lästigen, schnell ranzig werdenden Naturöle hergestellt.

Mittlerweile sorgen sich Mütter um die störrische oder kranke Haut ihrer Kinder, Mädchen leiden schon in jungem Alter an fast unerträglichen Menstruationsstörungen, junge Männer werden von Jahrzehnt zu Jahrzehnt immer zeugungsunfähiger. Die Cholesterinspiegel – nicht immer nur die der Senioren – steigen in unermessliche Höhen und Mikroentzündungen führen zu degenerativen Erkrankungen.

## Langsam entdeckt man die Notwendigkeit der Fettsäuren

Erst langsam entdeckt man die Zusammenhänge: Schöne Haut braucht bestimmte Fettsäuren, um glatt und elastisch zu bleiben, der fein abgestimmte menschliche Hormonhaushalt gerät ohne bestimmte Fettsäuren als Grundbausteine durcheinander, die unbeliebten und darum oft entfernten Fettbegleitstoffe wirken entzündungshemmend und cholesterinsenkend. In den letzten Jahren besinnt man sich wieder auf die Besonderheiten von naturbelassenen Ölen für Gesundheit und für Schönheit und man beginnt zu begreifen, dass sie viel mehr sind als die bloße »Schmiere« in der Rohkost.

Um diese Zusammenhänge zu begreifen, muss man sich den Aufbau von Pflanzenölen anschauen.

## Fettsäuren

Auch wenn es banal klingt, muss an dieser Stelle doch daran erinnert werden, dass unser Körper nur gesund funktionieren kann, wenn er mit allen benötigten Bausteinen versorgt wird – von außen, jedoch vor allem auch von innen. Neben Wasser und Luft benötigt er hochwertige Kohlenhydrate, Proteine und auch Fette. Heutzutage verkommt die Ernährung des »zivilisierten« Menschen immer mehr zu Masse statt Klasse. Wir merken das nicht einmal, da die Werbung jeden Tag in Funk und Presse schon den kleinsten Kindern suggeriert, dass wir noch mehr bequeme Hightech-Produkte verzehren sollen. Besonders stark leiden bei der Herstellung des modernen Convenience-Food die unbeliebten Pflanzenfette, sie glänzen zugunsten Kalorienersparnis und langer Lagerungsdauer der Lebensmittel durch Abwesenheit von wichtigen Begleitstoffen oder durch völlige Umarbeitung.

*Ein Molekül Glycerin plus drei Fettsäuren = Nahrungsfett*

Nahrungsfette, die uns auch wunderbare kosmetische Dienste leisten können, bestehen grundsätzlich aus je einem Molekül Glycerin, an dem drei Fettsäuren hängen. Diese Fettsäuren bestehen aus langen Ketten von 18 Kohlenstoffatomen (manchmal auch ein paar mehr oder weniger). Stellen Sie sich Vierer-Legosteine vor, die mit jeweils zweien ihrer Knöpfchen eine Kette oder Reihe bilden, auf den jeweils freien Knöpfchen stecken Einser, das sind Wasserstoffatome. Anders als beim Lego sind auch Doppelbindungen, wie auf unten stehender Grafik zu erkennen ist, möglich. Diese machen die Fettsäuren-Moleküle biegsam und elastisch, was beim Auftragen der entsprechenden Öle unserer Haut zugutekommt.

Fettsäuren sind jedoch auch ganz »nervöse«, unstabile Bindungen, die stets eine ihrer Bindungen mit einem anderen Partner als dem nächstliegenden Kohlenstoffatom eingehen möchten. Das macht ihren gesundheitserhaltenden und Anti-Aging-Effekt aus. Diese Partner können nämlich Giftstoffe und aggressive, krank machende Moleküle sein (beispielsweise freie Sauerstoffradikale), die von den Fettsäuren gewissermaßen eingefangen und unschädlich gemacht werden.

Je mehr solcher Doppelbindungen in einer Fettsäure bzw. in einem Öl mit dieser Fettsäure sind, desto besser greift ihr »entgiftender« Effekt, desto kürzer ist jedoch die Lebensdauer des Öles. Denn auch vor dem »Einfangen«

von »normalen« Sauerstoffmolekülen machen diese Doppelbindungen nicht Halt, sodass sie schnell ranzig werden, wenn die Behälter erst einmal geöffnet wurden und Sauerstoff eintreten konnte. Ein natürlicher hoher Gehalt an Vitamin E oder auch vom Menschen zugesetzte Tocopherole, wie die verschiedenen Formen dieses fettlöslichen Vitamins auch heißen, können diesen Prozess ein wenig verlangsamen.

Diese Unberechenbarkeit der gesunden Öle in Lebensmitteln und Kosmetik macht sie zu unbeliebten, teuren Zutaten. Darum setzt man billige und »ewig« haltbare Ölfraktionen, die bei der Destillation von Erdöl anfallen, für kosmetische Zwecke ein (Paraffinum, Petrolatum/Vaseline, Melkfett). Für Nahrungszwecke erfand man

| Name der Fettsäure | Anzahl der C-Atome | Anzahl der Doppelbindungen | Omega-Konfiguration | Haltbarkeit | Wirkung im Körper | Viel in |
|---|---|---|---|---|---|---|
| Ölsäure | 18 | eine = einfach ungesättigt | Omega 9 18:1w9 | lang | gut antioxidativ | Olive Mandel Raps Erdnuss |
| Linolsäure *essenziell* | 18 | zwei = zweifach ungesättigt | Omega 6 18:2w6 | mittel | sehr gut antioxidativ | Sonnenblume Distel Sesam Hanf |
| α-Linolensäure *essenziell* | 18 | drei = dreifach ungesättigt | Omega 3 18:3w3 | kurz | hervorragend antioxidativ | Lein Hanf Chia Perilla Wildrose |
| γ-Linolensäure *essenziell* | 18 | drei = dreifach ungesättigt | Omega 6 18:3w6 | kurz | hervorragend antioxidativ | Borretsch Nachtkerze Hanf |
| Palmitoleinsäure | 16 | eine = einfach ungesättigt | Omega 7 16:1w7 | mittel | dem menschlichen - Hauttalg ähnlich= stark hautpflegend | Macadamianuss Sanddornfruchtfleisch Avocado |

die Technik des »Härtens« von Naturfetten. Man verändert einfach geringfügig ihre Molekülkonstruktion, schafft die Doppelbindungen ab, und schon hat man ein gut zu verarbeitendes Fett, das auch noch (fast) ewig hält. Die nun nicht mehr erfolgende vitaminartige Wirkung im Körper des Kunden wird über Jahre oder gar Jahrzehnte nicht gespürt – so besteht keine Gefahr, dass die Fett- und Nahrungsmittelindustrie angegriffen wird.

In fetten Pflanzenölen liegen drei dieser und/oder anderer Fettsäuren an Glycerinmoleküle gebunden vor. Linolsäure und Linolensäure müssen über die Nahrung zugeführt werden, sie heißen darum auch *essenzielle* Fettsäuren, früher bezeichnete man sie sogar als Vitamin F. Diese und andere Fettsäuren müssen in einem ausgewogenen Verhältnis zueinander verspeist werden. Man verwendet dafür die Bezeichnung Omega-Fettsäuren, die aus dem amerikanischen Sprachgebrauch kommt (auch als $\omega$ geschrieben). Die Zahl nach dem Omega bezieht sich auf die Stelle, an der die erste Doppelbindung in der langkettigen Fettsäure vorkommt.

**»Zivilisations-wehwehchen« durch zu wenige Omega-3-Fettsäuren**

In unserer westlichen Ernährung konsumieren wir einen zu hohen Anteil an Omega-6-Fettsäuren, was zulasten von Omega-3-Fettsäuren geht. Das Verhältnis von Linol- zu Linolensäure beispielsweise sollte etwa 4:1 betragen, es beträgt jedoch bei den meisten Menschen circa 20:1. Das Fehlen von Omega-3-Fettsäuren macht sich spätestens bemerkbar, wenn wir an allerlei »Zivilisationswehwehchen« leiden: Ekzeme, Haarausfall, verzögerte Wundheilung, Gelenkentzündungen, Hyperaktivität, Kreislaufprobleme, Frühgeburten etc. Je ungesünder dieses Verhältnis, desto gravierender sind die Beschwerden. Darum werden uns in modernen Ratgebern Nahrungsergänzungsmittel mit Omega-3-reichen Ölen nahegelegt, insbesondere der Verzehr von fettem Fisch, der besonders reich an gut resorbierbaren, Omega-3-reichen Fettsäuren ist. Doch es gibt auch einige vegetarische Quellen von viel Omega-3-Fettsäure, beispielsweise Perilla- und Chiasamen, und neuerdings kommen wieder Speisen mit einheimischem Leinöl in Mode, das Mitteleuropäer schon seit ewigen Zeiten mit reichlich wertvoller Omega-3-Linolsäure versorgt.

Nicht nur die mangelnde Zufuhr an diesen lebensnotwendigen »Gesundheitssäuren« lässt uns allerlei unangenehme Symptome verspüren: Die moderne Ernährung, die reich an schädlichen Trans-Fettsäuren ist, benötigt sogar eine Extraportion der »guten Fette«, um die belastenden Fette unschädlich zu machen.

# Aufgaben von essenziellen Fettsäuren

| Haut und Gefäße | Immunsystem und Nervensystem | Hormonhaushalt |
| --- | --- | --- |
| Regulierung von Entzündungsfaktoren | Linderung von Heuschnupfensymptomen | Besserung bei prämenstruellem Syndrom und Menstruationsstörungen |
| Reduktion von Juckreiz | Reduktion der Allergiebereitschaft | Linderung von klimakterischen Beschwerden |
| glattere, elastischere Haut | Beruhigung bei Gereiztheit und Stresssymptomen | Linderung von pubertären Beschwerden |
| Reduktion von Schuppung | Verbesserung bei ADHS (Hyperaktivität) | bei Unfruchtbarkeit |
| Verbesserung bei Akne und Neurodermitis | Verbesserung bei einigen psychiatrischen Erkrankungen | bei ungenügender Geburtsreife des Muttermundes |
| Erhaltung der Elastizität der Blutgefäße | Stabilisierung bei einigen Krebsarten | |
| Cholesterinablagerungen in Gefäßen werden nicht so schnell ranzig/ schädlich | | |

Wenn wir also das Auftreten der in der Tabelle genannten Symptome vermeiden möchten oder sie bereits verspüren, sollten wir nicht den gesamten Fettverbrauch reduzieren, sondern den Verbrauch von unguten Fetten stark einschränken und uns mit schonend hergestellten Ölen und Fetten sowie Nüssen und Samen verwöhnen. Der Körper nutzt deren kostbare Fettsäuren zunächst für Instandhaltungs- und Reparaturarbeiten, erst Überschüsse werden zur Energiegewinnung und Polsterbildung herangezogen.

Schonend gewonnene Pflanzenöle und Fette sind nicht nur noch intakt, sondern sie sind auch Träger der wertvollen fettlöslichen Vitamine A, D, E, und K sowie weiterer Fettbegleitstoffe wie Phytoöstrogene, die allesamt wichtige Funktionen im Körper ausüben. Diese Vitamine werden auch mit fettfreien Nahrungsmitteln zugeführt, doch für deren Verarbeitung und Aufnahme im Körper sind Fette nötig. Die Vitamine A und E sind übrigens wahre Schönheitsvitamine, wenn sie in Form von Naturcremes und Körperölen aufgetragen werden.

Träger wertvoller Vitamine

## Fettsäurenverteilung

Je nach Zusammensetzung eines Pflanzenöles spricht man von trocknenden oder nicht-trocknenden Ölen. Dieser Begriff bezieht sich auf das Trocknungsverhalten an der Luft und das anschließende Verharzen, was beispielsweise ein wichtiger Faktor bei der Holzbehandlung ist, jedoch auch für die Hautpflege interessant ist.

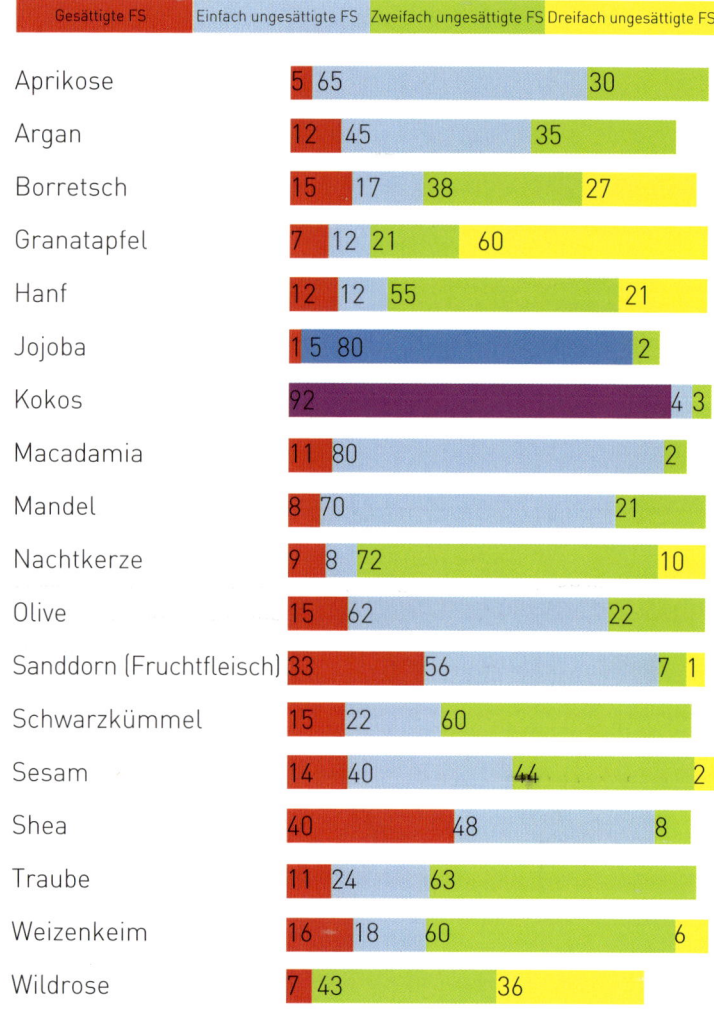

(© Waltraut Reischer, mit freundlicher Genehmigung · Werte sind abgerundet · FS = Fettsäure)

- **Trocknende Öle** (in der Grafik gelb, viel grün) enthalten mehr als 60 Prozent der zwei- oder dreifach ungesättigten Linol- oder Linolensäure. Dazu gehören beispielsweise Leinöl sowie Borretsch, Chia-, Perilla- und Nachtkerzenöl, aber auch Hanf-, Granatapfelsamen-, Hagebuttensamen-, Kukui-, Sanddorn- und Traubenkernöl. Sie ziehen sehr gut und schnell in die Haut ein.
- **Halbtrocknende Öle** enthalten weniger als 60 Prozent der zwei- oder dreifach ungesättigten Linol- oder Linolensäure, beispielsweise Calophyllum- und Sesamöl.
- **Nicht-trocknende Öle** (in der Grafik viel hellblau) enthalten weniger als 20 Prozent der zwei- oder dreifach ungesättigten Linol- oder Linolensäure, so wie in Aprikosen-, Kamelien-, Mandel-, Macadamia-, Oliven- und Rapsöl.

*Jojoba* ist ein Wachs und ist kein Ester aus Fettsäuren und Glycerin, sondern ein Ester aus ungesättigten Fettsäuren und Fettalkoholen. Auch die gesättigten Fettsäuren beim *Kokosöl* stellen eine Sonderform dar, denn bei den gesättigten Fettsäuren kann noch zwischen den kurz-, mittel- und langkettigen gesättigten Fettsäuren unterschieden werden. Im Kokosöl befinden sich über 50 Prozent der mittelkettigen Laurinsäure, die sich sehr positiv auf unseren Körper auswirkt.

### Unverseifbares in fetten Pflanzenölen

Das verbleibende weiße Feld in der Grafik (bis 100 Prozent) beinhaltet einen Mix der jeweils einzigartigen Fettbegleitstoffe, *Unverseifbares* genannt, die in raffinierten Ölen fast gänzlich fehlen: Normalerweise lassen sich Fette zusammen mit Laugen aufkochen und daraus bilden sich Seifen. Vor allem beim Avocadoöl wie auch in der Sheabutter finden sich jedoch sehr hohe Anteile von Bestandteilen, die beim Verseifen übrig bleiben. Genau sie machen jedoch die Haut geschmeidig und schützen sie vor Feuchtigkeitsverlust (Phyto-Moisturizer). Ferner befinden sich in diesem einst als »Abfall« der Seifensieder betrachteten Anteil viele wertvolle Stoffe wie beispielsweise fettlösliche Vitamine.

*Das wertvolle Unverseifbare*

### Mineralöle

Mineralöle (Paraffinum, Petrolatum/Vaseline, Melkfett) sind Fraktionen, die bei der Erdölverarbeitung anfallen. Anders als fette Pflanzenöle verfügen sie nicht über »gespeicherte Sonnenenergie«, was sich rein chemisch-materiell im Fehlen der gesundheitsför-

| Stoffgruppe | Wirkung | viel in |
|---|---|---|
| Tocopherole (Vitamin E) | antioxidative Wirkung auf das Öl selbst und auf physiologische Körperabläufe, Anti-Aging-Wirkung, fördern Durchblutung und Zellatmung | Arganöl Sanddornöl Weizenkeimöl Hanf |
| Carotinoide (Vitamin A, gelbe Farbstoffe) | regenerative Wirkung auf Haut und Schleimhäute, regenerative Wirkung auf Augen (Sehpigmente) | Sanddornöl |
| Flavonoide (gelbe/ orangefarbene Farbstoffe, Procyanidine) | regulierende Wirkung auf Immunsystem, Wachstums- und Verhornungsprozesse, regulierende Wirkung auf Immunsystem | Sanddornöl Traubenkernöl |
| Lecithin | Senkung/Regulierung des Cholesterin- spiegels im Blut, hautpflegend, Förderung der Gehirnfunktionen: wichtig für Weiterleitung von Nervenimpulsen | Sonnenblumenöl Sesam Walnuss Avocado |
| Phytosterole | wirken wie Mörtel zwischen den Zellen, bewahren Haut vor Feuchtigkeitsverlust, Förderung der Hautelastizität, Linderung von Juckreiz und Irritationen, Senkung/Re- gulierung des Cholesterinspiegels im Blut | Arganöl Soja |
| besondere »Weichmacher« (Emmolients) | regulierende Wirkung auf Wachstums- und Verhornungsprozesse der Epidermis, weich machende Wirkung | Avocadoöl Sheabutter |
| Wachse/ Triterpenalkohole | Schutz vor Austrocknung, Schutz vor Bakterienbefall | Jojoba Sheabutter |
| Harze und Aromastoffe | heilende und schmerzstillende Funktionen, Nigellon: bronchienerweiternde Wirkung | Calophyllum inophyllum Lorbeerfett Schwarzkümmelöl |
| pharmakologisch aktive Stoffe | insektizid wirksame Stoffe | Neemöl, Andirobaöl |
| | gewebestraffende Stoffe | Calophyllum inophyllum |
| | Amygdalin (»Vitamin B 17«): vermutlich antitumorale Wirkung | Aprikosenkernöl |
| | 17-$\alpha$-Estradiol: hormonell regulierende Wirkung | Granatapfelsamenöl |
| | Sesamol (Phenol): antioxidativ wirksam | Sesamöl |
| | Oleocanthal wirkt ähnlich wie Ibuprofen: unterdrückt Entzündungsmediatoren (Enzym Cyclooxygenase COX) | Olivenöl |
| | antiviral wirksame Stoffe | Calophyllum inophyllum |
| | Allantoin: entzündungshemmende Wirkung | Sheabutter |

dernden Doppelbindungen und des Sauerstoffanteils im Molekül ausdrückt, denn sie sind unter der Erde durch Jahrmillionen während Abbauprozesse aus totem Pflanzenmaterial entstanden. Sie sind darum »ewig« haltbar und billig. Sie hinterlassen auf der Haut einen Film, der bei Schutz- und Gleitprodukten (Handcreme, Windelnässeschutz, Gärtnerschutz, Kälteschutz, Einlauf-Gleitmittel) durchaus erwünscht ist.

Mineralöle pflegen nicht per se, sondern durch zugesetzte Produkte (in Melkfett ist beispielsweise etwas Kortison enthalten), und sie werden nicht von der Haut verstoffwechselt. Die Hersteller herkömmlicher Kosmetik werben mit der chemischen Stabilität der Mineralöle, sodass Allergien erst gar nicht entstehen sollen, Allergiker sollen damit besser klarkommen als mit natürlichen Produkten, was in extremen Fällen von Unverträglichkeiten sogar stimmen kann. Diese Menschen müssen jedoch fast ihre ganze Welt frei von potenziell reizenden Stoffen halten und auch in Sachen Kleidung und Heimtextilien auf Synthetisches zurückgreifen.

## Ätherische Öle nicht mit Mineralölen vermischen

Ätherische Öle können eine sogenannte Carrierfunktion ausüben, das bedeutet, dass sie durch ihre Fähigkeit, sich an menschliche und tierische Zellmembranen anlagern zu können, anderen – auch unerwünschten und möglicherweise allergisierenden – Stoffen den Transport in die Zelle hinein ermöglichen. Sie werden darum von der Pharmaindustrie gelegentlich als Penetrationsverstärker verwendet, um also schlecht in die Haut eindringende Arzneistoffe besser in den Körper einschleusen zu können. Um die Einschleusung von unerwünschten Substanzen zu vermeiden, sollten sie nicht mit Produkten aus Mineralölen vermischt werden.

Das gilt nicht für Mineralerde: Sie ist weder lipophil noch besteht sie aus eindringbaren Minimolekülen, sodass keine Gefahr besteht, wenn sie mit ätherischen Ölen vermischt wird, beispielsweise in Heilerdemasken oder Shampoos.

### Die Gewinnung von fetten Pflanzenölen

Bevor wir uns den einzelnen Ölkostbarkeiten zuwenden, noch eine kurze Erläuterung zum Unterschied zwischen »normalen« Supermarkt- oder Discounterölen und hochwertigen »echten« Pflanzenölen. Die allermeisten Öle, welche die Bevölkerung der Erde heutzutage konsumiert, werden industriell im großen Stil hergestellt: Es sind *raffinierte* Öle, deren Literpreis oft bei unter einem Euro liegt. In

Was ist der Unterschied zwischen »Discounteröl« und hochwertigem, »echtem« Pflanzenöl?

einem sehr aufwändigen Prozess werden die pflanzlichen Aus-
gangssubstanzen unter Hitzeeinwirkung und mit Lösungsmitteln
fast bis zum letzten Tropfen ausgelaugt. Alle »lästigen« Fettbegleitstoffe werden entfernt, da sie unerwünschte Farbtöne, Flockungen,
Geschmacksnuancen und Gerüche enthalten. Übrig bleibt eine billige Substanz, die streng genommen eher für industrielle Zwecke
tauglich ist als für die menschliche Ernährung oder Körperpflege.

So verwundert es nicht, dass in den Wohlstandsländern zunehmend Erkrankungen wie Gefäß- und Gelenkveränderungen, Allergien, Alzheimer und viele mehr auftreten, denn uns fehlen die
geschilderten heilenden und reparierenden Eigenschaften der Nüsse und Samen oft ganz. Es gibt kaum Aufklärung über diesen Mangel, da industrielle Interessen wirtschaftlich orientiert sind und auch
keine späten Klagen zu erwarten sind, denn die Gesundheitsschä-
den durch minderwertige Industriefette sind schleichend.

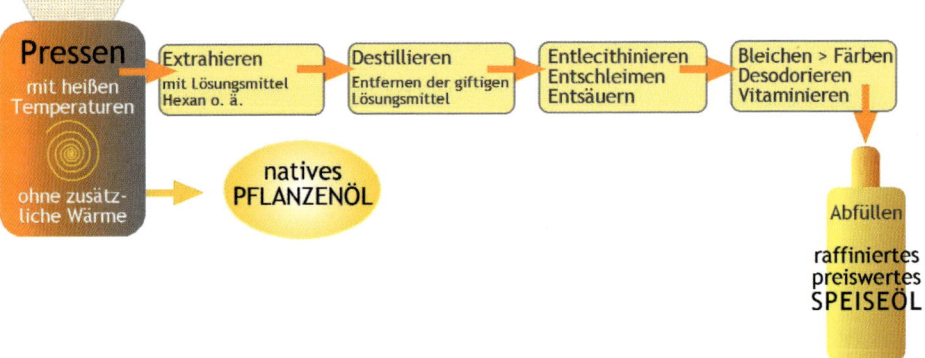

Umgekehrt werden die naturbelassenen Öle nur noch in wenigen,
eher kleinen Ölmühlen von engagierten Menschen schonend
mechanisch gepresst. Die Ausbeute ist vergleichsweise gering, die
Öle haben einen mehr oder weniger starken Eigengeschmack und
Duft, sie sind gelb, grün, dunkelorangefarben oder gar braun und
viele werden innerhalb von Wochen oder Monaten ranzig, auch wenn
sie noch so dunkel und schonend abgefüllt werden.

Ihre Preise belaufen sich auf gut 4 Euro bis 15 Euro pro Liter, für
besondere Öle wie Arganöl sowie für besondere Lagen von Olivenöl
ist auch schon mal das Dreifache zu zahlen. Da diese Raritäten
jedoch eher tropfenweise – wie Gewürze – über fertige Speisen
gegeben werden sollten, fällt der hohe Preis nicht so ins Gewicht.

# Fette Pflanzenöle
# für innere und äußere Schönheit

## Aloe vera [Ma]

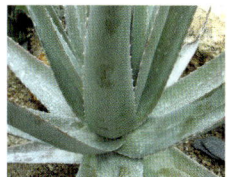

Aloe vera (L.) Burm. f.

 Aloaceae

Dadurch, dass Aloestückchen klein geschnitten in Soja- oder Rapsöl (Canola) eingelegt werden, spart man sich die sonst erforderliche starke Konservierung des Aloe-vera-Gels. Das mit dem Saft der dickfleischigen Blätter dieser sonnenhungrigen Pflanze angereicherte Öl wirkt durchblutungsfördernd und feuchtigkeitsspendend. Die Selbstheilungskräfte der Haut werden gestärkt. Bei Sonnenbrand wird es zehnprozentig mit ätherischem Öl von Lavendel fein gemischt, so wirkt es enorm beruhigend und zellregenerierend auf die Haut.

## Andiroba [W]

Carapa guianensis Aubl.

 Meliaceae

Dieses hellgelbe Öl aus den Samen eines Amazonas-Baumes spielt bislang keine große Rolle in der Aromatherapie, trotz seiner entzündungshemmenden und schmerzlindernden Wirkungen. Für einen Befall mit Kopfläusen ist es jedoch fast unentbehrlich – sogar die Pharmaindustrie hat es dafür entdeckt. Dieser mit dem indischen Neem-Baum verwandte Baum hat ebenfalls eine fatale Wirkung auf diese unappetitlichen und lästigen Insekten, sodass man beide kombiniert für diesen Zweck einsetzen kann (siehe Rezept Seite 206f.).

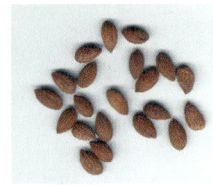

## Aprikose [T]

Prunus armeniaca L.

 Rosaceae

In den hölzernen Steinen, die nach dem Genuss der Früchte von Aprikose und Pfirsich sichtbar werden, verbergen sich kleine Mandeln, die Öl enthalten. Aprikosenkernöl aus Frankreich oder der Türkei – es duftet manchmal deutlich wahrnehmbar nach Marzipan – wirkt leicht wärmend und ist für entsprechend »lecker« duftende Mischungen geeignet. Aprikosen gehören zur gleichen Pflanzenfamilie wie Wildrose und Mandel, und deren Öl ist genau wie deren Pflanzenöle universell einsetzbar sowie bestens verträglich. Da Mandelöl zwischenzeitlich im Preis gestiegen ist, greifen Krankenhäuser, die Aromatherapie anbieten, gerne auf das ebenso gut verträgliche Aprikosenkernöl zurück.

Das darin enthaltene Amygdalin unterstützt den Feuchtigkeitshaushalt der Haut und wirkt beruhigend bei Sonnenbrand. Auch empfindliche oder entzündete Haut profitiert von diesem Öl.

## Argane [T]

Argania spinosa (L.) Skeels

 Sapotaceae

Dieses in jeder Hinsicht besondere und kostbare Öl wird traditionell von den Amazigh-Berbern in Marokko verwendet, die es in mühsamer Handarbeit gewinnen. In den deutschsprachigen Ländern ist es erst seit einigen Jahren bekannt. 20 Millionen Arganbäume wachsen

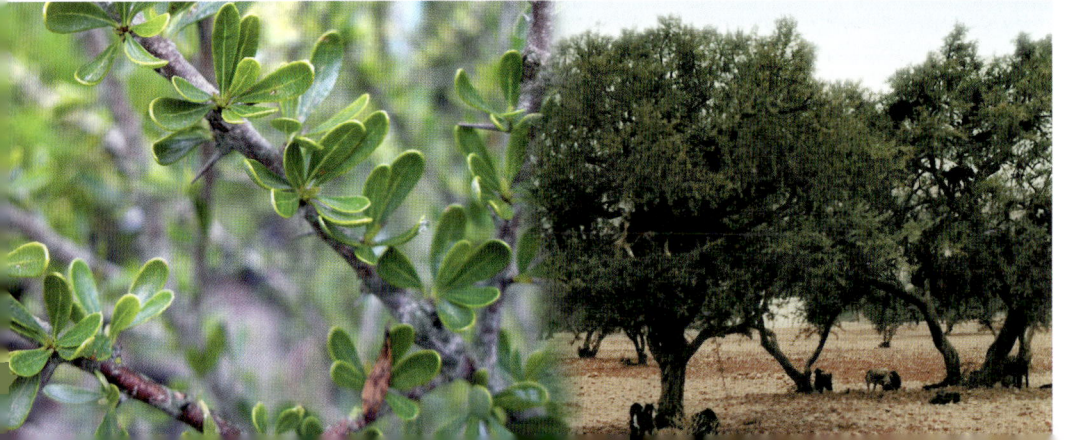

im Südwesten Marokkos auf 820.000 Hektar. Durch die Ausbreitung der Wüste Sahara werden sie jedoch bereits zurückgedrängt, darum erklärte die UNESCO 1998 diese Region zum Biosphärenreservat. Touristen fotografieren diese Bäume leidenschaftlich gerne, da sie fast immer von Ziegen »bewohnt« sind, die sich auch von den hoch oben wachsenden Früchten ernähren. Das ist auch der traditionelle Weg des »Erntens«, da die Menschenhand den stacheligen Baum kaum bezwingen kann. So passieren die Früchte erst einmal den Verdauungstrakt der Ziegen, der innere »Kern« wird ausgeschieden und kann dann in mühsamer Kleinarbeit geknackt werden. Das Innere des Kerns wird – ähnlich wie ein Sonnenblumenkern ausse-hend – zu Öl verarbeitet. Das Öl gehört wegen seiner ausgeprägten antioxidativen Wirkung zu den ganz starken Anti-Aging-Ölen, sowohl im Verzehr als auch auf die Haut aufgetragen. Mit 620 mg/l an Toco-pherolen (Vitamin E) ist es ein Spitzenreiter dieses verjüngenden Vitamins, das auch angegriffene Gelenke wieder in Schwung bringen kann. Die entzündungshemmende Wirkung macht es bei Neuroder-mitis und auch bei allergischen Hauterkrankungen interessant.

## Arnika [Ma]

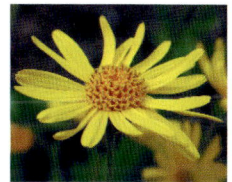

Arnica montana L.

 Asteraceae

Eingelegt in fettem Olivenöl, entfalten diese sonnenartigen Blüten erwärmende und kreislaufanregende Wirkungen. Die seit alters geschätzte Heilpflanze wächst wild in der starken Bergsonne und schenkte dem Menschen seit alten Zeiten um Johanni (21. Juni) ihre goldgelben Blütenblättchen, aus denen Tinkturen und Mazerate für die Hausapotheke gemacht wurden. Bei Stürzen, Prellungen und Verstauchungen sollte das energetisierende Öl stets zur Hand sein. Zudem wirkt es bei der Behandlung von Hämatomen zusammen mit ätherischem Immortelle- und Pfefferöl geradezu Wunder.

Allerdings vertragen nicht alle Menschen Arnika, auch kann es innerlich eingenommen zu Vergiftungserscheinungen kommen. Wie andere Arnikaprodukte auch, darf es nicht auf offene Wunden aufge-tragen werden, für Haut mit Couperose oder Neurodermitis ist es auch nicht verträglich.

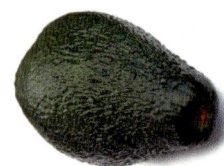

# Avocado [W]

Persea americana Mill.

 Lauraceae

Das grüne Avocadoöl aus Israel mit seinem meistens recht intensiven Eigenduft eignet sich in einer Massageölmischung nur als kleine Beigabe. Es ist vitaminreich, sehr nährend und erhält einen leichten Sonnenschutzfaktor. Man sollte daran denken, wenn man jemanden mit sehr trockener, rissiger Haut, spröden Fußballen, rauen Ellenbogen vor sich hat oder wenn es darum geht, das Eindringen der ätherischen Öle bei beleibteren Menschen zu erleichtern: Avocadoöl ist dabei ein ideales Transportmittel. Durch einen hohen Gehalt an einfach ungesättigter Ölsäure ist es recht lange haltbar. Es enthält neben Lecithin zwei bis sechs Prozent Unverseifbares (siehe Seite 129): Diese Bestandteile machen die Haut samtweich und sie wirken außerdem feuchtigkeitsbindend auf die Oberhaut.

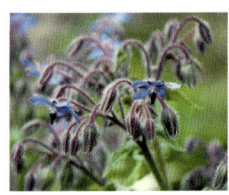

# Borretsch [W]

Borago officinalis L.

Boraginaceae

Ein Unkraut macht Karriere, das kann man von diesem Öl sagen, das aus den unvorstellbar winzigen Samen der hübschen sternförmigen Borretschblüten gewonnen wird. Sein ungewöhnlich hoher Gehalt an γ-Linolensäure macht es zu einem stark hautregenerierenden Mittel, die Haut wird elastischer. Es hat, innerlich eingenommen, eine hormonell und psychisch ausgleichende Wirkung (extrem wirksam bei PMS) und das Immunsystem. Es eignet sich innerlich wie auch äußerlich angewendet bei allergischen Hauterscheinungen und auch bei geschwächter Immunsituation nach langen Krankheiten. Es wirkt zudem antikoagulierend bei Thrombosegefahr.

Pyrrolizidinalkaloide werden heute immer aus dem Öl entfernt, da sie leberschädigend wirken können. Wie alle Öle mit einem hohen Gehalt an der dreifach ungesättigten γ-Linolensäure wird es sehr schnell ranzig, deshalb sollte es für jede Anwendung frisch aus der Gelatinekapsel benutzt werden.

# Calophyllum [W]

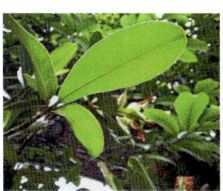

Calophyllum inophyllum L.

 Clusiaceae

Dieses bräunlich-grüne Öl – es wird auch Tamanu- oder Forahaöl genannt – mit einem stark nussigen Aroma stammt aus den Früchten eines kleinen Baumes namens Südsee-Eisenholz, der rund um den Indischen Ozean und auch an Pazifischen Küsten heimisch ist. Selten wird er bis zu 20 Meter hoch. Wegen seiner großen Blätter – Calophyllum bedeutet »das schöne Blatt« – wird er als Schattenbaum geschätzt. Der Kern der kugeligen Früchte enthält 40 bis 60 Prozent Fett, bei der Pressung gehen 14 bis 20 Prozent Harze in das Öl über. Somit stellt es eine Besonderheit unter den Ölen dar und ist – zumindest in den Ursprungsländern – ein äußerlich anzuwendendes Allheilmittel, vor allem bei Schmerzen, Narben und Krampfadern.

Es ist das Mittel der Wahl bei eitrigen Wunden, deren Regeneration es deutlich sichtbar beschleunigen kann und hat sich bei Akne sowie entzündlichen Hauterkrankungen bewährt. Es beugt Haarausfall vor und verleiht den Haaren einen seidigen Glanz.

# Centella [Ma]

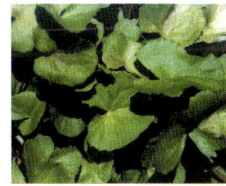

Centella asiatica (L.) Urb.

 Apiaceae

Das auch auch Fo-ti-tieng, Gotu Kola oder indischer Wassernabel genannte zarte Gewächs hat lange, kriechende Ranken und herzförmige Blättchen. Es wird in der Ayurveda-Medizin zu den »Rasayanas«, den verjüngenden Mitteln, gezählt, die bei jeder Form der Verschlackung, Abnutzung und Erschöpfung empfohlen wird. Ein hoher Gehalt an verschiedenen Triterpensäuren wirkt stimulierend auf den Kollagen-Stoffwechsel der Haut, weswegen das auch manchmal Tigergrasöl genannte Mazerat ungewöhnlich hautregenerierend wirkt, zum Beispiel bei verzögerter Vernarbung, aber auch bei wulstigen Narben (Keloiden). Zudem kann man ungewöhnlich gute Effekte bei Zellulite beobachten, die durch die innere Einnahme von Centellakraut-Tee enorm unterstützt werden. Die zarten Blättchen werden meistens in Mandelöl ausgezogen.

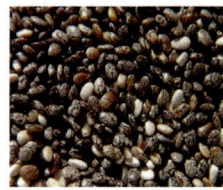

# Chia [W]

Salvia hispanica L.

 Lamiaceae

Dieses in Deutschland noch gänzlich unbekannte Öl wird aus den zwei Millimeter langen Samen einer mexikanischen Salbeiart durch $CO_2$-Extraktion gewonnen. Bereits die Azteken und andere Völker Mittelamerikas bauten Chia an, dessen Blätter als Gewürz benutzt wurden. Die Samen wurden geröstet und zu Mehl verarbeitet in Pfannkuchen genossen. Sie enthalten 20 Prozent Proteine mit einem besonders hochwertigen Aminosäurespektrum, mehr als Weizen, Hafer und Gerste. Chiasamen-Öl enthält mehr als 60 Prozent wertvoller Omega-3-Linolensäure, einem der höchsten Gehalte im Pflanzenreich. Es ist darum ein ideales Nahrungsergänzungsmittel für Vegetarier, da die meisten Omega-3-Kapseln mit Fischölen einen leicht unangenehmen Nachgeschmack verursachen.

In der Hautpflege eingesetzt, verbessert das kostbare Öl die Elastizität der Haut und ist auch zur Behandlung angegriffener Schleimhäute geeignet. Es hat entzündungshemmende Eigenschaften und ist ein sehr gut verträgliches und allergenfreies Öl. Innerlich eingenommen hat dieses Öl, wie alle Omega-3-reichen Pflanzenöle, antientzündliche und antithrombotische (blutverdünnende) Eigenschaften, es pflegt somit die Blutgefäße.

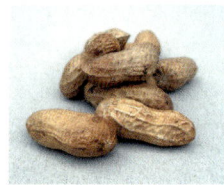

# Erdnuss [T]

Arachis hypogaea L.

 Fabaceae

Die leuchtend gelben Blüten stehen nur für wenige Stunden zur Selbstbestäubung auf ihren langen Stielen, dann senken sich die Fruchtknoten bis zu acht Zentimeter tief in die Erde. Geschützt vor Sonne und Trockenheit, reifen die Samenkerne in ihrer doppelten Hülle heran. Sie haben einen recht hohen Ölgehalt von 40 bis 50 Prozent, und die mehrfach ungesättigten Fettsäuren (bis zu 42 Prozent) machen es zu einem wertvollen Öl, es wird fast nur raffiniert angeboten. Deshalb verwendet man es eher selten in der Massage, es hat jedoch eine weich machende Wirkung auf die Haut.

# Färberdistel oder Saflor [T]

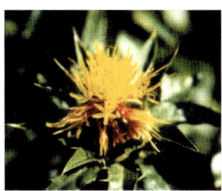

Carthamus tinctorius L.

 Asteraceae

Das Färberdistelöl verdankt seinen Namen seiner knallgelben Blüte (*Safran* = gelb, *flos* = Blüte). Früher kultivierte man diese Distelpflanze vor allem zum Färben von Mumienbandagen und von Wolle. Safloröl birgt den höchsten Linolsäuregehalt aller Ölpflanzen in sich. Dadurch ist es, innerlich eingenommen, eines der wirksamsten natürlichen Mittel gegen Gallensteine. Es ist eher ein austrocknendes Öl, es spricht jedoch nichts gegen die Anwendung als Massageöl.

# Granatapfelsamen [W]

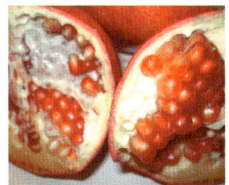

Punica granatum L.

 Punicaceae

Nachdem vor einigen Jahren Granatapfelsaft als Anti-Aging-Produkt mit fast wunderartiger Wirkung auf den deutschsprachigen Markt kam, erhalten wir erst seit kurzer Zeit das kostbare Granatapfelsamenöl, das in seiner Zusammensetzung einzigartig unter den fetten Pflanzenölen ist. Die dekorative Pflanze entzückt durch hübsche rote Blüten, aus denen sich wundersam holzige rote »Äpfel« entwickeln. Schneidet man sie sorgfältig auf, befinden sich wie in einer Schale viele in blutrotes »Gelee« eingebettete Samen.

Aus diesen Kernen, die in arabischen Ländern als Gewürz verwendet werden, kann ein nussig schmeckendes Öl gewonnen werden, das eine besondere Fettsäure namens Punicinsäure enthält, die stark entzündungshemmend und hautregenerierend wirkt. Die Bildung von Keratinozyten wird gefördert, sodass die Epidermis (die oberste Hautschicht) in Zuge des Älterwerdens nicht so schnell dünn wird.

Zudem befindet sich darin 17-$\alpha$-Estradiol, ein stark antioxidativ wirksames Östrogen, das dennoch keine Probleme bei hormonabhängigen Krebsarten verursacht. Im Tierversuch zeigte sich sogar eine Anti-Hautkrebs- und Anti-Darmkrebs-Wirkung. Andere Fettbegleitstoffe sowie ein reichhaltiges Bouquet an Vitaminen und Mine-

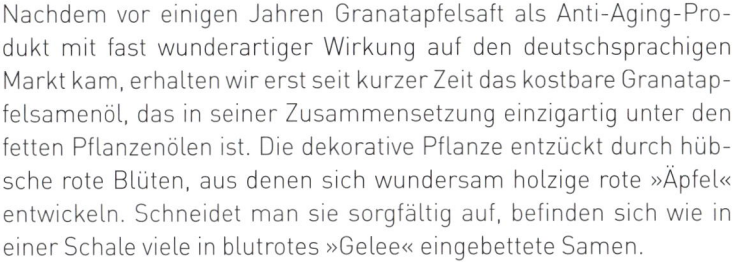

ralien machen dieses Öl zu einem Jungbrunnen, der uns vor dem Zahn der Zeit schützen kann – äußerlich und innerlich angewandt. In Cremes eingearbeitet, hilft das Öl bei kosmetischen Problemen jeder Art, Hautkrankheiten verlieren ihren Schrecken und klimakterische Beschwerden gehören der Vergangenheit an. Insbesondere bei trockenen Schleimhäuten in Nase, Hals und Vaginalbereich kann es beste Dienste leisten.

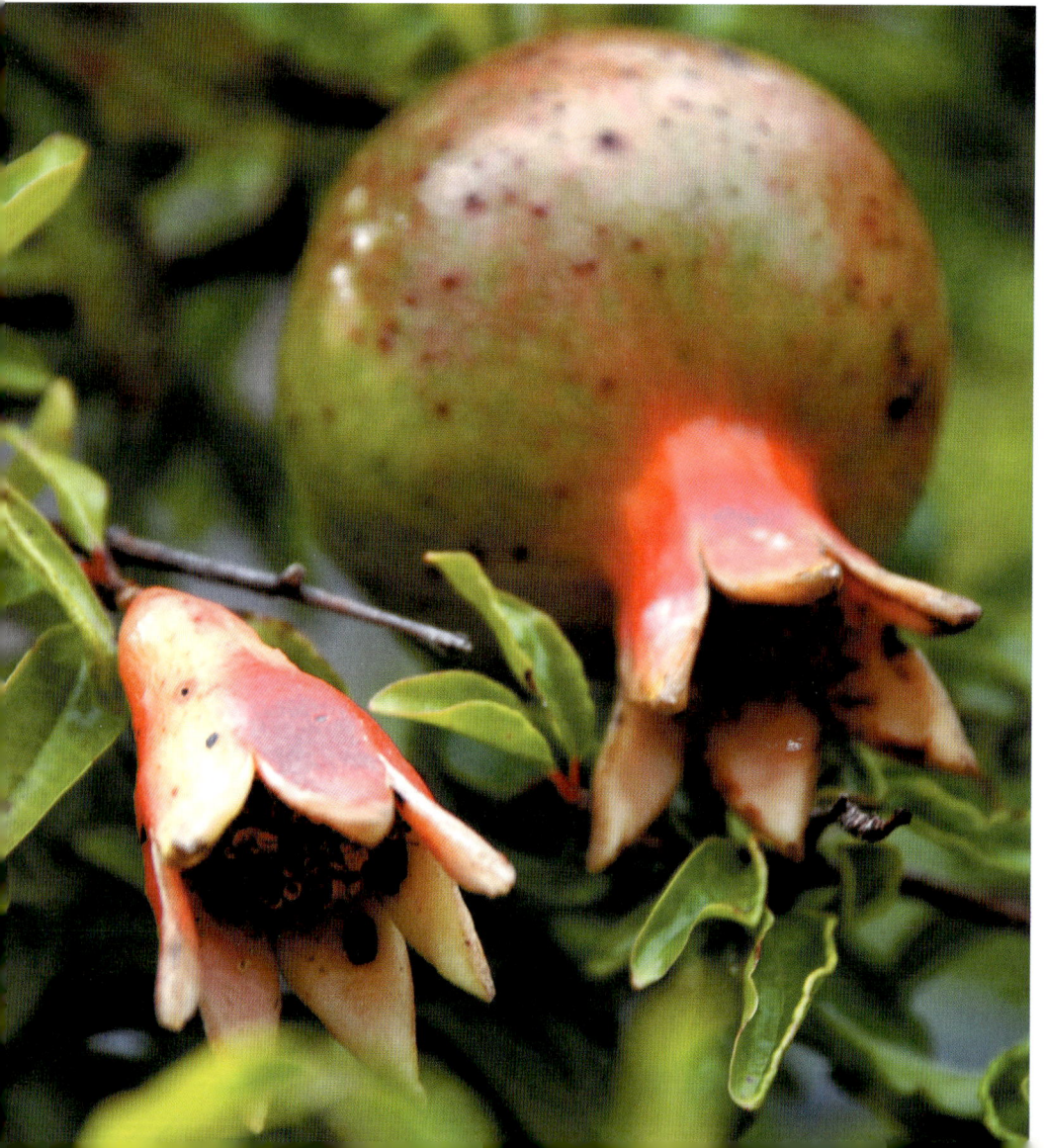

# Hanf [W]

Cannabis sativa L.

 Cannabaceae

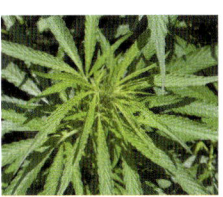

Manche behaupten, das Öl der kleinen, runden Hanfsamen sei das wertvollste (Speise-)Öl überhaupt, da es ein ungewöhnlich ausgewogenes Fettsäureprofil hat. Es ist besonders interessant für Europäer, da es ein einheimisches Öl ist, das nicht aufwändig eingeflogen werden muss. Es besteht zu 80 Prozent aus ungesättigten Fettsäuren (Ölsäure zwölf Prozent, Linolsäure 57 Prozent, $\alpha$–Linolensäure 18 Prozent) und enthält zudem etwa drei Prozent der seltenen, aber wichtigen $\gamma$-Linolensäure.

Das Öl ist grün-braun und hat einen leicht bitter-nussigen Geruch und Geschmack, der je nach Alter zart bis intensiv sein kann und an Leinöl erinnert. Das Öl ist selbst im Kühlschrank nicht sehr lange haltbar. In der Massage wird es zehnprozentig zu herben oder harzigen ätherischen Ölen genommen. Es eignet sich für die raue, entzündliche und schuppige Haut, lässt sich gut verteilen und zieht sehr gut ein. Neurodermitiker schätzen die Einnahme als Geheimtipp, deren Haut profitiert auch von Naturkosmetik, die Hanföl enthält.

# Haselnuss [T]

Corylus avellana L.

 Betulaceae

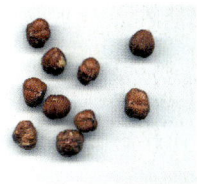

Die Haselnuss ist die einzige Nuss, die ursprünglich aus Europa stammt. Ihr intensiv nussig duftendes und schmeckendes, kostbares Öl aus deutschen Landen wird nach einer vorsichtigen Röstung bei 70 Grad Celsius gepresst. Es hält sich wegen seiner 80 bis 90 Prozent einfach ungesättigten Fettsäuren circa ein Jahr. Es ist nicht überall erhältlich und ist eine schmackhafte und gesunde Rarität.

Das leicht tonisierende Haselnussöl wird zur Massage von Kindern mit Atemtraktproblemen und für spezielle Muskelmassagen eingesetzt. Vom Duft her passt es gut zu würzigen ätherischen Ölen. Für nährende Nachtcremes ist es gut geeignet. Es hat einen leichten Sonnenschutzfaktor (3 bis 4).

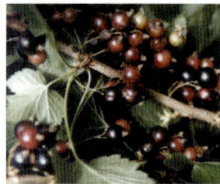

# Schwarze Johannisbeere [W]

Ribes nigrum L.

 Grossulariaceae

Die kleinen Samen der allseits bekannten schwarzen Johannisbeere werden zu einem sehr wertvollen Öl gepresst. Ähnlich wie Nachtkerzen- und Borretschsamenöl finden wir hier einen recht hohen Gehalt an γ-Linolensäure, was das Öl interessant macht bei Hormonstörungen, Neurodermitis und schwachem Immunsystem (auch innerlich eingenommen).

Die Fettsäuren-Zusammensetzung macht es zu einem idealen Pflegeöl für die Haut ab 30 Jahren, es ist sehr mild und reizberuhigend, auch zu Allergien neigende Haut verträgt es gut. Sein Preis ist allerdings recht hoch, sodass das preiswertere Borretschsamenöl beliebter ist. Wie bei allen Ölen mit hohem γ-Linolensäure-Gehalt ist die Haltbarkeit sehr begrenzt, man sollte es aus Kapseln verwenden.

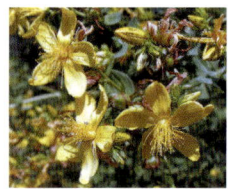

# Johanniskraut [Ma]

Hypericum perforatum L.

Clusiaceae

Dieses wegen seiner roten Farbe auch Rotöl genannte Heilmittel gehört zur traditionellen mitteleuropäischen Heiltradition. Es wird durch Einlegen von frischen Johanniskrautblüten in Olivenöl gewonnen. Frühestens nach drei Wochen wird das Kraut entnommen und man kann das deutlich schmerzlindernd wirkende Öl überall dort zu Einreibungen anwenden, wo entkrampft, erwärmt und beruhigt werden soll: Wunden, Verbrennungen, Sonnenbrand, Geschwüre, Hexenschuss. Es gehört in Rezepturen gegen rheumatische Schmerzen, die Regenerationsbehandlung der Bandscheiben ist ohne dieses Mittel nicht denkbar, auch für die Dammmassage vor der Entbindung ist es ein Muss. Es macht die Haut allerdings lichtempfindlich; deshalb sind nach dem Auftragen Sonne oder Sonnenbank zu meiden. Ähnlich wie der Johanniskrauttee wirkt es bei längerem Gebrauch durch die Hauptbestandteile Hypericin und Hyperforin leicht stimmungsaufhellend. Nicht zu verwechseln mit dem ätherischen Johanniskrautöl, das keine Lichtempfindlichkeit auslöst.

# Jojoba [T]

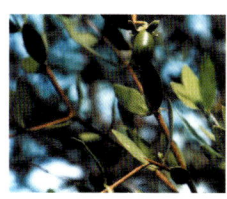

Simmondsia chinensis (Link) C. K. Schneid.

 Simmondsiaceae

Jojobaöl wird nicht ranzig, da es ein bei normaler Raumtemperatur flüssiges Wachs ist. Man sollte es dennoch nicht länger als zweieinhalb Jahre lagern, da es durch chemische Veränderungen seine Heilkraft einbüßt.

»Jojowi« wurde von den Indianern der kalifornisch-mexikanischen Sonora-Wüste seit jeher zur Heilung von Harnwegserkrankungen, bei Wundbehandlungen und zur Geburtshilfe eingesetzt. Sogar gegen Krebs soll das »Öl« helfen.

In der westlichen Welt wurde Jojobaöl erst ab den Achtzigerjahren des 20. Jahrhunderts so richtig bekannt.

Die Jojobapflanze ist ein Wunder an Ausdauer und Genügsamkeit. Mit ihren bis zu drei Meter langen Pfahlwurzeln holt sie sich auch die letzten Wassertropfen aus den trockenen Böden der mexikanischen Heimat. Als wild wachsende Pflanze kennt Jojoba kaum Schädlinge, in den dichten Plantagen ist man vor Befall jedoch nicht gesichert. Frost ist der einzige große Feind dieses Strauches mit den kleinen, ledrigen, immergrünen Blättern. Seine Früchte erinnern in Aussehen und Größe an Erdnüsse, sie enthalten zwischen 50 und 60 Prozent des ölartigen Wachses. Ab dem Alter von vier Jahren ist eine nennenswerte Ernte möglich.

Wir schätzen Jojobaöl als eines der wichtigsten Basisöle für jeden Bereich der Körperpflege – und ganz besonders bei fettiger Haut, da es gut einzieht und sich nicht ölig anfühlt. Zudem suggeriert die einzigartige Konsistenz dieses Öles der fettigen Haut, es sei schon genügend Talg produziert worden, sodass sie die überschießende Produktion der Talgdrüsen wieder regulieren lernt. Auf der anderen Seite schützt eben dieser wachsige Fettfilm die trockene Haut vor zu viel Verdunstung von Feuchtigkeit. Auch die schuppige und ölige Kopfhaut kann von diesem Schönheitsmittel profitieren, Jojoba in Haarwässern und Shampoos stärkt und schützt die Haare.

Bei Sonnenbrand und jeder Art von Hautkrankheiten unterstützt es die Heilungsprozesse. Entzündungen können gelindert werden. Es wirkt eher kühlend und ist deshalb besonders für erfrischende, belebende Aromamischungen geeignet. Es passt zwar zu allen Duftrichtungen, da es fast geruchsneutral ist, herbe Düfte passen sich ihm jedoch besonders gut an. Seine Haltbarkeit und seine Unaufdringlichkeit machen es zum idealen Träger bei der Komposition von Naturparfüms.

In der Naturkosmetikherstellung ist es unentbehrlich, da es fast die gleiche chemische Struktur wie der pflegende Konsistenzgeber Walrat hat. Dieser wird nicht mehr verwendet, damit wenigstens wegen der Schönheitscremes keine Wale mehr sterben müssen.

Für die professionelle Massage ist Jojobaöl pur nur bedingt zu gebrauchen, da es nicht so gut spreitet und »rutscht« wie die echten fetten Öle. Aber schon die Beimischung von wenig anderem pflanzlichen Öl macht es zu einer beliebten Basis für ätherische Öle. Für den Masseur hat das Öl den Vorteil, dass Laken und Tücher nicht so schnell einen ranzigen Geruch annehmen.

Gelegentlich hört man von vermeintlichen Allergien gegen Jojobaöl, die jedoch vermutlich auf unsachgemäße Produktion oder sogar auf Pantschen mit synthetischen Substanzen zurückzuführen sind.

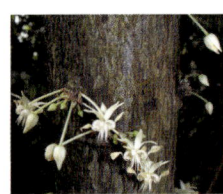

## Kakao [W]

Theobroma cacao L.

 Sterculiaceae

Aus den gerösteten Samen des »Götterbaumes« (*Theobroma* = Götterspeise) aus dem nördlichen Südamerika gewinnt man die zart nach Schokolade duftende Kakaobutter, die gerne zu körperpflegenden seifenartigen Stücken oder zu sogenanntem Badewannenkonfekt verarbeitet wird. Durch sanftes Einmassieren in die Haut hat man so eines der feinsten natürlichen Schönheitsmittel. Verwöhn- und Partnermassagen mit dem geschmolzenen Fett sind im wahrsten Sinne des Wortes eine Delikatesse, trockene Haut profitiert besonders davon. Kakaobutter ist eine ideal zu verarbeitende Grundlage für selbst gemachte Lippenpflegestifte, da ihr Anti-Herpes-Eigenschaften nachgesagt werden, zudem werden die Lippen davon ganz zart. Wer den schokoladigen Geschmack mag, muss auf unbehandelte Qualität achten, da die meiste Kakobutter im Handel nur desodoriert angeboten wird. Früher wurden Zäpfchen mit Kakaobutter hergestellt, da sie bei Körpertemperatur schnell schmilzt. Fortgeschrittene können sie sich recht einfach mit ätherischen Ölen herstellen.

# Kamelie [T/W]

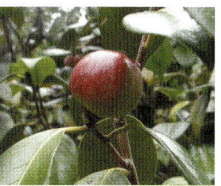

Camellia oleifera C. Abel

 Theaceae

Der hohe Strauch mit immergrünen, ledrigen Blättern trägt Blüten, die den Centifolia-Rosenblüten sehr ähnlich sind, auch die Farbgebung von tiefem Rot bis hin zu gelblichen Cremetönungen erinnert an die Königin der Blumen. Die Kameliensamen werden im Herbst geerntet, nach einer Trocknung in der Sonne leicht zerstoßen und anschließend zu Öl gepresst.

Das geruchsneutrale und sehr lange haltbare Öl kommt als *Tsubaki*-Öl aus Japan gelegentlich auch zu uns. Dort wird es nicht nur wegen seiner ausgezeichneten kosmetischen Eigenschaften hoch geschätzt, sondern auch zum Frittieren benutzt, da es selbst bei hohen Temperaturen sehr stabil sein soll.

In der Fettsäurenzusammensetzung ähnelt es dem Olivenöl.

Das teure Öl wird in Japan traditionell als Haaröl verwendet, zudem spreitet es wunderbar und zieht sehr gut in die Haut ein. Gerade zu Allergien neigende und extrem sensible Haut freut sich über dieses Öl. Die ungewöhnlich gute Haltbarkeit entschädigt für den recht hohen Preis. Deshalb nimmt man es als zehnprozentigen Zusatz zur Ölemischung, kann es jedoch als ideales Trägeröl auch pur benutzen.

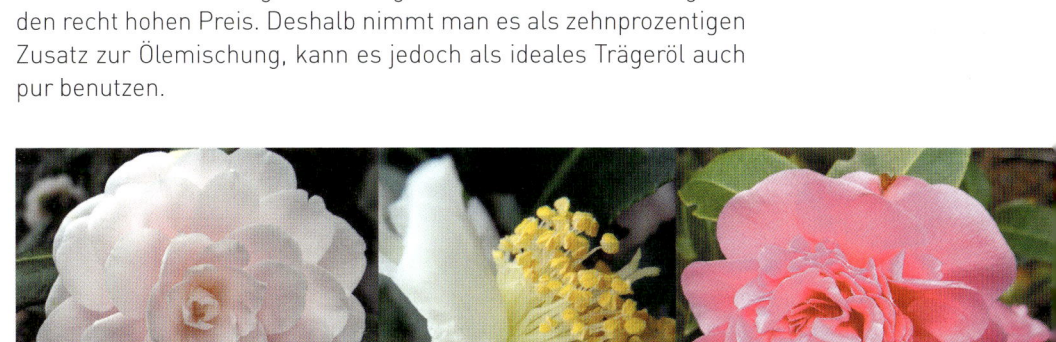

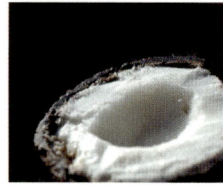

# Kokos [T]

Cocos nucifera L.

 Arecaceae

In Thailand gilt die Kokospalme als der »Baum des Lebens«. Die Kokospalme liefert in ihren Heimatländern fast alles, was die Menschen dort zum Leben brauchen. Kokosöl ist das klassische Schönheitsöl in Südostasien, da es sehr schnell in die Haut einzieht, mit eingelegten Blüten wie Ylang Ylang pflegt und beduftet es Haut und Haare.

Was wir gelegentlich in unseren Supermärkten finden, ist der Stein einer über zwei Kilo schweren grünen Frucht, die hoch oben aus den Palmen geerntet wird. Aus dem schneeweißen, getrockneten Fruchtfleisch der Kokospalme – Kopra genannt – wird dieses Öl schonend gepresst (nicht zu verwechseln mit der Ölpalme, *Elaeis oleifera*, die das Palmkernfett und das Palmfett liefert).

In den sonnig-warmen Erzeugerländern ist Kokosöl flüssig, unter 25 Grad Celsius ist es cremig-fest. Es muss im Wasserbad oder in der Nähe einer Heizung schonend geschmolzen werden. Seit wenigen Jahren erst erhält man auf dem deutschsprachigen Markt »Virgin Coconut Oil«, das sich als ein schmackhaftes und ungewöhnlich gesundes Fett herausstellte. Anders als die alten steinharten Kokosfettplatten enthält es circa 50 Prozent Laurinsäure, die die Zellwände einiger Viren zerstören kann. Zudem verbessert Kokosöl das Verhältnis von »schlechtem« zu »gutem« Cholesterin und es lagert sich durch seine spezielle Struktur kaum im Fettgewebe ab.

Mit Jojobaöl gemischt, eignet sich dieses samtige Kokosfett zur Behandlung von rissigen Stellen an Händen und Füßen, es lindert Neurodermitis-Beschwerden und ist auch zur Haarpflege als Packung sehr empfehlenswert. Es hat erstaunlich kühlende und beruhigende Eigenschaften und ist im Sommer gut für die Babymassage einzusetzen. Alle exotischen Gewürzöle sowie schwere Blütendüfte wie Jasmin und Ylang Ylang passen sehr gut zu Kokosöl.

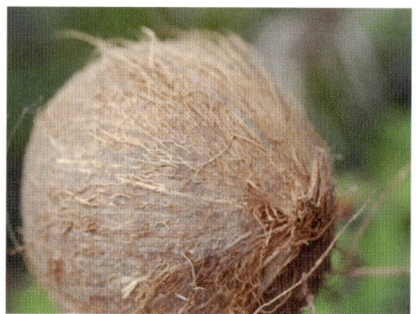

# Kukui [W]

Aleurites moluccana (L.) Willd.

 Euphorbiaceae

Dieses sehr seltene Öl stammt von einem Nussbaum, der in der Südsee beheimatet ist. In Hawaii wurden Blüten, Nüsse und Rinde dieses Laub abwerfenden Baumes gegen allgemeine Erschöpfungszustände, Asthma, Schmerzen, Geschwüre und Verstopfung angewendet. Aus den gerösteten, zerquetschten und gesalzenen Nüssen wurde das Gewürz *Inanoma* hergestellt.

1959 wurde der Tung-Baum, wie er dort genannt wird, zum Staatsbaum von Hawaii erklärt. Tungöl aus der verwandten Baumart *Aleurites fordii* ist eines der begehrtesten Öle für Tischler, die ihre Produkte auf natürliche Weise seidig-glatt versiegeln wollen.

Für die Kosmetik ist das vitaminreiche Öl (Vitamine A, B und E) sehr wertvoll, da es die Regeneration der Haut fördert. Zudem macht seine bindegewebsstärkende Eigenschaft es zum interessanten Massageöl gegen Schwangerschaftsstreifen und Cellulite.

# Lein [W]

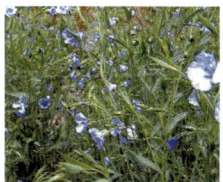

Linum usitatissimum L.

 Linaceae

Die Nutzung der Lein- oder Flachspflanze hat eine uralte Tradition. In allen hoch entwickelten Kulturen der Antike wurde Lein angebaut, um Rohstoff für Leinentücher zu gewinnen. Von den ägyptischen Mumienbandagen über die römischen Togen bis hin zu den Segeln auf den Schiffen der großen Eroberer: Alles war aus Leinen.

Aus den verdauungsfördernden Samen der zierlichen Pflanze mit den zart-blauen Blüten wird eines der gesündesten Speiseöle gepresst. Wenn es nicht mehr taufrisch ist, riecht es streng, da die reichlich enthaltenen mehrfach ungesättigten Fettsäuren schnell ranzig werden. *Dr. Johanna Budwig* beschreibt schon 1959 in ihrem interessanten Buch *Das Fett-Syndrom*, wie degenerative Erkrankungen durch einen Mangel an mehrfach ungesättigten Fettsäuren entstehen; sie setzte vor allen Dingen Leinöl (zusammen mit Weizenkeimöl) zur Therapie –auch gegen Krebs – ein.

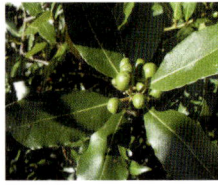

# Lorbeer [W]

Laurus nobilis L.

 Lauraceae

Der immergrüne Lorbeerbaum wurde bereits im Altertum als Heilmittel eingesetzt. Lorbeerfett ist eine grüne, zähflüssige Substanz, in der Konsistenz an Butter oder Schmalz erinnernd. Es wird aus den olivenähnlichen Früchten des Lorbeerbaumes unter Anwendung von Wärme gepresst oder durch Auskochen gewonnen. So erhält man eine Mixtur aus fettem und ätherischem Öl, die sehr würzig-teerig duftet. Sie wird äußerlich als Einreibung bei rheumatischen Beschwerden und zur Abwehr von Mücken verwendet; auch Verstauchungen und Quetschungen lassen sich gut damit behandeln. Laut DAB (Deutsches Arzneibuch) hilft es »lahmenden« Tieren. Man kennt es als wichtigen Bestandteil der stark erwärmenden und durchblutungsfördernden Oberammergauer Ochsensalbe. Nicht zu verwechseln mit dem ätherischen Lorbeeröl. Lorbeerfett kann – je nach Qualität – empfindliche Haut irritieren.

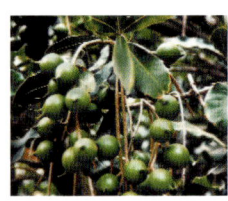

# Macadamia [T]

Macadamia integrifolia Maiden et Betche

 Proteaceae

Diese aus Ostaustralien stammende Nuss mit der sehr harten Schale hat den Namen »Königin der Nüsse« oder Queenslandnuss. Im Aussehen ähnelt sie der Haselnuss, wenn diese geschält ist – in der Konsistenz ist sie zarter. Die Macadamianuss enthält 50 bis 80 Prozent eines gut haltbaren Öles, das durch seinen hohen Gehalt der seltenen Palmitoleinsäure sehr hautregenerierend wirkt.

Man kann dieses nahrhafte und recht geruchsneutrale Öl pur für die Massage verwenden, zwecks Geldersparnis und weil es doch recht reichhaltig ist, kann man es, genau wie Haselnussöl und Walnussöl, zehn- bis 20-prozentig zur Massageölmischung geben. Geeignet ist es für jede Haut, es ist gut verträglich und besonders die eher trockene und reife Haut wird davon stark profitieren. In Hautcremes eingearbeitet, fördert es die Weichheit und Geschmeidigkeit der Haut, sie bekommt einen seidigen Glanz.

# Mandel [T]

Prunus dulcis (Mill.) D.A. Webb

 Rosaceae

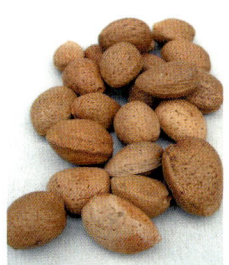

Der Mandelbaum gehört zu der Familie der Rosengewächse, wie die Rose, der Apfel und die Aprikose. An einem Baum können süße und bittere Mandeln wachsen, letztere sind jedoch nur in sehr geringen Mengen zum Verzehr geeignet, da sie Amygdalin (Vitamin B 17), einen Abkömmling der giftigen Blausäure, enthalten. Man kann daraus ein nach Marzipan duftendes ätherisches Öl herstellen, dem jedoch die Blausäure entzogen werden muss. Dieses ist wegen des hohen Preises meistens verfälscht, sodass es in der Aromatherapie keine Verwendung findet.

Mandelkernöl ist das bei uns beliebteste natürliche Basisöl für die Massage: Es ist relativ preiswert, nicht zu fettig, nährt und pflegt jede Haut und hat je nach Herkunft einen mehr oder weniger milden Eigenduft, lässt sich daher mit allen ätherischen Ölen kombinieren. Es enthält rund 70 Prozent Ölsäure und ist somit recht gut haltbar. Besonders geeignet ist es für trockene, spröde und rissige Haut und für die empfindliche Haut von Babys. Auch bei der Herstellung von Naturkosmetik steht es ganz oben auf der Beliebtheitsskala.

# Mohn [Ma]

Papaver rhoeas L.

 Papaveraceae

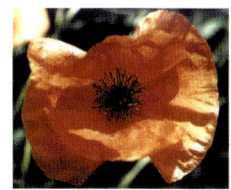

Für dieses Mazerat werden die kräftigsten roten Mohnblütenblätter am frühen Morgen geerntet, noch am selben Tag mit reinem kalt gepressten Olivenöl vermengt und an einen sonnigen Ort gestellt. Nun beginnt ein sehr arbeitsaufwändiger Prozess des täglichen, regelmäßigen, rhythmischen Schüttelns jeder einzelnen Flasche. Während einer Besonnungszeit von fünf bis sechs Wochen löst sich der in den Blütenblättern enthaltene schmerzstillende Wirkstoff Rhoeadin. Zusammen mit der Lichtkraft entsteht ein sogenanntes heliopathisches (*Helios* = Sonne) Heilmittel nach homöopathischen Prinzipien, das fast zwei Jahre haltbar ist.

Es wirkt erwärmend, schmerzlindernd und wird besonders bei der Therapie schmerzhafter Arthrosen und Bandscheibenschäden geschätzt. Jede Form von Gelenk- und Muskelschmerzen, auch Muskelkater, und den Organismus belastende Narben sprechen gut auf eine Behandlung mit diesem Öl an. Auch für die »Energetisierung« von trägen und apathischen Kindern ist es sehr gut geeignet.

Bei einer systematischen Therapie wird weniger eine Massage mit diesem Öl empfohlen als vielmehr ein »Auflegen«. Über mehrere Monate wird ein weißer Leinenlappen mit dem Öl benetzt und die schmerzenden Stellen sowohl tagsüber als auch nachts bedeckt. Vor dem Schlafengehen sollte das Öl übrigens nicht verwendet werden, da es zu belebend wirken kann.

Mohnblütenmazerat ist nicht zu verwechseln mit fettem Mohnsamenöl aus den gepressten Samen, welches nur wenige Wochen frisch bleibt.

# Nachtkerze [W]

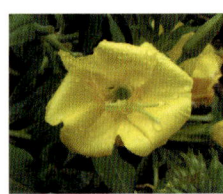

Oenothera biennis L.

 Onagraceae

Diese gelb blühende, hohe Pflanze hat bestimmt jeder schon einmal gesehen, da sie im Sommer entlang von Bahngleisen, an Autobahnrändern und an Schutthalden wächst; sie braucht sandigen und steinigen Boden und ist sehr genügsam. In Notzeiten wurde aus ihrer Wurzel ein begehrtes und nahrhaftes Gemüse zubereitet. Die Blüten der zweijährigen Pflanze öffnen sich erst zum Abend hin und werden hauptsächlich von Nachtschmetterlingen bestäubt. Die etwa 200 winzigen Samen in einer Fruchtkapsel enthalten bis zu 25 Prozent Öl, das durch seinen hohen Gehalt an mehrfach ungesättigten Fettsäuren sehr gut in die Haut eindringt.

Anfang der Achtzigerjahre war dieses Öl der Renner in den US-amerikanischen Gesundheitsläden und bald auch in den deutschen Reformhäusern, denn die vielseitige Wirkung der darin enthaltenen γ-Linolensäure wurde seitdem genauer erforscht und bekannt gemacht. Mit der inneren Einnahme von Nachtkerzenöl (Kapseln) kann man hormonell bedingte Probleme wie PMS, Unfruchtbarkeit und Klimakteriumsbeschwerden positiv beeinflussen, ebenso verschiedene Hautkrankheiten, allen voran Neurodermitis. 10 ml

Nachtkerzenöl mit 40 ml Kokosöl und je 3 Tropfen Pfefferminz- und Vetiveröl vermischt können – zusätzlich äußerlich angewendet – juckende Stellen beruhigen.

Auch Menschen mit Haarausfall reagieren sehr positiv darauf. Überreaktionen des Immunsystems, wie bei Autoimmunerkrankungen, Allergien und Heuschnupfen, werden reguliert. Zu hoher Blutdruck, zu hoher Cholesterinspiegel, Übergewicht und rheumatische Erkrankungen sind ebenfalls wichtige Einsatzgebiete. Pur oder mit dem preiswerteren Borretschsamenöl vermischt, kann man ein wundervolles Luxuskosmetikum herstellen, das sowohl der gesunden Haut guttut (feuchtigkeitsbindend) als auch viele Hautkrankheiten lindert. Leider ist das kostbare Öl nur wenige Monate haltbar, sodass die Anwendung von Kapseln, die in Apotheken und Reformhäusern erhältlich sind, ratsam ist. Man sticht einfach pro Anwendung eine oder mehrere Kapseln auf und drückt den Inhalt entweder zunächst in ein anderes Öl oder direkt auf die Haut.

# Neem [W]

Azadirachta indica A. Juss.

 Meliaceae

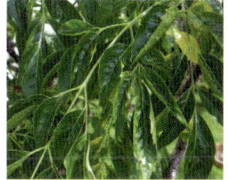

Der bis zu 30 Meter hohe Neem- oder Niem-Baum ist im Osten Indiens beheimatet. Er wird als der »freie Baum« und als »Heiliger Baum« verehrt. Seit Jahrtausenden nutzen die Menschen dort das würzige fette Öl aus seinen Samenkernen zu medizinischen und kosmetischen Zwecken. Chemieunternehmen haben den Wirkstoff Azadirachtin, der sehr wirksam gegen Pflanzenschädlinge einzusetzen ist, in den Kernen entdeckt und versucht, ihn patentieren zu lassen, was jedoch auf großen Widerstand bei indischen Organisationen stieß.

Das goldbraune Öl mit einem Geruch, der an geröstete Zwiebeln erinnert, entfaltet seine Wirkung vor allem bei diversen Hautkrankheiten, da es gut gegen Pilze und Bakterien wirkt. Kopfläuse bekommt man mit diesem Öl gut in den Griff, da es nachweislich die Reproduktionsfähigkeit der unappetitlichen Insekten unterbindet. Es sollte dafür mit Andirobaöl und ätherischen Ölen vermischt werden: So wird die Wirkung erhöht und der Geruch angenehmer (Rezept auf Seite 206f.).

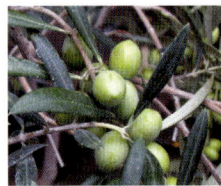

# Olive [T]

Olea europaea L.

 Oleaceae

Die meisten der etwa 805 Millionen Olivenbäume dieser Welt wachsen rund um das Mittelmeer. Griechenland ist der Spitzenreiter, was den Pro-Kopf-Verbrauch an Olivenöl anbelangt. Italien und Spanien gehören zu den wichtigsten Erzeugerländern.

Ölbäume sind Kulturbäume, die bei mangelnder Pflege verkümmern. Ab dem zehnten Lebensjahr wird vorsichtig mit der Ernte begonnen, vom 25. bis 100. Lebensjahr steht der Baum in voller Kraft, dann geht er in den Ruhestand über und kann bis zu 2.000 Jahre alt werden.

Die Geschmacks- und Geruchsunterschiede sind bei diesem Öl enorm, ähnlich wie beim guten Wein sind hier »Lagen« und »Jahrgänge« für den Kenner entscheidend. Die Ernte beginnt im Oktober im noch unreifen Zustand, das sind die bekannten grünen Oliven. Zu Beginn der Reife ab Dezember gewinnen wir violette Früchte und erst bei voller Reife sind sie schwarz. Das Öl aus dem Fruchtfleisch enthält sehr viel einfach ungesättigte Ölsäure, deshalb ist es länger als ein Jahr haltbar.

Zur Massage mit ätherischen Ölen ist natives (»kalt gepresstes«) Olivenöl wegen seines mehr oder weniger intensiven Eigengeruches nicht sehr beliebt, doch als Johanniskrautmazerat ist es sicherlich das schmerzlinderndste Trägeröl. Kürzlich erst wurde entdeckt, dass Olivenöl eine schmerzlindernde, ibuprofenähnliche Substanz namens Oleocanthal enthält.

Es sollte, wenn man es dennoch gerne verwendet, wie alle anderen Massageöle aus erster Pressung sein (natives Olivenöl extra). Die zwei nachfolgenden Pressungen sind von minderer Qualität,

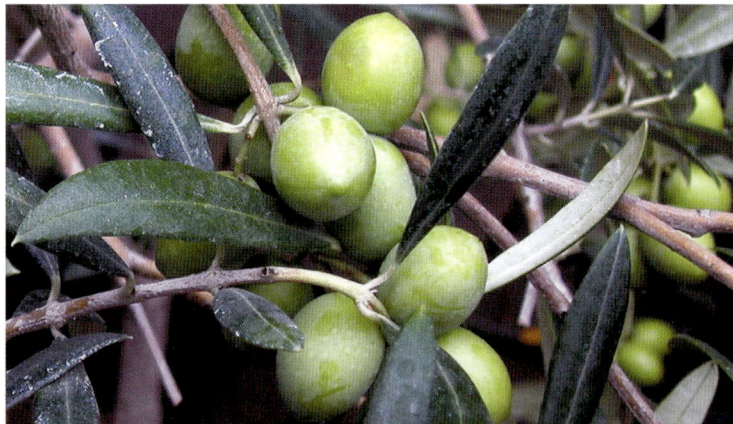

jedoch immer noch besser als das raffinierte Öl, für das die letzten Reste nochmals mit chemischen und meistens giftigen Lösungsmitteln ausgequetscht werden. Diese werden zwar anschließend wieder abgedampft, jedoch verbleiben oft mehr oder weniger große Rückstände.

Olivenöl pflegt Nägel und Haare und eignet sich zur gezielten Behandlung von Psoriasis, Verbrennungen und Ekzemen. Innerlich eingenommen wirkt es leicht verdauungsfördernd. Mazerate werden meistens mit Olivenöl hergestellt, neben Johanniskraut- auch Ringelblumen- und Mohnblütenöl.

# Perilla [W]

Perilla frutescens (L.) Britton

 Lamiaceae

Dieses in Deutschland noch recht unbekannte Öl wird aus den winzigen Samen eines indisch-ostasiatischen Lippenblütlers gewonnen, der im Aussehen an Melisse und Basilikum erinnert. Die japanische Küche ist ohne die Blätter der dort *shiso* genannten Pflanze undenkbar; aus ihnen kann auch ätherisches Öl gewonnen werden. Das fette Öl aus den Samen enthält wie das Öl aus den Chiasamen über 50 Prozent wertvolle Omega-3-Linolensäure, einer der höchsten Gehalte im Pflanzenreich. Es ist darum ein ideales Nahrungsergänzungsmittel für Vegetarier, da die meisten Omega-3-Kapseln Fischöle mit einem mehr oder weniger unangenehmen Beigeschmack enthalten.

In der Hautpflege eingesetzt, verbessert das kostbare Öl die Elastizität der Haut und ist auch zur Behandlung angegriffener Schleimhäute geeignet. Es hat entzündungshemmende Eigenschaften und ist ein sehr gut verträgliches Öl. Innerlich eingenommen hat dieses Öl, wie alle Omega-3-reichen Pflanzenöle, antientzündliche und antithrombotische (blutverdünnende) Eigenschaften, es pflegt somit die Blutgefäße. Es wird auch bei entzündlichen Darmerkrankungen empfohlen.

Da es ähnlich wie Borretschsamen- und Nachtkerzenöl eine recht eingeschränkte Haltbarkeit hat, kann es wie diese direkt aus aufgestochenen Kapseln verwendet werden; sie sind in Reformhäusern erhältlich.

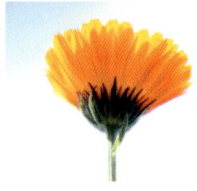

# Ringelblume [Ma]

Calendula officinalis L.

 Asteraceae

Ringelblumenöl oder -salbe gehört wie das Öl der mit ihr verwandten Arnika zu den alten Heil- und Hausmitteln. Die Calendula wächst in Deutschland nicht wild, sondern ist eine typische, lang blühende Bauerngartenpflanze. Das sehr gut verträgliche Mazerat der gelb-orangenen Blütenblättchen ist eine Wohltat für trockene und rissige Haut, auch die zarte Haut von Babys stärkt und pflegt es, und es lindert zudem Entzündungen und rheumatische Beschwerden. Schlecht heilende Wunden werden positiv beeinflusst und wunde Brustwarzen von stillenden Müttern beruhigt. Lindernd wirkt es auch bei Frostbeulen und Krampfadern.

Für die balancierende Behandlung von Menstruationsproblemen jeder Art fügt man fünf Prozent des regulierenden Calendulaöles zur gewählten Massagemischung mit ätherischen Ölen.

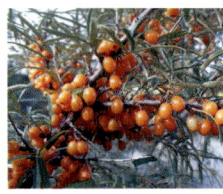

# Sanddorn [W]

Hippophae rhamnoides L.

 Elaeagnaceae

Dieses orangefarbene, intensiv duftende Öl stammt aus dem kalt gepressten Fruchtfleisch der Sanddorn»beere«, die botanisch gesehen eine Frucht ist. Der anspruchslose Strauch wächst auf den sandigen Böden Osteuropas, insbesondere der Ostseeküste, der Ex-UdSSR und Chinas. Wenn früher die russischen Kosmonauten ins All flogen, nahmen sie, um Strahlenschäden vorzubeugen, Sanddornprodukte mit auf die Reise.

Diese Eigenschaft des Strahlenschutzes wurde intensiv erforscht und stellt heute ein wichtiges Anwendungsgebiet dieses besonderen Öles dar – auch im klinischen Bereich. Es stärkt und regeneriert die Haut bei Bestrahlungen, die bei Krebs eingesetzt werden – die aggressiven Strahlen werden so besser vertragen. Zudem wirkt das Öl schmerzlindernd und vermutlich sogar der weiteren Tumorbildung entgegen: Carotinoide im Öl binden schädliche Sauerstoffverbindungen, die unter anderem Krebs auslösen können.

Wegen seines hohen Gehaltes an Provitamin A sowie den Vitaminen B, C, E und K kann es als das Multivitaminöl bezeichnet werden – im Baltikum traditionell als Schönheitsmittel verwendet. Besonders trockene und reife Haut profitiert davon, doch auch rissige Haut wird wieder weich und glatt. Bei der Behandlung von Entzündungen von Haut und Schleimhäuten sollte dieses Öl nicht fehlen. Insbesondere bei Magenschleimhautentzündungen zeigt das Öl gute Ergebnisse, da es bei Einnahme den Magen mit einem feinen schützenden Film überzieht. Wenn man den Duft mag und es mit einem anderen fetten Öl vermischt, bekommt man eine leicht tönende Gesichtspflege mit Lichtschutzfaktor 3. Bei schwachen Verdünnungen ist auf Wäscheschutz zu achten, das Öl färbt sehr stark.

# Schwarzkümmel [W]

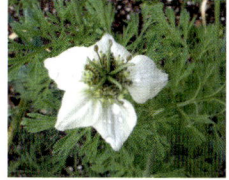

Nigella sativa L.

 Ranunculaceae

Der gebräuchliche Name dieses vielseitigen Öles ist irreführend, da wir es hier nicht mit einer Art von Kümmel zu tun haben, sondern mit der engen Verwandten einer auch bei uns bekannten Pflanze, die oft Bauerngärten verziert: die Jungfer im Grünen (*N. damascena*). Die schwarzen Samenkörnchen kennen wir von türkischen Fladenbroten. Kenner behaupten, die hochwertigste Qualität stamme aus der Türkei, jedoch kann man auch auf das ägyptische Produkt zurückgreifen, denn auch dort wird es seit Jahrtausenden als Allheilmittel verwendet.

Das Öl ist honigfarben, es duftet würzig, etwas an Anis und Pfeffer erinnernd, da es auch Spuren des ätherischen Öles der Pflanze enthält. Dieses wirkt stark antiallergisch und antihistaminisch. Mit seinem Wirkstoff Nigellon, der gegen Bronchialkrämpfe wirksam ist, ist es also ein ideales Mittel gegen allergisch bedingte Erkrankungen der Atemwege. Die bronchienerweiternde Wirkung kann innerlich und äußerlich als Einreibung zur Linderung von Keuchhusten genutzt werden.

Studien in den USA ergaben, dass dieses Öl sehr regulierend auf das Immunsystem wirkt. Schwarzkümmelöl zieht sehr rasch in die Haut ein und ist gut verträglich, das wissen vor allem Neurodermitiker zu schätzen.

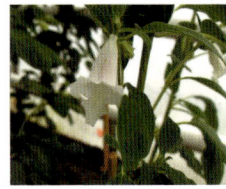

# Sesam [T]

Sesamum indicum L.

 Pedaliaceae

»Sesam öffne dich«, wer kennt ihn nicht, den Zauberspruch aus dem Märchen von Ali Baba. Erst wenn die Früchte dieses stark duftenden Krautes reif sind, springen die Kapseln von selbst auf, und so verteilt die Sesampflanze ihre Samen. Das macht allerdings die Ernte schwierig, sie muss also zum exakt richtigen Zeitpunkt stattfinden.

Die Pflanze ähnelt vom Aussehen her unserem Fingerhut. Mit ihrer langen Pfahlwurzel kann sie sich auch bei Trockenheit ausreichend mit Wasser versorgen; sie benötigt sehr viel Wärme. Die Samen enthalten etwa 50 Prozent Öl.

Das heilende, wärmende Öl enthält einen natürlichen Sonnenschutzfaktor (3 bis 4) und eignet sich hervorragend für leichte Massagen und für Parfümöle mit kostbaren Blütendüften, da es diese sehr gut bindet. Im Ayurveda wird durch sanfte Wärme aufbereitetes (»gereiftes«) Sesamöl gegen vielerlei Beschwerden, die durch ungesunde Lebensweise entstanden sind, eingesetzt. Bei entzündlichen Hauterkrankungen wie bei Neurodermitis und bei Hitzewallungen ist das Öl nicht zur Ganzkörperbehandlung geeignet. Für die Haarpflege (Packungen) und zur Kopfhautregeneration ist es hervorragend geeignet. Eine deutsche Pharmafirma bietet reines Sesamöl unter einem medizinisch klingenden Namen zur Nasenpflege bei trockener und borkiger Nasenschleimhaut an, die Wirksamkeit wurde durch Studien belegt und es zeigte sich sogar ein deutlicher Vorteil gegenüber den modischen Meersalz-Nasensprays.

Durch das enthaltene Phenolderivat Sesamol – es wirkt antioxidativ – ist Sesamöl bis zu anderthalb Jahre haltbar.

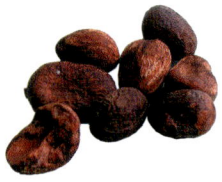

# Shea(butter) [W/T]

Vitellaria paradoxa C. F. Gaertn.

 Sapotaceae

Der in ganz Westafrika (Burkina Faso, Mali, Ghana u. a.) wild wachsende, bis zu 15 Meter hohe Shea-Baum trägt vier Zentimeter große, pflaumenartige Früchte, deren Nüsse bis zu 50 Prozent dieses wertvollen Fettes enthalten. In der INCI-Deklaration auf Kosmetik wird es immer unter dem alten botanischen Namen *Butyrospermum parkii* aufgelistet. Es wird vor allem in Burkina Faso seit Jahrhunderten als Nahrungs- und als Schönheitsmittel verwendet. Die extrem mühsame Gewinnung des auch Karitébutter oder Galambutter genannten Fettes ist traditionell Frauendomäne, die sich damit eine bescheidene finanzielle Unabhängigkeit sichern konnten; Männer »dürfen« den Baum nicht berühren. Seit jedoch der weltweite Bedarf kontinuierlich steigt, müssen sie Abgaben an die Männer ihrer Dörfer machen, sodass sich kritische Europäer für Fair-Trade-Produkte entscheiden sollten, bei denen diese Form der Ausbeutung zumindest etwas kontrolliert wird.

Je nach Herkunftsland und Gewinnungsverfahren kann das Endprodukt erhebliche Unterschiede in Konsistenz, Geruch und Farbe aufweisen. Das Besondere an dieser gelblichen, etwas nussig-säuerlich riechenden Masse ist ihr hoher Anteil an Unverseifbarem (siehe bei Avocadoöl): Sheabutter kann bis zu elf Prozent davon enthalten (Avocadoöl bis zu sechs Prozent, Sesamöl bis zu 1,5 Prozent, Olivenöl bis zu 1,2 Prozent), weshalb Sheabutter eine ideale Beigabe zu jeder Fette-Öle-Mischung ist. Somit stellt ihr Unverseifbares eine ungewöhnlich hoch konzentrierte Substanz zum Geschmeidigmachen der Haut dar. In Pflegeprodukten schätzt man die feuchtigkeitsbindende Wirkung auf der Oberhaut. Bei der Behandlung von Narben beobachtete man eine Zunahme der Elastizität des Gewebes. Dieses Unverseifbare kann man deshalb auch in isolierter Form erwerben.

Als Zugabe zu fetten Ölen lässt man Sheabutter schonend schmelzen, beispielsweise auf der Heizung oder im Wasserbad, und gibt sie dann dem Öl zu (siehe Rezept Familienbalsam auf Seite 200). Wenn man sie zu 50 Prozent zugibt, erhält man eine vorzügliche Salbe und erleichtert die Handhabung des Öles, da dieses nun eine festere Konsistenz hat. Diese eignet sich für Lippenbalsam, Nasen- und Brustsalbe sowie für Cremes gegen Schwangerschaftsstreifen.

Sheabutter beschleunigt Heilungsprozesse (enthält Allantoin), schützt den Feuchtigkeitshaushalt der Haut und ist ausgezeichnet verträglich. In Europa erhält man sie meistens als schonend raffiniertes Produkt, sie ist dann schneeweiß und fast geruchsneutral.

Eine kosmetisch noch interessantere Variante stellt die selten erhältliche ostafrikanische Sheabutter aus *Vitellaria paradoxa ssp. niloticum* dar, sie ist ein geschmeidigerer und fast geruchsfreier oder leicht vanilleartig duftender Kosmetikzusatz.

## Soja [T]

Glycine max (L.) Merr.

 Fabaceae

Die Sojabohne war und ist nicht nur für die menschliche Nahrung ein wichtiger Eiweißlieferant, sondern sie dient auch als Futterpflanze für das Vieh und als natürlicher Stickstofflieferant für den Boden. Der Fettgehalt der Sojabohnen ist mit 17 Prozent gering, darum wird das Öl meistens nur raffiniert angeboten, eine schonende Pressung lohnt sich kaum. Das Öl wird selten in der Massage eingesetzt, es spricht jedoch nichts dagegen, da es mit seinen 60 Prozent mehrfach ungesättigten Fettsäuren sehr pflegend ist. Jedoch verwendet man es gerne zur Herstellung von pflegenden Ölbädern (in der sehr preiswerten, raffinierten Form).

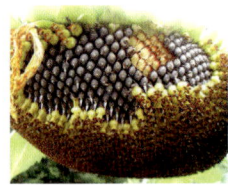

## Sonnenblume [T]

Helianthus annuus L.

 Asteraceae

Die Kerne der Sonnenblume enthalten bis zu 47 Prozent Öl, das durch seinen Gehalt an mehrfach ungesättigter Linolsäure und einfach ungesättigter Ölsäure extrem wichtig für die Ernährung ist. Ähnlich wie Erdnussöl verwendet man dieses Öl eher selten für die Massage, da es die Haut leicht austrocknen kann. Deshalb ist es für die Kosmetik der fetten Haut geeignet.

In China wird das Öl aus der Sonnenblume »Freudenöl« für die werdende Mutter genannt, da es einen wichtigen Einfluss auf die gesunde Entwicklung des Ungeborenen haben soll. Nicht nur in Russland schätzt man seine entgiftende Wirkung beim traditionellen morgendlichen Ölschlürfen: Schwermetalle und fettlösliche Giftstoffe sollen sich ausgezeichnet an die zahlreichen Doppelbindungen des Öles lagern. Mit dieser Maßnahme, über mehrere Wochen ausgeführt, kann man ein geschwächtes Immunsystem wirksam stabilisieren.

Natives Sonnenblumenöl wird meistens schonend mit Wasserdampf desodorisiert, da es ansonsten einen recht penetranten Geschmack hat.

# Traube(nkern) [T]

Vitis vinifera L.

 Vitaceae

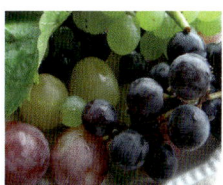

In England benutzt man zur Aromamassage am liebsten das Traubenkernöl. Es stammt aus den Weinanbauländern des Mittelmeeres
und aus Ungarn. Doch leider ist es aus Kaltpressung kaum oder nur
schwer erhältlich und auch extrem teuer. Für einige ausgewählte
Speisen ist es eine Delikatesse, doch für Massagen ist es eher unge-
eignet, da es ein intensives Aroma und eine starke Färbung hat. Man
bekommt jedoch eine recht gute raffinierte Qualität im Reformhaus.
Diese hat eine wunderbare Konsistenz zum Massieren, nicht zu fettig und nicht zu trocken, allerdings wird sie recht schnell ranzig. Es
eignet sich vorzüglich zum Mischen mit frischen, kühlen, »grünen«
Düften.

   In der Kosmetik ist es gut bei unreiner Haut, es ist vergleichsweise leicht, tonisierend und erfrischend. Da es reich an ungesättigten
Fettsäuren ist, ist es – innerlich eingenommen und äußerlich aufgetragen – ein wahrer Jungbrunnen und sollte weder in der Küche
noch am Massagetisch fehlen. Man sagt, es sei ein Schutzöl für den
Massierenden, sodass er nicht die Krankheitsenergie des Klienten
über die Handflächen aufnimmt.

# Walnuss [W]

Juglans regia L.

 Juglandaceae

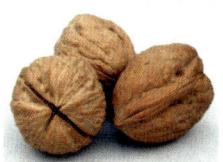

Der bis zu 150 Jahre alt werdende Walnussbaum stammt ursprünglich aus Persien, sein kostbares, leicht verderbliches Öl kommt aus
Frankreich oder Deutschland. Natives Walnussöl nimmt man zur
Herstellung von milchbildendem Öl. Eine halbierte Walnuss ohne
ihre hölzerne Schale erinnert an die zwei Gehirnhälften des Menschen, und so ist es nicht verwunderlich, dass Walnussöl – kurmäßig eingenommen – wegen seines hohen Gehaltes an Lecithin ein
gutes Gehirntonikum bei Vergesslichkeit ist. Es duftet dezent nussig
und schmeckt leicht bitter. Es zieht sehr gut in die Haut ein, ist
jedoch wegen seines hohen Preises schwer erhältlich.

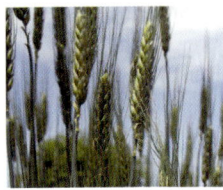

# Weizenkeim [W]

Triticum aestivum L.

 Poaceae

Aus den Keimen des Weizenkornes wird ein sehr fettes, schweres Öl gewonnen. Man benötigt fast eine Tonne davon, um einen Liter dieses orangefarbenen, nach frischem Brot duftenden Öles zu pressen. Es ist sehr reich an Vitamin E, aber auch der Gehalt an Vitamin A und D und Lecithin kann sich sehen lassen. Man gibt fünf Prozent zur Massageölmischung. Das wertet sie auf und, falls man nicht jedes Mal frisch mischt, stabilisiert Weizenkeimöl ein anderes fettes Öl gegen allzu schnelles Ranzigwerden (man kann stattdessen auch reines Vitamin E = Tocopherol dazugeben: 3 bis 4 Tropfen auf 100 ml Öl).

Gegen Schwangerschaftsstreifen und zur Massage des Perineums (Damms) kurz vor der Entbindung kann es pur angewendet werden oder, noch wirksamer, zur Hälfte mit Sheabutter und etwas Granatapfelsamenöl gemischt. Es eignet sich auch ideal zur Pflege der reifen oder müden Haut sowie bei Psoriasis (Schuppenflechte) und Ekzemen.

# Wildrose [W]

Rosa rubiginosa L.

 Rosaceae

Diese zierliche rankende Rosenart wächst wild in Chile, wo sie eher als Unkraut betrachtet wird. Das fette Öl aus ihren Hagebutten stellte sich jedoch als Besonderheit heraus: Neben etwa 44 Prozent Linolsäure und etwa 35 Prozent $\alpha$-Linolensäure, zwei wichtigen Fettsäuren, die beim Aufbau der Prostaglandine im menschlichen Körper beteiligt sind, enthält es Spuren der trans-Retinolsäure. Das ist eine sehr aktive Form von Vitamin A, die eine ungewöhnlich gute Heilung auch von schweren Hautkrankheiten und eine sichtbare Verminderung von Falten und Altersflecken bewirken kann.

Die Wirkung auf die Regenerationsfähigkeit der Haut ist bereits klinisch erforscht worden. In Studien zeigte sich, dass selbst ältere, wulstige und dunkle Narben mit dem Öl sehr positiv beeinflusst werden können. Für diesen Zweck wurde das Öl bei Neuoperierten zweimal täglich aufgetragen, sobald die Fäden der Operationsnarben gezogen worden sind. Bei Patienten, bei denen mehrere Operationen nötig waren (z. B. Hauttransplantationen), waren Narben und umliegende Haut wesentlich widerstandsfähiger als bei Personen, die das Öl nicht anwendeten.

Bei vorzeitig gealterter Haut, beispielsweise nach zu langer Sonneneinwirkung, konnte man die rasche Faltenbildung eindämmen und sogar oberflächliche Fältchen glätten. Pigmentflecke wurden heller, die Haut wirkte insgesamt frischer.

Bei Menschen mit Couperose, Akne und Psoriasis wurden signifikante Verbesserungen beobachtet, selbst heftigste Verbrennungen heilten schneller als üblich ab.

Diese erfreulichen Resultate erklärt man mit einer verbesserten Kollagensynthese und mit einer verstärkten Durchblutung der Mikrogefäße der Haut. Das Öl ist sehr gut verträglich, allergische Reaktionen sind sehr selten. Doch es muss sehr schnell verbraucht werden, da es extrem kurz haltbar ist. Beim Verderben entsteht ein unangenehmer traniger Geruch. Darum wird es meistens in Kapseln abgefüllt angeboten oder schonend raffiniert in kleinen Fläschchen.

### Zwei Rezepte zur Eigenherstellung von Mazeraten

#### Kaffeemazerat für Cellulite-Massagen

250 g geröstete Bio-Kaffeebohnen (ungemahlen) in einem schönen Schraubglas mit nativem Sesamöl (ungeröstet) übergießen, die Bohnen müssen ganz bedeckt sein. Jeden Tag vorsichtig schwenken und nach zwei Wochen die Bohnen mit einer Schaumkelle entnehmen und wegwerfen (oder zerstampfen, in 10 l Wasser einige Tage ziehen lassen und als Spritzmittel gegen Läuse im Garten verwenden). 25 ml des Kaffeemazerats mit 25 ml Centellamazerat und je 5 Tropfen Zypressen- und Atlaszedernöl sowie 15 Tropfen Orangenöl vermischen und drei Wochen lang täglich die Problemzonen damit massieren.

#### Vanillemazerat für Massagemischungen und zum Kochen

2 Vanillestangen (kbA) klein schneiden und 14 Tage lang in 250 g nativem Kokosfett oder in 100 ml Sesamöl ausziehen. Stangen entfernen, eventuell noch in Kompott oder Apfelmus auskochen. Das fein duftende Mazerat kann sowohl zum Abschmecken von süßen Gerichten verwendet werden als auch in Körperölen für Verwöhnstimmung sorgen.

# Hydrolate – Schönheitselixiere mit sanfter Heilwirkung

### Definition

Ein Hydrolat ist das Produkt einer Wasser- oder Wasserdampf-destillation von Duft- oder Heilpflanzen, bei der das Destillationswasser nach Anreicherung mit wasserlöslichen Molekülen und Kondensation von den ätherischen Ölen getrennt und aufgefangen wird.

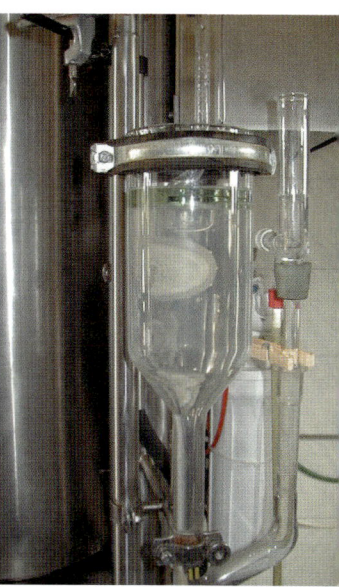

Die meisten Destillateure betrachten das Beiprodukt der Destillation von Ätherisch-Öl-Pflanzen als Abfall, denn normalerweise interessiert sich kaum ein Händler dafür und so werden diese sogenannten Hydrolate weggegossen. Zwei weltweit kommerziell genutzte Ausnahmen sind Rosen- und Orangenblütenwasser, die viele gut sortierte Ätherisch-Öl-Firmen anbieten. In Deutschland beginnt sich – dank eines bayerischen Destillateurs – auch die klinische Anwendung von Melissenhydrolat durchzusetzen.

Die Gründe für den mangelnden Absatz sind vielfältig:

- Es gibt kaum wissenschaftliche Erkenntnisse über die Heilwirkungen.
- Es gibt kaum Veröffentlichungen über die Zusammensetzung.
- Es gibt keine ausreichende deutschsprachige Literatur über die Wirkungen.
- Die meisten Aromatherapeuten kennen die Einsatzgebiete nicht.
- Kaum ein Dozent lehrt die Zusammensetzungen und Einsatzgebiete.
- Es gibt – anders als bei Ätherisch-Öl-Kennern – keine einigermaßen einheitliche Betrachtungsweise über die Qualitätsansprüche an Hydrolate.

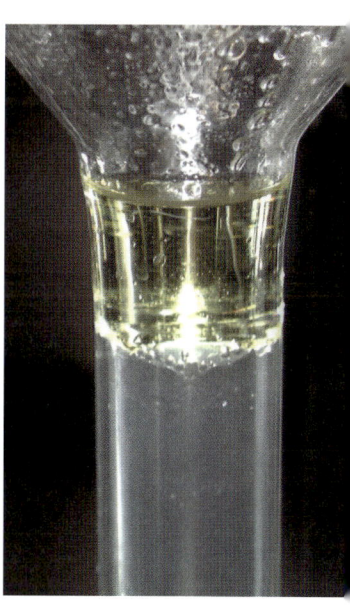

- Etliche Firmen und selbst Apotheken bieten destilliertes Wasser mit natürlichen oder gar synthetischen ätherischen Ölen vermischt als Hydrolate an, welche jedoch andere Wirkungen aufweisen können.
- Die Produzenten müssen auf eine bessere Wasserqualität achten (Mineraliengehalt, pH-Wert), wenn sie die Hydrolate

nach der Gewinnung von ätherischen Ölen verkaufen möchten; führen sie die Destillation nur zur Gewinnung von ätherischen Ölen durch, können sie den dafür benötigten Wasserdampf in einem separaten Gerät herstellen, bevor sie ihn durch das Pflanzenmaterial leiten, und das Wasser muss nicht ganz so hochwertig sein, da es ohnehin nach dem Prozess weggeschüttet wird.

- Die Ware Wasser ist schwerer und voluminöser als ätherische Öle und somit sind die Transportkosten um ein Vielfaches höher.
- Hydrolate sind nicht annähernd so lange haltbar wie ihre entsprechenden ätherischen Öle, meist nur zwischen einem guten halben Jahr und – in Ausnahmefällen – circa zwei Jahren.
- Einige Hydrolate duften nicht so schön wie ihre Entsprechungen bei den ätherischen Ölen.

## Wertvolle Heilwässer

Wird das Hydrolat mehrfach in den Destillationsprozess (Cohobation) zurückgegeben, wie im Fall von manchen Rosendestillationen, wird es stärker mit Ätherisch-Öl-Partikeln angereichert sein, als wenn es nach einer einzigen Destillation abgefüllt wird. Zudem ist ein solchermaßen »recyceltes« Rosenwasser länger haltbar als die einfach hergestellte Variante. Es kann jedoch, wenn dieses Verfahren nicht sorgfältig durchgeführt wird, auch unerwünschte Zerfallprodukte enthalten.

**Hochwertige Hydrolate leisten wertvolle Hilfe**

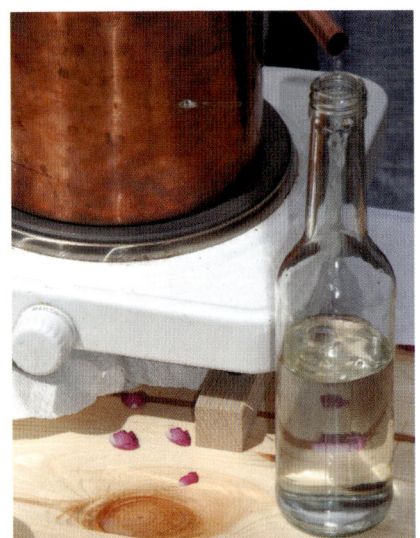

Hochwertige Hydrolate sind wertvolle Helfer bei der Familien-Aromatherapie. Sie enthalten den *wasserlöslichen* Anteil der Inhaltsstoffe von Duft- und Heilpflanzen, welche sich bei der Destillation im verwendeten Wasser anreichern. Somit ergänzt ein Therapieansatz mit Hydrolaten die Aromatherapie hervorragend, denn ätherische Öle enthalten die *fettlöslichen* Komponenten der Duft- und Heilpflanzen. Hydrolate sind zudem milder, da sie keine (oder kaum) potenziell hautreizende Terpene enthalten. Sie können somit problemloser bei Kleinkindern, empfindlichen Menschen, Senioren und auch bei Tieren eingesetzt werden. Sie lösen sich in Wasser, sodass sie auch für Bäder und Inhalationen geeignet sind, außerdem sind sie hervorragend für die innere Einnahme geeignet. Sie sind wiederum konzentrierter als Heilkräutertee.

# Haltbarkeit

Da Hydrolate sich im neutralen bis leicht sauren pH-Bereich befinden und bis zu zwei Prozent an Ätherisch-Öl-Bestandteilen enthalten können (in Ausnahmefällen auch mehr), bleiben sie wesentlich länger keimarm als reines Wasser.

Es gibt für Laien keine verlässliche Methode, die Haltbarkeit ihres Hydrolats zu überprüfen. Allerdings empfiehlt die kanadische Autorin *Suzanne Catty* in ihrem Buch *Hydrosols – The Next Aromatherapy* (2001) die Messung des pH-Wertes mit handelsüblichen Messstäbchen, sodass bei gravierenden Änderungen ein Verfall des Produktes zumindest anzunehmen ist, da sie auf Bakterienbefall oder Zerfallserscheinungen hinweisen.

Die Autoren *Len und Shirley Price* betonen in ihrem hervorragenden Buch *Understanding Hydrolats – The Specific Hydrosols for Aromatherapy* (2004) wiederum, dass die Haltbarkeit stark abhängt vom Herstellungsverfahren, der Reinheit der Lagergefäße, der Lagerung in Dunkelheit und bei gleichmäßigen Temperaturen (circa zwölf Grad Celsius) sowie von der chemischen Natur der jeweiligen Hydrolate. Sind sie beispielsweise reich an bakterienfeindlichen phenolischen Verbindungen wie beim Thymian, können sie in jedem Fall zwei Jahre lang verwendet werden. Gute Melissen-, Rosen- und Salbeihydrolate halten bei optimaler Handhabung auch ohne Alkoholzusatz zwei Jahre und mehr, Lorbeer, Pfefferminze- und Rosengeranienhydrolate dagegen halten meistens keine zwölf Monate. Alle anderen Hydrolate bleiben unkonserviert circa anderthalb Jahre stabil.

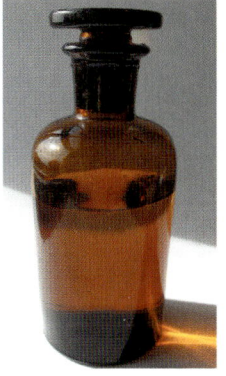

Da viele deutsche Firmen ihre Hydrolate als kosmetische Produkte verkaufen, müssen diese per gesetzlicher Bestimmung bakteriologisch einwandfrei sein, sodass meistens 14 Prozent Branntwein (Äthanol) zugesetzt wird. Dieser kann jedoch empfindliche Haut, Schleimhäute und Babyhaut reizen und austrocknen, sodass solche Hydrolate sich nicht mehr für jeden Zweck eignen. Auch natürliche Konservierungsmittel auf der Basis von Algen oder spagyrischer Elixiere werden von manchen Firmen zugesetzt.

Eine einfache Methode, die Haltbarkeit der Hydrolate zu verlängern, ist es, sie sofort nach dem Kauf mit einem sauberen Sprühkopf zu versehen (sofern dies nicht von Firmenseite erfolgte). So dringt kein unnötiger Sauerstoff durch Öffnen und Schließen in die Flasche ein, und auch die Verschmutzung mit Fingern und Gegenständen unterbleibt.

Haltbarkeit ganz einfach selbst verlängern

Abgelaufene Haltbarkeitsdaten müssen jedoch nicht den Weg zum Abfalleimer zur Folge haben: Dampfbügeleisen können mit älteren Hydrolaten gefüllt werden, auch als Anti-Läuse-Spray für Pflanzen sind sie noch geeignet (solange sie nicht sichtbar verschimmelt oder verschmutzt sind).

## Zusammensetzung

Hydrolate enthalten in ihrem lipophilen Anteil, der maximal zwei Prozent ausmacht, keine oder nur Spuren von reinen Kohlenwasserstoffen (Monoterpene und Sesquiterpene). Von den verwendeten Duftpflanzen gehen eher Monoterpenalkohole (Geraniol, Linalool und α-Terpineol), Phenole und Aldehyde in das Pflanzenwasser über. Auch sind Spuren von Monoterpenketonen zu finden, vor allem Aceton, Kampfer, Pinocamphon und Isopinocamphon.

Generell finden sich freie Säuren eher in Hydrolaten als in den entsprechenden ätherischen Ölen, wo sie mehr in Form von Estern vorzufinden sind. Der Anteil des Oxids Eukalyptol (1,8-Cineol) war laut *Len und Shirley Price* bei einigen Hydrolaten höher als im jeweiligen ätherischen Öl. Ansonsten befinden sich selten Oxide in Hydrolaten.

Welche Inhaltsstoffe sich in der wässrigen Phase befinden, ist noch so gut wie unbekannt. Lediglich das Rosenhydrolat ist diesbezüglich untersucht worden, darin befinden sich über 50 Prozent des schmerzlindernden und wunderbar rosig duftenden Rosenalkohols Phenylethanol.

## Anwendungsmöglichkeiten

### Hydrolate in der Therapie

**Kompressen**: Einige Hydrolate eignen sich hervorragend als kühlende Auflagen bei Entzündungen, Sportverletzungen, Sonnenbrand, kleinen Verbrennungen und Fieber. Familien mit Kindern, Sportler und Urlauber sollten immer eine kleine Flasche mit dem Lieblingshydrolat im Kühlschrank haben. Man kann einige Hydrolat-Eiswürfel als Vorrat im Gefrierfach aufheben. Auch in besonderen Fällen wie schmerzenden Schnitten von chirurgischen Eingriffen (auch Entbindungsnarben und Kieferoperationen) können gekühlte Hydrolate sehr hilfreich sein. In diesem Fall muss die Qualität selbstverständlich absolut einwandfrei sein. Bei starken Schmerzen durch Gürtelrose bringt eine aufgesprühte Mischung aus Rosen- und Melissenhydrolat meistens starke Erleichterung.

Erwachsene befeuchten ein Baumwolltaschentuch oder eine Verbandskompresse ausreichend mit purem Hydrolat, bei Kleinkindern verdünnt man es zur Hälfte mit kaltem oder warmem Wasser.

**Wundbehandlung**: Wunden, die schlecht verheilen, benötigen ein feuchtes Wundklima, hierzu können (frische und alkoholfreie) Hydrolate eingesetzt werden, vor allem Rose, Cistrose und Teebaum.

**Inhalation**: Bei Husten und Bronchitis je 2,5 ml Rosen- und Teebaumhydrolat (auch Kamille und Thymian) in einen Vernebler geben und mehrmals täglich einige Minuten inhalieren.

**Einnahme**: *Erwachsene* und größere Schulkinder können für therapeutische Zwecke Hydrolate teelöffelweise pur oder mit etwas Wasser verdünnt einnehmen (eventuell etwas süßen), beispielsweise Rosmarinhydrolat bei niedrigem Blutdruck. Kleinere *Kinder* und Babys ab sechs Monaten bekommen einen Teelöffel Hydrolat auf ein Glas/Fläschchen (125 ml) Wasser oder Tee. Für Genusszwecke muss man sich am Geschmack des jeweiligen Hydrolats orientieren, meistens genügen ein oder zwei Sprühstöße pro Getränk- oder Mahlzeitportion.

**Bachblütentherapie**: Statt mit stillem Mineralwasser können Bachblütenmischungen mit Hydrolaten hergestellt werden, sie müssen natürlich vom Geschmack akzeptabel sein.

### Gesunde Schönheits- und Körperpflege

**Mundwasser und Gurgelzusatz**: Hierzu werden die Hydrolate pur verwendet, man kann auch 2 Esslöffel Hydrolat auf 1 Glas lauwarmes Wasser geben und damit gurgeln. Bei nahenden Halsschmerzen oder bei akuten Zahnfleischbeschwerden geben Sie alle paar Minuten einen Sprühstoß in den Rachen oder auf die schmerzende Stelle.

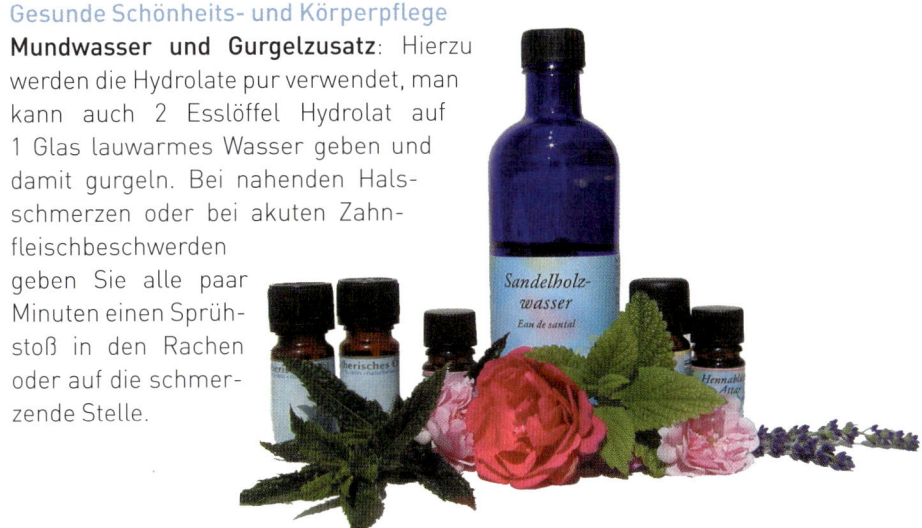

**Gesichts- und Rasierwasser**: Ob nur zur reinen Schönheitspflege, gegen Pickelchen oder nach der Rasur, auch im Bad kann ein Hydrolat (oder eine Mischung aus zwei oder drei Hydrolaten) seinen Platz finden. Einen Wattepad ausreichend mit Hydrolat befeuchten und das Gesicht damit sanft abwischen oder einfach ein paar Sprühstöße bei geschlossenen Augen ins Gesicht geben.

**Kosmetik:** Wer seine Kosmetik selbst macht, kann statt destilliertem Wasser das Lieblingshydrolat einsetzen. Deos und Haarwässer sind im Handumdrehen mit Hydrolaten hergestellt.

### Angenehmer Raumduft

**Raumbeduftung**: Kostbare ätherische Öle kann man durch die entsprechenden Hydrolate in der Duftlampe oder im Vernebler ersetzen, beispielsweise Rose, Melisse, Orangenblüte und Sandelholz.

### Anwendung in der Küche

**Kochrezepte**: Rosenwasser wird in den Erzeugerländern traditionell in der Küche verwendet, auch mit Neroli- und Kräuterwässern können kreative Köche und Köchinnen experimentieren, beispielsweise Kartoffelsuppe mit einem Teelöffel Majoranhydrolat würzen, Hülsenfrüchte mit einem Esslöffel Lorbeerhydrolat kochen.

Die folgende Übersicht gibt Empfehlungen für einige Hydrolate, die auf dem deutschsprachigen Markt erhältlich sind. Sie basieren auf Erfahrungen von zahlreichen Anwendern und auf Indikationen in der Literatur. Meiner Erfahrung nach kann man mit Rosen- und/oder Melissenhydrolat alle gängigen »Wehwehchen« lindern, beide können bei optimaler Handhabung gut zwei Jahre halten.

Grundsätzlich gibt es zu jedem destillierten ätherischen Öl auch ein Hydrolat, viele sind jedoch nicht in Europa erhältlich oder werden von den Destillateuren erst gar nicht zum Verkauf angeboten.

Verwenden Sie Hydrolate für Augenanwendungen und bei Kinderhaut stets ohne Alkohol!

| Hydrolat | Wichtige(r) Inhaltsstoff(e) der nicht-wässrigen Phase / pH-Wert | Anwendungsmöglichkeit |
|---|---|---|
| Cistrose *Cistus ladanifer L.* | – pH 2,9–3,1 | ■ bei starken Menstruationsblutungen mit oder ohne Fibrome/Endometriose: innerlich 3-mal 1 Teelöffel in der zweiten Zyklushälfte und einige Tropfen auf einen Mini-Tampon, bereits einige Tage vorher<br>■ bei Neigung zu Nasenbluten: einige Tropfen auf Wattestückchen oder Papiertaschentuch geben und vorsichtig in das Nasenloch einführen<br>■ bei wiederkehrenden Infekten und Auto-immunerkrankungen<br>■ nach der Rasur<br>■ als Anti-Falten-Gesichtswasser |
| Immortelle/ Strohblume *Helichrysum italicum (Roth) D. Don* | 38–41 % Ketone, v.a. Hexanon-Isomere 20 % Alkohole 14–16 % Eucalyptol pH 3,5–3,8 | ■ zum Gurgeln bei entzündetem Zahnfleisch<br>■ als Gesichtswasser bei erweiterten Äderchen (Couperose)<br>■ bei starken Menstruationsblutungen kombi-niert mit Cistrosenhydrolat: innerlich 3-mal 1 Teelöffel in der zweiten Zyklushälfte und einige Tropfen auf einen Mini-Tampon, bereits einige Tage vorher<br>■ als Kompresse bei Sportverletzungen (Prellungen, Verstauchungen) und Operationsnarben<br>■ *Bosson/Dietz* empfehlen es zur Behandlung von »seelischen blauen Flecken«, nach Trauma und Missbrauch (innerlich)<br>■ *Catty* empfiehlt es zur postoperativen Behand-lung: als Kompresse auf Einstichstellen und Schnittwunden, innerlich zur Entlastung der Leber von Anästhesie und nach langer Medikamenteneinnahme |
| Kamille römisch *Chamaemelum nobile (L.) All.* | 5–33 % Ester 11–23 % Alkohole pH 3,0–3,3 | ■ bei vaginalen Pilzinfektionen: einige Tropfen auf einen Mini-Tampon<br>■ bei Irritationen, schlechter Laune, depressiven Verstimmungen und seelischen Schocks als Gesichtsspray |

| Hydrolat | Wichtige(r) Inhaltsstoff(e) der nicht-wässrigen Phase / pH-Wert | Anwendungsmöglichkeit |
|---|---|---|
| Lavendel *Lavandula angustifolia Mill.* | 56-69 % Alkohole 18-19 % Ketone pH 4,6-5,9 | ■ bei Ekzemen und Psoriasis ■ bei Candidainfektionen ■ als Rasierwasser, bei Insektenstichen ■ bei wundem Babypopo |
| Lorbeer *Laurus nobilis L.* | – pH 4,9–5,2 sehr unstabil: Haltbarkeit maximal 8 Monate | ■ laut *Catty* hilft es bei innerer Einnahme gegen geschwollene Lymphknoten ohne klärbare Ursache ■ als herb duftendes Aftershave ■ als Würzmittel für die herzhafte Küche |
| Melisse *Melissa officinalis L.* | 70 % Aldehyde 10 % Ketone pH 4,8–5,0 | ■ bei wundem Babypopo ■ Gesichtspflege: Cremeherstellung, Gesichtswasser, Tonerdemaske bei nervöser und entzündlicher Haut ■ als Kompresse bei Entzündungen und Schmerzen ■ bei Bindehautentzündung ■ stark wirksam gegen Lippenbläschen und Gürtelrose (Herpeserkrankungen) ■ bei Unruhezuständen und ADHS innerlich zwei bis drei Wochen lang 2-mal 1 Teelöffel ■ bei entzündlichen Hauterscheinungen ■ innerlich als »Schlummertropfen« zum Beruhigen ■ innerlich bei entzündlichen Darmerkrankungen ■ als Gesichts- und Raumspray zum Harmonisieren im Klimakterium und bei Stresssymptomen ■ als Fuß- und Beinspray bei müden, schweren Beinen ■ als Heuschnupfenprophylaxe am Ende des Winters zwei bis drei Wochen lang innerlich 3-mal 1 Teelöffel ■ bei Magenkrämpfen oder Morgenübelkeit in der Schwangerschaft 1 Teelöffel einnehmen ■ lässt sich hervorragend mit Rosenhydrolat mischen, die Wirkungen scheinen sich bestens zu ergänzen |

| Hydrolat | Wichtige(r) Inhaltsstoff(e) der nicht-wässrigen Phase / pH-Wert | Anwendungsmöglichkeit |
|---|---|---|
| Muskateller-salbei *Salvia sclarea L.* | 11–49 % Alkohole, v.a. Linalool (44 %) 3–76 % Ester (v. a. Linalylacetat) 43 % Dimethylsulfid pH 5,5–5,7  kann je nach Herkunft nur 12 Monate halten | ■ zum Gurgeln bei Halsschmerzen ■ 50:50 mit Pfefferminzhydrolat gemischt als kühlendes Gesichtsspray bei Hitzewallungen in den Wechseljahren ■ bei Hitzewallungen in den Wechseljahren: kurmäßig vier Wochen lang 3-mal 1 Teelöffel täglich einnehmen, nach zweiwöchiger Pause wiederholen oder abwechselnd mit Salbeihydrolat ■ bei PMS 3-mal 1 Teelöffel pro Tag eine Woche vor der Blutung einnehmen |
| Myrte *Myrtus communis L.* | Terpineol Linalool Myrtol Eukalyptol pH 5,7–6,0 | ■ wirkt straffend in Auflagen bei Krampfadern ■ als Gesichtswasser bei erweiterten Poren und Äderchen ■ abschwellende Wirkung bei gereizten oder entzündeten Augen von Allergikern: als kühle Kompresse auf geschlossene Augen ■ in Kombination mit Rosmarin- und Pfefferminzehydrolat als morgendliches Bodysplash oder als Abreibung |
| Orangenblüte (Neroli) *Citrus aurantium L.* | 20 % Alkohole pH 3,8–4,5 | ■ zur Naturkosmetik- und Parfümherstellung ■ als Gesichtswasser bei trockener Haut ■ bei Irritationen, schlechter Laune, depressiven Verstimmungen und seelischen Schocks als Gesichtsspray ■ für Kinder: bei Unruhezuständen, Wutanfällen und ADHS zwei bis drei Wochen lang innerlich 2-mal 1 Teelöffel, eventuell mit Melissenhydrolat kombiniert und in Fruchtsaft ■ »Schreibaby«: 2 Esslöffel in die Babybadewanne ■ bei Herzrasen, Prüfungsangst, Sodbrennen 1 Teelöffel einnehmen ■ in der feinen Küche: für Rührkuchen, in Marzipan, Bowlen und Obstsalat ■ in der Duftlampe |

| Hydrolat | Wichtige(r) Inhaltsstoff(e) der nicht-wässrigen Phase / pH-Wert | Anwendungsmöglichkeit |
|---|---|---|
| Pfefferminze *Mentha x piperita L.* | 23–64 % Ketone, v.a. p-Menthon (44 %) 31–48 % Alkohole, v.a. Menthol pH 6,1–6,3 sehr unstabil: Haltbarkeit max. 12 Monate | ■ für wach machende Abreibungen am Morgen und zur Belebung im Sommer auf die Unterarme geben, ggf. mit Rosmarinhydrolat mischen<br>■ bei Morgenübelkeit in der Schwangerschaft 1 Teelöffel einnehmen<br>■ zum Gurgeln bei Zahnfleischproblemen und Mundgeruch (1 Schluck, zur Hälfte mit Wasser vermischt)<br>■ bei Nasenbluten: als kühle Auflage im Nacken<br>■ für lange Reisen als erfrischendes Gesichtsspray<br>■ bei fettiger Haut als Gesichtswasser<br>■ als Mundwasser<br>■ gut zum Einfrieren für kühlende Kompressen bei Prellungen und Kopfschmerzen<br>■ etwas angewärmt (5 °C weniger als Körpertemperatur) ist es besser für Waschungen bei hohem Fieber geeignet und sicherer als Pfefferminzöl<br>■ als Erfrischungsgetränk: 50–100 ml mit 1 l kaltem (Mineral-)Wasser aufgießen, eventuell etwas süßen |
| Rose *Rosa x damascena Mill.* | 8–9 % Ester 5–6 % Aldehyde 32–66 % Alkohole, v.a. Phenylethanol in der wässrigen Phase pH 4,1–4,4 | ■ als kühlende Kompresse bei Entzündungen, Schwellungen, Geschwüren und juckender Haut (Neurodermitis)<br>■ bei Entzündungen der Augenbindehaut, bei gereizten Augen (durch Computerarbeit, Rauch- und Staubbelastung, Klimaanlage, v. a. im Flugzeug): mit Rosenhydrolat befeuchtete Wattepads fünf Minuten auf die *geschlossenen* Augen geben<br>■ bei Fieber: Auflagen mit zimmerwarmem Rosenhydrolat auf Stirn und Wangen (auch für Babys)<br>■ als Auflage bei juckenden Insektenstichen |

| Hydrolat | Wichtige(r) Inhaltsstoff(e) der nicht-wässrigen Phase / pH-Wert | Anwendungsmöglichkeit |
|---|---|---|
| | | <ul><li>bei wundem Babypopo (ggf. vor der Anwendung etwas anwärmen bzw. eine kleine Menge im warmen Kinderzimmer oder Bad lagern)</li><li>zur Gesichtspflege: Cremeherstellung, Gesichtswasser, Tonerdemaske</li><li>zur Herstellung von Marzipan</li><li>10 ml in 1 l Apfelsaft ergibt eine gute Grundlage für eine erfrischende Schorle</li><li>in Sekt oder Prosecco: 1 Sprühstoß ins Glas geben, bevor eingeschenkt wird</li></ul> |
| Rosengeranie *Pelargonium x graveolens auct. non. L Hér. ex Aiton* | 30–45 % Alkohole, v.a. Linalool 39–42 % Ketone, v.a. Isomenthon pH 4,9–5,2<br><br>sehr unstabil: Haltbarkeit 8–14 Monate | <ul><li>zum Reinigen von blutenden Wunden</li><li>als kühlendes und feuchtigkeitsspendendes Gesichtswasser und Make-up-Entferner, v. a. bei Couperose</li><li>zum Anrühren von Gesichtsmasken mit Tonerde und Honig</li><li>als Gesichtsspray bei Hitzewallungen im Klimakterium</li><li>als blumige »Würze« in Kräutertees, Obstsalaten, Marmelade, Sahne und sogar in Martini</li></ul> |
| Rosmarin *Rosmarinus officinalis L. Ct. Verbenon* | 17 % Alkohole 55 % Ketone, v.a. Kampfer 12 % Ester pH 4,5–4,7 | <ul><li>zur Herstellung belebender Duschgels und Shampoos</li><li>als klärendes Gesichtswasser</li><li>als regenerierendes Haarwasser bei Haarausfall</li><li>mit etwas Apfelessig als »Weichspüler« nach der Haarwäsche</li><li>am Morgen eingenommen (1 Teelöffel), als Kreislauftonikum und zur besseren Konzentration</li></ul> |
| Salbei *Salvia officinalis L.* | 50–55 % Eucalyptol 37–50 % Ketone, v.a. Kampfer 5 % Alkohole pH 3,9–4,2 | <ul><li>zum Gurgeln bei Halsschmerzen</li><li>50:50 mit Pfefferminzehydrolat gemischt als kühlendes Gesichtsspray bei Hitzewallungen in den Wechseljahren</li><li>3-mal 1 Teelöffel täglich einnehmen bei Hitzewallungen in den Wechseljahren</li></ul> |

| Hydrolat | Wichtige(r) Inhaltsstoff(e) der nicht-wässrigen Phase / pH-Wert | Anwendungsmöglichkeit |
|---|---|---|
| Sandelholz *Santalum album L.* | pH 5,9–6,0 | ■ als Rasierwasser<br>■ zum Gurgeln bei entzündetem Zahnfleisch und Halsschmerzen<br>■ bei wiederkehrenden Blasenentzündungen: kurmäßig drei Wochen lang 3-mal 1 Teelöffel pro Tag einnehmen, ggf. nach zweiwöchiger Pause wiederholen |
| Schafgarbe *Achillea millefolium L.* | 50–64 % Eucalyptol<br>10–19 % Alkohole<br>17–19 % Aldehyde<br>7–13 % Ketone<br>pH 3,6–3,9 | ■ schleimlösend und entzündungshemmend bei Husten und Bronchitis: 3-mal 1 Teelöffel täglich einnehmen, 2 Esslöffel auf heißes Wasser zum Inhalieren<br>■ als Gesichtswasser bei Akne und Ekzemen<br>■ bei Menstruationsbeschwerden kurmäßig vier Wochen lang 3-mal 1 Teelöffel pro Tag einnehmen, ggf. nach zweiwöchiger Pause wiederholen |
| Teebaum *Melaleuca alternifolia (Maid. & Bet.) Cheel* | 93 % Alkohole, v.a. Terpinen-4-ol<br>pH 3,9–4,1 | ■ für feuchte Wundversorgung<br>■ als Auflage bei juckenden Insektenstichen<br>■ bei vaginalen Pilzinfektionen: einige Tropfen auf einen Mini-Tampon<br>■ als Gesichtswasser für unreine Haut und Akne<br>■ als Haarwasser<br>■ als Mundwasser |
| Thymian *Thymus vulgaris L. Ct. Linalool* | 92 % Alkohole, v.a. Linalool<br>pH 5,5–5,7 | ■ für feuchte Wundversorgung<br>■ bei vaginalen Pilzinfektionen: einige Tropfen auf einen Mini-Tampon<br>■ bei Blaseninfekten: stündlich 1 Teelöffel auf etwas heißes Wasser<br>■ als schmerzlinderndes Spray bei Gürtelrose<br>■ als Gesichtswasser für unreine Haut und Akne<br>■ als Haarwasser<br>**in der Tier-Aromatherapie:**<br>■ als Kompressen bei schmerzenden Stellen<br>■ als Spray auf infizierte Wunden<br>■ zum Inhalieren oder Abschlecken bei Husten und Schnupfen |

| Hydrolat | Wichtige(r) Inhaltsstoff(e) der nicht-wässrigen Phase / pH-Wert | Anwendungsmöglichkeit |
|---|---|---|
| Zaubernuss/ Hamamelis *Hamamelis virginiana L.* (wird nur für die Hydrolat- gewinnung destilliert, kein ätheri- sches Öl) | 2–9 % Tannin pH 4–4,2 sehr unstabil: Haltbarkeit maximal 12 Monate | ■ als entzündungshemmendes Gesichtswasser<br>■ als Grundlage für Deos<br>■ bei Couperose (erweiterten Äderchen)<br>■ als Auflage bei Hämorriden<br>■ als Auflage bei heißen, schweren Beinen und Krampfadern<br>■ bei Neigung zu Nasenbluten: einige Tropfen auf Papiertaschentuch geben und vorsichtig in das Nasenloch einführen |
| Zitronen- verbene *Aloysia triphylla (L. Hér.) Britton (Lippia citriodora)* | pH 5,2–5,5 | ■ bei starken Stresssymptomen, ausgleichend auf das Nervensystem<br>■ zur Erfrischung bei Hitze und Wechsel- jahresbeschwerden<br>■ bei Schlaflosigkeit innerlich (1 Stunde vorher 1 Teelöffel auf etwas heißes Wasser)<br>■ innerlich bei Magen- und Darm-Krämpfen<br>■ *Bosson/Dietz* empfehlen es Menschen, die innerlich stagnieren und deren Haut bei Problemen »aufblüht«, die sich unwohl in ihrer Haut fühlen |

Die Angaben der Inhaltsstoffe beziehen sich auf *Len und Shirley Price*: Understanding Hydrolats – The Specific Hydrosols for Aromatherapy (2004), die Angaben der pH-Werte beziehen sich auf *Suzanne Catty*: Hydrosols – The Next Aromatherapy (2001) und www.acqua-vita.com; weitere Quellen: *Lydia Bosson und Guénolée Dietz*: L´Hydrolathérapie (2005); *Jeanne Rose*: 375 Essential Oils and Hydrosols (1999) und *Eliane Zimmermann*: Aro- matherapie für Pflege- und Heilberufe (2006)

## Hydrolate in der Tierheilkunde

Viele Tiere sind sehr dankbar für die Linderung kleiner Wehwehchen mit Hydrolaten. Vegetarisch orientierte Tiere wie Pferde und Kühe kommen meistens mit ätherischen Ölen gut klar, doch Fleischfresser wie Hund und Katze reagieren oft sehr ablehnend auf zu starke Düfte. Sie sind die idealen Kandidaten für Hydrolate und für einige fette Öle wie Lorbeerfett (siehe Seite 148) und Sanddorn. Bei Beschwerden wie wunden Stellen, Zahnfleischproblemen, Durchfall, Infekten können Hydrolate teelöffelweise ins Futter oder auf die betroffenen Stellen gegeben werden.

### Beispiele zur Tier-Aromatherapie mit Rosenhydrolat und ätherischen Ölen

**Behandlung eines Kalbes mit schwerer Lungeninfektion:** Als ich zu Ronaldo, einem circa drei Wochen alten Kalb, kam, hustete dieses sehr stark, atmete extrem schnell, keuchte, machte beim Ausatmen röhrende Stimmgeräusche, röchelte und es verweigerte bereits seit einigen Tagen jegliche Nahrungsaufnahme und seit zwei Tagen auch die Flüssigkeitsaufnahme. Der behandelnde Tierarzt äußerte die Vermutung, dass das Kalb bei seiner Geburt Fruchtwasser in die Lunge bekommen haben könnte, was in den ersten Lebenswochen wohl keine Probleme verursachte, nun aber sehr plötzlich diesen lebensbedrohlichen, sich zuspitzenden Zustand begründete.

Das kleine Kälbchen war völlig lethargisch, es hatte bereits den größten Teil der Fellhaare verloren und war ein erbärmliches Häufchen Elend. Vermutet wurde eine schwere Infektion und Entzündung der Lunge. Der Tierarzt verabreichte dreimal in Folge eine starke und hohe Dosis Antibiotika, gab jede Menge Spritzen, die das Tier aufbauen und stärken sollten, jedoch verschlechterte sich der Zustand rasant. Ein zweiter Tierarzt wurde konsultiert, welcher meinte, dass dem Tier nicht mehr zu helfen sei.

So begann ich sofort damit, dem Tier ein paar Löffel Aloe-vera-Gel einzuflößen, um ihm eine Mindestversorgung mit nährenden Stoffen zu geben. Die erste »Ganzkörpereinreibung«, die ich dem Kleinen gab, ließ dieses ohne Reaktion über sich ergehen. Ich mischte dazu

- 10 Tropfen Teebaum (Wildwuchs)
- 10 Tropfen Lavendel extra
- 5 Tropfen Rosmarin Ct. Cineol
- 3 Tropfen Cajeput
- 3 Tropfen Lorbeer

in etwas Arnikageist und Wasser und rieb den Körper des Kalbes damit in mittelkräftigen, kreisenden Bewegungen ein, um den Kreislauf und die Lebensgeister wachzurütteln. Dann bereitete ich eine Inhalation aus

- Alant
- Thymian Ct. Linalool
- Atlaszeder
- Manuka
- Kanuka
- Cajeput
- Bergbohnenkraut
- Eukalyptus staigeriana

zu. Dazu mischte ich jeweils einige Tropfen der ätherischen Öle mit naturbelassenem Meersalz und gab die Mischung in einen Kübel mit heißem Wasser. Während ich mit der Hand umrührte, hielt ich dem Kalb den Kübel so gut es ging »unter die Nase«.

Sofort war zu bemerken, dass das Tier wacher wurde. Zu meinem großen Erstaunen schleckte mir der geschwächte Kleine plötzlich über den Handrücken. Ich tauchte meine Hand wieder ins Wasser und hielt sie ihm vor die Schnauze und so begann eine äußerst bescheidene, aber wohl lebensrettende Minimal-Flüssigkeitsaufnahme.

Das stimmte mich sehr hoffnungsvoll und ich ahnte, dass die Kombination aus Zuwendung und aromatischer Behandlung das Kälbchen wieder auf die Beine bringen würde. So machte ich ihm circa zweistündlich abwechselnd Einreibungen mit folgenden Mischungen:

| Mischung 1 | Mischung 2 |
|---|---|
| 50 Tropfen Manuka | 15 Tropfen Atlaszeder |
| 40 Tropfen Kanuka | 10 Tropfen Cajeput |
| 10 Tropfen Alant | 10 Tropfen Niaouli |
| 6 Tropfen Angelikawurzel | 15 Tropfen Eukalyptus staigeriana |
| in circa 30 ml Johanniskrautöl mit einigen | 5 Tropfen Weihrauch |
| Löffeln Rosenwasser | in Johanniskraut und Rosenwasser |

Nach einigen Einreibungen und der dritten Inhalation wurde der kleine Kerl zusehends lebendiger und er nahm auch erstmals wieder eine kleine Menge Milch zum Trinken an. Nach den Behandlungen gab ich einige Tropfen Latschenkiefer und Thymian auf das Stroh in seinem Ställchen.

Bei den nächsten Inhalationen, welche in der Zusammensetzung immer minimal variierten und auch manchmal Edeltanne und Majoran enthielten, war bereits eine deutliche Kräftezunahme zu bemerken. Als der Kleine plötzlich begann, das Inhalationswasser zu trinken, war ich im ersten Moment völlig verdattert. Anscheinend hatte der Instinkt ihn dazu gebracht, denn von da an ging es rasant aufwärts. Keine drei Tage später hatte er wieder angemessenen Appetit und jedes Mal, wenn ich den Stall betrat, stand er mit fröhlichen Augen und aufgeregt herumtänzelnd da und wartete auf seine Aromabehandlungen. Nach einigen Wochen war ein richtig lustiger, wilder kleiner Stier mit seidig glänzenden Fellhaaren aus ihm geworden.

**Behandlung eines neugeborenen Kalbes:** Ein eben geborenes Kalb kam nicht so recht in Schwung, es lag mit nach hinten überstrecktem Kopf und verdrehten Augen da und plärrte in einem herzzerreißenden Ton. Die Mutterkuh war sichtlich nervös und stupste das Kleine an und leckte es mit ihrer rauen Zunge, um seinen Kreislauf in Gang zu bringen. Als ich sah, dass das Kälbchen aus eigenen Kräften nicht weiterkommt, rieb ich seinen Nacken, die Flanken und den Hals mit einigen Tropfen Rosmarin Ct. Cineol pur ein und massierte es kräftig. Die Mutterkuh sah mit weit aufgerissenen Augen zu und schleckte mir dann den Handrücken ab, so als wollte sie sich für die Hilfe bedanken, denn es dauerte keine fünf Minuten, da richtete sich das Kälbchen auf und von da an stand es fest im Leben.

**Geburt eines Kalbes:** Die herannahende, seit einer Woche überfällige Geburt eines Kalbes schien laut Untersuchung der versammelten Geburtshelfer als ziemlich schwierig oder gar auf normalem Wege fast unmöglich. So wurde der Tierarzt alarmiert mit der Vorwarnung, er solle sich auf einen eventuellen Kaiserschnitt vorbereiten. Ich holte unterdessen sofort Muskatellersalbei, Jasmin und Rosmarin. In Schweineschmalz vermischt, rieb ich den hinteren Rücken, die Schenkel und den Hals der Kuh ein. Der Rosmarin gab ihr anscheinend wieder Kraft, um das Kalb nach circa 20 Minuten durch den durch Muskatellersalbei und Jasmin gelockerten und erweiterten Geburtsweg auf normalem Wege auf diese Welt zu bringen.

Als der Tierarzt eintraf, konnte er uns zu einem gesunden und munteren Kalb gratulieren.*

**Augenerkrankungen bei Hund und Katze:** Unsere Katze leidet Zeit ihres Lebens an mehr oder weniger konstanten Augenentzündungen. Obwohl sie es nicht gerade mag, toleriert sie regelmäßige Reinigung mit stark mit Rosenhydrolat getränkten Wattepads, die vermutlich auch ihre Schmerzen etwas lindern. Auch Hunde, die ähnliche Probleme haben, reagieren gut auf diese Behandlung.

**Blutende Wunden bei Hund und Katze:** Revierkämpfe und Übermut bringen es immer wieder mit sich, dass unsere Haustiere verletzt nach Hause kommen. Bei stark blutenden Wunden hilft es, alle paar Minuten Cistrosenhydrolat auf die verletzte Stelle zu sprühen. Eventuell mit 5 Tropfen Cistrosenöl (auf 50 ml) verschütteln. Thymian Ct. Linalool-Hydrolat kann nach Bissen von Artgenossen schlimme Infektionen verhindern. Bei Entzündungen nach dem Aufsprühen von Rosenhydrolat eine Mischung aus Sanddornöl und Ringelblumen-Mazerat auftragen, eventuell mit 1 Tropfen Rosenöl (auf 10 ml fettes Öl) anreichern.

**Zahn- und Zahnfleischpflege:** Nach der Zahnsteinreinigung durch den Tierarzt kann wundes Zahnfleisch mit Kamillenhydrolat besprüht werden. Hunde mit starkem Mundgeruch können auch mit einigen Tropfen Thymian Ct. Linalool-Hydrolat im Trinkwasser etwas weniger »anrüchig« werden.

**Fellpflege von Hunden:** 50 ml Fichtennadel- oder Lavendelhydrolat mit 10 Tropfen Lavendelöl verschütteln und das Fell regelmäßig dünn damit einsprühen.

**Traumatisierte Tiere:** Hunde und Katzen, die mit seelischen Traumen aus Heimen entlassen werden oder die Misshandlungen hinter sich haben, reagieren oft gut auf zarte Düfte, die sie bisweilen sogar von den Händen und Kleidungsstücken abschlecken. Grundsätzlich sind in diesem Fall Rosen- und Nerolihydrolat besonders zu emp-

---

* *Berichte nach Christine Steiner, ärztlich geprüfte Aromapraktikerin AiDA, mit freundlicher Genehmigung*

fehlen, doch man kann dem neuen Mitbewohner auch einige andere Hydrolate oder auch verdünnte ätherische Öle auf der eigenen Hand anbieten.

**Vogelbad:** Wellensittiche und andere Hausvögel, die gerne baden, profitieren von einigen Tropfen Rosenhydrolat in ihrer kleinen Wanne. Vor allem, wenn sie an starkem Milbenbefall leiden.

# Praktische Aromatherapie für die Familie

In Zeiten kontinuierlich steigender Kosten für das Gesundheitssystem, von dem man kaum noch persönliche Beratung oder gar Zuwendung erwarten kann, ist es heute dringlich geworden, die Verantwortung für das ganzheitliche Wohlbefinden seines Körpers zu übernehmen und auch Angehörige und Freunde miteinzubeziehen. Der Bedarf an dem dafür notwendigen Wissen ist groß, schließlich bekommen wir in der Schule so gut wie nichts darüber mitgeteilt, wie wir unser kostbarstes Gut – unseren Körper und unsere Gesundheit – pflegen können.

Spätestens wenn sich bei jungen Paaren ein Baby ankündigt, fangen fast alle Eltern in spe an, sich Gedanken zu machen, wie sie diesen neuen Erdenbürger mit dem Besten versorgen können. Sie wünschen sich das Beste für seine Ernährung, seine Hautpflege, seine Kleidung und auch eine möglichst gesunde Umgebung. Das ist dann oft der Zeitpunkt, wo man anfängt, sich über Umweltschutz, Bio-Nahrungsmittel und Naturmedizin Gedanken zu machen und oft keine befriedigenden Antworten findet, da so viele Empfehlungen wirtschaftsorientiert und firmengesteuert sind. Also wird der Rat von Menschen gesucht, die sich durch jahrelange Praxis mit »aktualisiertem alten Erfahrungsschatz« vertraut machen konnten.

Einige Jahrzehnte lang war der Arzt als studierter Fachmann für Gesundheit der Ansprechpartner in Zeiten von körperlichen oder seelischen Störungen. Doch ihm bleibt im modernen »Gesundheitssystem« kaum noch Platz für wirkliche Beratung. Freilich können wir uns – zumindest in westlichen Ländern – bei lebensbedrohlichen Krankheiten auf die Wunder der modernen Medizin verlassen, doch immer mehr werden auch ihre Grenzen deutlich. Und schließlich ist auch die gesundheitliche Vorsorge heutzutage zu einem Fremdwort geworden, obwohl sie gerade in Zeiten von Fertigmahlzeiten, Lebensmittelskandalen und rücksichtsloser Agrarindustrie dringender nötig wäre denn je.

Wir benötigen heute die sogenannte Schulmedizin und wir möchten sie nicht missen – wenn sie jedoch mehr mit Anbietern von Komplementärverfahren zusammenarbeiten würde, gäbe es sicherlich viel mehr gesunde und zufriedene Menschen.

Die Zeiten, in denen man in der Großfamilie stets die Senioren um Rat fragte, sind vorbei

Antiquierte Gesetze machen es den Aroma-Enthusiasten in den deutschsprachigen Ländern schwer, ihre Arbeit innerhalb der gesetzlichen Vorschriften auszuführen

In vielen Ländern der englischsprachigen Welt hat die Aromatherapie einen hohen Stellenwert. Die Arbeit seriöser Aromatherapeuten wird jedoch im deutschsprachigen Gebiet von Medizinern häufig belächelt, obwohl es mittlerweile viele wissenschaftliche Belege für die vielfältige Wirkung von ätherischen Ölen gibt. In Österreich dürfen nur Heilmasseure andere Menschen professionell berühren, in Deutschland dürfen nur Ärzte und Heilpraktiker therapieren, lediglich in einigen Kantonen der Schweiz ist man für die Arbeit der AromatherapeutInnen offen. Gerade das aufmerksame Zuhören und auch das Berühren wird von vielen Kranken heute schmerzlich vermisst.

Leider hat sich obendrein die Werbewelt im letzten Jahrzehnt fleißig des Wortes Aromatherapie bedient, sodass es mittlerweile ein wenig abgegriffen klingt und bei vielen werbegestressten Konsumenten vor allem kosmetische oder esoterische Assoziationen weckt. So wird im deutschsprachigen Raum der Einsatz von ätherischen Ölen, egal welcher Herkunft, recht undifferenziert Aromatherapie genannt. Vom Weichspüler bis zur Wunderkerze: Alles soll die Wohltaten der Duftstoffe verbreiten. Die meisten Anwendungsmöglichkeiten von ätherischen Ölen haben jedoch mit Therapie nichts zu tun: Weder ist der Gebrauch eines einzelnen Pflegeproduktes »Aromatherapie« noch ist das Genießen eines aromatisierten Pülverchens aus der Nahrungsmittelindustrie Aromatherapie. Das Aufstellen einer Duftlampe ist keine Aromatherapie und Benutzen einer Zimtsohle in den Schuhen ebenfalls nicht.

**Aromatherapie im weiteren Sinn:** Die Anwendung von duftenden Pflanzen und Pflanzenteilen, um Gesundheit und Wohlbefinden von Mensch und Tier zu unterstützen, zu erhalten, zu fördern und um Krankheiten zu behandeln

**Aromatherapie im engeren Sinn:** René-Maurice Gattefossé prägte 1937 mit seinem gleichnamigen Buch diesen Begriff, um die systematische klinische Anwendung von hochkonzentrierten ätherischen Ölen aus Pflanzen zur Heilung von Krankheiten zu beschreiben. In diesem Sinne ist Aromatherapie ein Teil der rationalen Phytotherapie, also der medizinischen Behandlung mit Heilpflanzen.

Insbesondere in Süddeutschland, in Österreich und in der Schweiz haben sich viele engagierte Krankenpflegerinnen und -pfleger der ätherischen Öle angenommen und setzen diese zum Wohle von Patienten im Krankenhaus ein. Zumindest einzelne Stationen in diesen Kliniken bieten mittlerweile eine aromatherapeutische Basisversorgung an. Bewährt hat sich vor allem die Beruhigung von schlaflosen und aufgebrachten Patienten mit Lavendelöl-Mischungen. Vorsorgemaßnahmen gegen das Wundliegen von bewegungsbeeinträchtigten Patienten werden oft mit durchblutungsfördernden Ölen getroffen. Manchmal dürfen auch »hoffnungslos« infizierte Wunden mit keimtötenden Ölen behandelt und ungut riechende Räume beduftet werden.

Davon profitieren die kranken Menschen: Sie genesen schneller und sind weniger dem Stress auslösenden Krankenhausgeruch ausgesetzt. Ihr Immunsystem kann mithilfe ätherischer Öle besser arbeiten, ihre Stimmungslage kann zu schnellerer Heilung führen und – ganz wichtig – sie werden weniger antibiotikaresistenten Keimen ausgesetzt. Andererseits macht den Pflegenden ihre stressige Arbeit oft mehr Spaß, wenn sie die duftenden Substanzen anwenden dürfen und sich dadurch den Patienten in einer positiven und fürsorglichen Weise zuwenden können.

Aromatherapie ist ein ganzheitlich orientiertes Therapiekonzept, in dem der ganze Mensch mit all seinen Stärken und Schwächen behandelt wird und nicht nur ein einzelnes Symptom oder ein krankes Organ. Das Wort Behandlung erhält durch gut geschulte und gewissenhaft arbeitende Aromatherapeuten wieder seine eigentliche Bedeutung, denn ätherische Öle kann man nur schwer auf lieblose Weise verabreichen.

Was sich für manche Wissenschaftler wie Aberglaube anhört, ist selbstverständliche und oft erfahrene Tatsache für Aromatherapeuten: Ein Öl kann gleichzeitig krank machende Bakterien abtöten und die Stimmung deutlich heben, ein anderes Öl kann gefährlichen Bluthochdruck senken und gleichzeitig Tumorbeschwerden mindern. Das ist möglich durch die weit über einhundert pharmazeutisch wirksamen Bestandteile fast jedes Öles; die Wirkungen von mehreren Dutzend dieser Moleküle sind bereits gut untersucht, die Effekte von vielen anderen Substanzen werden in der Zukunft erklärt werden. Das soll uns nicht daran hindern, das reichhaltige Erfahrungswissen über die Wirkung der ätherischen Öle heute lindernd, pflegend und heilend zum Wohle unserer Familien einzusetzen.

*Aromatherapie ist ein ganzheitlich orientiertes Therapiekonzept*

# Der Mensch, die Wissenschaft und ätherische Öle

**Warum wirken ätherische Öle?**

- Weil sie fettlöslich sind
- Weil sie aus extrem kleinen Molekülen bestehen

**Wie wirken ätherische Öle auf den Menschen?**

- Seelisch: Durch Impulse an der Riechschleimhaut, die über den Riechnerv das limbische System im Gehirn erreichen, werden unterschiedliche Gehirnareale stimuliert, und die Ausschüttung von Neurotransmittern (Gehirnbotenstoffen) wird beeinflusst.
- Körperlich: Durch Spannungsveränderungen und Beeinflussung von Kanälen sowie Substanzen an jeder einzelnen Zellmembran werden je nach Anwendungsart und Öl unterschiedliche Prozesse im Körper ausgelöst.

**Wie wirken ätherische Öle auf Krankheitskeime?**

- Sie stören oder zerstören die Zellmembran von Bakterien und Pilzen, sodass der Keim sich nicht vermehren kann oder gar abstirbt.
- Sie stören die Fähigkeit von Viren, an menschliche oder tierische Zellen anzudocken, sodass das Immunsystem leichteres Spiel hat, sie abzuwehren.

Da die Wertung von Gerüchen stark individuell geprägt ist, wirken sie nicht bei allen Menschen gleich, auch wenn die äußeren Bedingungen identisch sind. Diese Tatsache erschwert die wissenschaftliche Erforschung der Aromatherapie. Zudem können ätherische Öle je nach Herkunftsland, Erntezeitpunkt und Herstellungsmethode extremen Schwankungen unterliegen, sodass klinische Studien zum gleichen Thema, mit der gleichen Versuchsanordnung und Ölen gleichen Namens sehr unterschiedlich – manchmal gar widersprüchlich – ausfallen können. Die Wirkung auf Krankheitskeime dagegen ist für Fachleute leicht zu belegen, die Studienergebnisse, die seit über 100 Jahren auf diesem Gebiet gemacht wurden, sprechen eine recht einheitliche Sprache.

Da Krankheiten, vor allem chronischer Art, oft aufgrund einer seelischen Problematik entstehen können, ist die Aromatherapie im besten Sinne eine ganzheitliche Therapie, da Körper und Psyche gleichermaßen angesprochen werden – vorausgesetzt natürlich, sie wird sachkundig angewendet.

Die meisten Inhaltsstoffe von ätherischen Ölen sind – wie wir im Kapitel »Die Pflanze« gesehen haben – aus einfachen Kohlenstoffmolekülen aufgebaut, ganz ähnlich den Bausteinen einiger menschlicher Hormone, dem Cholesterin und dem Vitamin A. Man geht heute davon aus, dass dies eine Erklärung für die vielschichtige hormonartige und hormonregulierende Wirkung von einigen ätherischen Ölen ist.

Da die gasförmigen Moleküle der ätherischen Öle sehr klein und zudem fettlöslich sind, können sie nicht nur schnell durch Haut und Schleimhäute in die Blutbahn gelangen, sondern sie können sogar die Blut-Hirn-Schranke durchdringen und somit unmittelbar das Gehirn beeinflussen. Heute kann mit bildgebenden Verfahren wie der Computertomografie nachgewiesen werden, dass sie vor allem im stammesgeschichtlich ältesten Teil unseres Denkorgans aktiv werden. Dort werden unsere Urbedürfnisse verarbeitet; diese können somit durch ätherische Öle beeinflusst werden: Emotionen, Erinnerungen, Sexualität und Appetit.

**Direkte Wirkung aufs Gehirn**

Wie einige andere nachgewiesenermaßen bestens wirksame Naturmedikamente (beispielsweise Johanniskrautpräparate) geraten ätherische Öle zunehmend in die Schusslinie übereifriger Mediziner und selbst in die von Politikern. Deren Aussagen sind jedoch in mehr als einer Hinsicht fraglich, zum Beispiel hinsichtlich der Testverfahren oder der Unterscheidung von synthetischen und natürlichen Stoffen. Auch das Umweltbundesamt nahm vor einiger Zeit offiziell Stellung zum immer mehr verbreiteten Gebrauch von Duftstoffen: Die Tendenz war eher negativ, vor allem Kinder solle man vor Riechsubstanzen schützen. Wieder wurde nicht klar zwischen synthetischen und natürlichen Molekülen differenziert. Der bekannteste Riechforscher im deutschsprachigen Raum, Prof. Dr. Dr. Dr. med. habil. Hanns Hatt, entkräftete die meisten negativen Behauptungen sehr sachlich und konnte wissenschaftlich begründen, dass die ausgesprochenen Warnungen differenzierter betrachtet werden müssten und für natürliche Duftstoffe so nicht gelten.

Kosmetika, Parfüms und Waschmittel müssen seit 2005 mit den Namen von 26 angeblichen duftenden *Allergenen* auf den jeweiligen Etiketten (INCI) versehen werden. Sobald also bestimmte Mengen an natürlichem Rosenöl oder Lavendelöl in einem Produkt sind, sieht es für den ungeschulten Verbraucher so aus, als würden sich »giftige« Chemikalien im Produkt befinden. Bei der entsprechenden Gesetzesgebung wurde kein Unterschied zwischen synthetischen und natürlichen Riechstoffen gemacht. Zwischen Januar 2003 und 31. Dezember 2004 wurde in einer ausgiebigen Studie an 21.325 Ekzempatienten jedoch festgestellt, dass nur sieben dieser Stoffe wirklich starkes Allergiepotenzial haben. Die Politik hat diese Erkenntnisse bislang ignoriert. Das Gesetzeskorsett erreichte unter anderem auch, dass nun seltenere und noch nicht auf ihre Verträglichkeit untersuchte Riechstoffe zur Beduftung eingesetzt werden.

### Potente Allergene

Baummoos-Extrakt

Eichenmoos-Extrakt

Farnesol

Hydroxycitronellal (synthetischer Maiglöckchenduft)

Isoeugenol

Lyral (synthetischer Maiglöckchenduft)

Zimtaldehyd

### Moderate Allergene

α-Amyl-Zimtalkohol

Benzylcinnamat

Citral

Citronellol

Cumarin

Eugenol

Geraniol

Lilial (synthetischer Fliederduft)

Zimtalkohol

### Seltene Allergene

α-Amyl-Zimtaldehyd

Anisalkohol

Benzylalkohol

Benzylbenzoat

Benzylsalicylat

α-Hexyl-Zimtaldehyd

Linalool

Methylheptincarbonat

γ-Methylionon

Aus all diesen Gründen ist es immens wichtig, dass aromatherapeutische Anwendungen von gut geschulten Menschen ausgeübt werden und dass nur ätherische Öle bestmöglicher Qualität und natürlichen Ursprungs verwendet werden. Ich bin in den über zwanzig

Jahren meiner aromatherapeutischen Tätigkeit noch nie Unverträglichkeiten oder gar Beschwerden begegnet, benutze allerdings ausschließlich Öle vertrauenswürdiger Lieferanten.

**Man kann nicht in zwei Wochen zum Aromatherapeuten werden**
Es ist auch ein oft vorkommender Trugschluss, dass man in einem oder zwei Wochenendkursen zum Aromatherapeuten ausgebildet werden kann. Dennoch können viele ätherische Öle im familiären Bereich als wertvolle Hilfe bei alltäglichen Beschwerden und Befindlichkeitsstörungen eingesetzt werden. Es müssen lediglich einige Regeln befolgt werden, vor allem was Verdünnungen und die Auswahl der passenden ätherischen Öle anbelangt.

## Dosierung und Verdünnung der ätherischen Öle
**Raumbeduftung:** Duftlampen und Vernebler sind zwar keine Aromatherapie, können jedoch in gesunden Zeiten für Entspannung und Wohlbefinden sorgen und in Zeiten von Krankheit die Raumluft entkeimen und somit das Immunsystem unterstützen. Kaltvernebler und Ventilatorsysteme sind immer besser für die Öle und für die Gesundheit als Hitzequellen, da sich durch Überhitzung schädliche Verbrennungsprodukte bilden können, die vor allem die Atemwege von Kindern reizen können.

Es ist wichtig, je nach Öl nur circa drei bis sechs Tropfen ins Wasser einer Duftlampe zu geben und die Öle nicht zu stark zu erhitzen. Bei kerzenbetriebenen Duftlampen sollte unbedingt beachtet werden, dass der Abstand zwischen Kerze und Wasserbehälter mindestens 10 cm beträgt oder aber dass der Wasserbehälter ausreichend Wasser fasst. Das Wasser sollte 40 bis 50 °C nicht übersteigen. Vom Dauerbetrieb wird abgeraten, man sollte sie vielmehr höchstens dreimal am Tag für je eine halbe bis anderthalb Stunden brennen lassen. Besser sind elektrisch betriebene »Duftsteine«, von denen manche sogar über eine automatische Intervallschaltung verfügen. Sie eigenen sich ideal zum Gebrauch in Kinderzimmern und im Klinik- sowie Heimbereich.

Ganz praktisch ist der »Aromastream«, ein elektrisches Gerät mit einem Ventilator, der einige Tropfen ätherischer Öle in den Raum pustet. Diese befinden sich auf einem davorliegenden waschbaren Vlieseinsatz. Die Öle werden bei diesem System genauso wenig erhitzt wie in mit Pumpen betriebenen Kaltluftverneblern, die von einigen Ölefirmen angeboten werden. Diese eigenen sich auch für kurze Inhalationen bei Schnupfen und Bronchitis.

**Hautanwendungen:** Bei der Anwendung auf der Haut gehen je nach Land, Schule und Weltanschauung die Meinungen über den Grad der Verdünnung von ätherischen Ölen auseinander. Wenn sich die behandelnde Person mehr zur »englischen Schule« hingezogen fühlt, wird sie oftmals dreiprozentige Verdünnungen zur äußeren Anwendung verwenden oder empfehlen. Anhänger der »französischen Schule« schwören auf vielfach höhere Verdünnungen oder verwenden die Öle sogar pur und auch innerlich. Im deutschsprachigen Raum sind frei verkäufliche Medikamente mit zehn- (Lavendelöl von Wala) bis 50-prozentigem Anteil (Tigerbalsam) erhältlich. Die Mehrheit der Autoren empfiehlt für medizinische Laien folgende Vorschläge, die sich in der Praxis als sehr erfolgreich bewährt haben.

| Verdünnung des ätherischen Öls | 0,5–1 % in Trägeröl | 1,5–3 % in Trägeröl | 5–10 % in Trägeröl | pur, 1–3 Tropfen |
|---|---|---|---|---|
| Alter | Säuglinge, verwirrte Menschen, alte Menschen | stabile Kinder, ab Schuleintritt 1,5 %, ab 12 Jahre 3 %, stabile Erwachsene | stabile Erwachsene | Kinder ab 1,5 Jahre, Erwachsene |
| Anwendung | Wohlfühl- und Wellness-massagen | Wohlfühl- und Wellness-massagen | Sport- und medizinische Massagen | Auflagen |
| Indikation | chronische Erkrankungen, Sterbebeglei-tung, psycho-somatische Beschwerden | Schmerzen, Verletzungen und Erkrankungen | in Ausnahme-fällen und kurzzeitig bei starken Schmerzen, akuten Verlet-zungen und Erkrankungen | als Erste Hilfe und kurzzeitig bei akuten Ver-letzungen: Schnitte, Stiche, Schürfwunden |
| Beeinflussung v.a. von | Psyche | Körper und Psyche | Körper | Körper |
| Ätherische Öle | alle nicht giftigen Öle, Blütendüfte | bei Kindern, auf Schleimhäuten und bei empfind-licher Haut: kein Bohnenkraut, Thymian | kein Bohnen-kraut, Thymian Ct. Thymol, Gewürznelke, Wintergrün, Zimt | nur Cistrose, Immortelle, Lavendel fein, Manuka, Rose, Teebaum (frisch!) |

Anders ausgedrückt: Je erfahrener man ist und je medizinischer man arbeitet, desto höher kann man dosieren und Öle auch schon mal einnehmen (lassen). Ärzte und Heilpraktiker haben dafür zudem entsprechende juristische Absicherungen. Es gibt eine Richtung der Aromatherapie, die extrem viel ätherisches Öl – bis zu 5 ml – pur auf die Haut gibt, sodass an den betreffenden Stellen sogar Blasen entstehen können. Es handelt sich um eine Art der Reiztherapie, die in der Naturheilkunde bei bestimmten Krankheiten ihren Platz hat, sie sollte jedoch nur von erfahrenen Medizinern ausgeübt werden.

Laien und empfindliche Menschen sind mit ein- bis dreiprozentigen Verdünnungen bestens versorgt, oft zeigen schon 0,5-prozentige Mischungen außergewöhnlich gute Ergebnisse, vor allem, wenn chronische Leiden über einen längeren Zeitraum behandelt und begleitet werden müssen.

Da Laien nicht über milligramm-exakte Apothekerwaagen verfügen, geht man je nach Tropfeinsatz und Viskosität des jeweiligen Öles davon aus, dass 25 bis 30 Tropfen einem Milliliter entsprechen. Die Verdünnungen sind dann recht einfach zu machen:

*Circa 20 Tropfen entsprechen einem Milliliter*

| Dosierung | Trägeröl | Ätherisches Öl |
|-----------|----------|----------------|
| 0,5 %ig   | 10 ml    | 1 Tropfen      |
|           | 20 ml    | 2 Tropfen      |
|           | 50 ml    | 5 Tropfen      |
|           | 100 ml   | 10 Tropfen     |
| 1 %ig     | 5 ml     | 1 Tropfen      |
|           | 10 ml    | 2 Tropfen      |
|           | 20 ml    | 4 Tropfen      |
|           | 50 ml    | 10 Tropfen     |
|           | 100 ml   | 20 Tropfen     |
| 2 %ig     | 5 ml     | 2 Tropfen      |
|           | 10 ml    | 4 Tropfen      |
|           | 20 ml    | 8 Tropfen      |
|           | 50 ml    | 20 Tropfen     |
|           | 100 ml   | 40 Tropfen     |
| 3 %ig     | 5 ml     | 3 Tropfen      |
|           | 10 ml    | 6 Tropfen      |
|           | 20 ml    | 12 Tropfen     |
|           | 50 ml    | 30 Tropfen     |
|           | 100 ml   | 60 Tropfen     |

## Anwendungsmöglichkeiten der ätherischen Öle

| | |
|---|---|
| Wohlfühl-Massage | Erwachsene 0,5–3 % in fettem Öl<br>Kinder 0,5–1,5 % in fettem Öl |
| Medizinische Massage | Erwachsene 5–10 % in fettem Öl |
| Creme | 1 % in Creme-Grundlage oder in Aloe-vera-Gel |
| Deodorant | 5 % ätherisches Öl in Alkohol oder in Hydrolat |
| Kompresse | 3–4 Tropfen in Öl (bei Prellungen, Hämorriden) |
| Haarwasser | 3–5 % ätherisches Öl auf Alkohol mit Hydrolat (1:1) |
| Vollbad, Fußbad | 6–10 Tropfen ätherisches Öl mit 2 Esslöffeln Honig oder<br>Meersalz emulgieren |
| Sitz-/Teilbad | 3–5 Tropfen ätherisches Öl mit 2 Esslöffeln Honig oder<br>Meersalz emulgieren |
| Gurgeln bei<br>Halsschmerzen | 1 Tropfen auf 2 Esslöffel Meersalz, ein Drittel davon<br>in Glas mit lauwarmem Wasser |
| Inhalation | 1–2 Tropfen in heißes Wasser |
| Duftlampe | 2–5 Tropfen, kein Dauerbetrieb |

| | |
|---|---|
| **Auf einen Blick: Dosierungen und Vorsichtsmaßnahmen bei Selbstmedikation (äußerliche Anwendung)** | |
| **Säugling** | maximal 0,5 %ige Verdünnungen bzw. so stark verdünnen, dass man den Duft als Erwachsener kaum noch wahrnimmt<br><br>keine mentholig-eukalyptischen Öle, keine hautreizenden Öle wie Thymian Ct. Thymol, Gewürznelke, Zimt |
| ☺ Rose, Lavendel fein, Mandarine, Thymian Ct. Linalool, Sandelholz, Fenchel, Echter Majoran | |
| **Kleinkind ab 1 Jahr** | maximal 1 %ige Verdünnungen bzw. so stark verdünnen, dass man den Duft als Erwachsener nur wenig wahrnimmt<br><br>keine mentholig-eukalyptischen Öle; keine hautreizenden Öle wie Thymian Ct. Thymol, Gewürznelke, Zimt |
| ☺ Thymian Ct. Geraniol (Citronellal, Thujanol), Orange, Zitrone, Cajeput, Bergamottminze, Manuka | |

| | |
|---|---|
| **Kind ab 6 Jahre** | maximal 1,5 %ige Verdünnungen bzw. so stark verdünnen, dass man den Duft als Erwachsenener nur schwach wahrnimmt |
| | nur bei Akzeptanz des Kindes mentholig-eukalyptische Öle; hautreizende Öle wie Thymian Ct. Thymol, Gewürznelke, Zimt nur stark verdünnt auf Fußsohlen |
| ☺ | bis auf toxische Öle sind alle Öle in kindgerechter Verdünnung erlaubt, vorher auf Akzeptanz testen |
| **Schwangerschaft** | im ersten Trimenon (drei Monate) nur Zitrusöle und bei Übelkeit Pfefferminze nur zum Inhalieren; nach drei Monaten maximal 1 %ige Verdünnungen |
| | keine stark anregenden und durchblutungsfördernden Öle wie Rosmarin Ct. Kampfer, Thymian Ct. Thymol, Gewürznelke, Zimt |
| ☺ | Rose, Neroli, Lavendel fein, Thymian Ct. Linalool, Sandelholz, Echter Majoran, Cajeput, Manuka |
| **Krebs (hormonabhängig)** | keine Öle, die nach Fenchel oder Anis duften, keine festen Massagen |
| ☺ | alle Öle erlaubt, die subjektiv zur Angstlinderung und Entspannung verhelfen |
| **Entzündungen** | keine festen Massagen mit durchblutungsfördernden Ölen, eher starke Verdünnungen |
| ☺ | Rose und Rosenhydrolat, Kamille blau, Schafgarbe, Weihrauch, Myrrhe, Litsea, Echte Melisse, Zitronenmyrte |
| **Epilepsie** | keine scharf-stechend duftenden Öle verwenden, keine Öle mit Borneon (Rosmarin Ct. Kampfer), Thujon, Pulegon, Pinocamphon |
| ☺ | Lavendel fein, Kamille römisch, Mandarine rot, Echter Majoran |
| **Allergie(n)** | peinlich genau auf frische Öle und allerhöchste Qualität achten, vor allem bei Ölen mit hohem Anteil an Monoterpenen |
| ☺ | Kamille blau, Myrte rot (nordafrikanisch), Manuka, Atlaszeder |
| **Asthma** | Öle mit Eukalyptol (1,8-Cineol) nur nach behutsamem Test (riechen, vorsichtig einatmen) |
| ☺ | entkrampfende Öle wie Neroli, Mandarine, Petit Grain, Lavendel fein |
| **Sterbebegleitung** | nur sanfte Streichungen, möglichst wenig an Extremitäten, eher zur Körpermitte hin; Öle so stark verdünnen, dass man den Duft kaum noch wahrnimmt |
| ☺ | alle Öle, die wohltun, sind erlaubt: Rose, Neroli, Weihrauch, Oud, Iris, Sandelholz, Himalajazeder, Orange, Kamille römisch |

## Auswahl der ätherischen Öle

Wenn ätherische Öle im Familienumfeld angewendet werden, sollte vor allen Dingen die Nase der Anwender und Anwenderinnen entscheiden: Ausgewählt werden Düfte, die ganz *spontan* gefallen, also Wohlfühlöle, die guttun. Natürlich können bei bestimmten Beschwerden Öle auch *gezielt* verwendet werden, beispielsweise in Form der bewährten Rezepte, die in den folgenden Abschnitten vorgestellt werden. Oder aber Sie gehen *intuitiv* vor und lassen sich auf der Liste der »Öle-Kosenamen« von einer Eigenschaft verführen, die momentan am besten zu Ihren Bedürfnissen passt, lesen den entsprechenden Text und testen/kaufen das Öl daraufhin. Wenn Sie das Öl noch nicht kennen, sollten Sie es auf einem Duftstreifen testen, da viele Öle pur, so wie sie sich in dem Fläschchen befinden, eher unangenehm riechen.

| Öl-Kosename | Pflanze | botanische Bezeichnung | |
|---|---|---|---|
| *Das Zugang-zur-Tiefe-der-Seele-Öl* | Adlerholz, Oud | Aquilaria malaccensis | Seite 33 |
| *Das Schleimlöse-Öl* | Alant | Inula helenium | Seite 34 |
| *Das Hier-und-Jetzt-Öl* | Angelika(wurzel) | Angelica archangelica | Seite 35 |
| *Das Anti-Stress-Öl* | Basilikum | Ocimum basilicum, Ocimum tenuiflorum | Seite 36 |
| *Das Seelentrost-und-Wundheilungs-Öl* | Benzoe | Styrax tonkinensis (Siam), Styrax benzoin (Sumatra) | Seite 37 |
| *Das Licht-Öl* | Bergamotte | Citrus bergamia | Seite 38 |
| *Das Kinder-Erkältungs-und-Antischmerz-Öl* | Cajeput | Melaleuca cajuputi Powell | Seite 39 |
| *Das Mund-und-Magen-Öl* | Cardamom | Elettaria cardamomum | Seite 40 |
| *Das Samt-für-die-Seele-Öl* | Champaca | Magnolia champaca (L.) Baillon ex Pierre | Seite 40 |
| *Das Anti-Trauma-Öl* | Cistrose | Cistus ladanifer | Seite 41 |
| *Das Anti-Insekten-Öl* | Citronella | Cymbopogon nardus, Cymbopogon winterianus | Seite 43 |
| *Das Kindheitsfreude-Öl* | Clementine | Citrus reticulata var. deliciosa | Seite 43 |
| *Das Schutzmantel-Öl* | Eukalyptus | Eucalyptus globulus, Eucalyptus radiata, Eucalyptus smithii | Seite 44 |
| *Das Kinder-Schutzengel-Öl* | Zitronenduftender Eukalyptus | Corymbia citriodora, Eucalyptus staigeriana | Seite 45 |

| Öl-Kosename | Pflanze | botanische Bezeichnung | |
|---|---|---|---|
| *Das Anti-Blähungs-Öl* | Fenchel | Foeniculum vulgare var. dulce | Seite 46 |
| *Das Sorgenfrei-Durchatmen-Öl* | Fichte | Picea obovata | Seite 47 |
| *Das Exotik-und-Erotik-Öl* | Frangipani | Plumeria alba | Seite 48 |
| *Das Kraftpaket-Öl* | Gewürznelkenbaum | Syzygium aromaticum (früher: Eugenia caryophyllata) | Seite 49 |
| *Das Lächeln-macht-satt-Öl* | Grapefruit | Citrus x. paradisi | Seite 50 |
| *Das Anti-Blaue-Flecken-Öl* | Immortelle | Helichrysum italicum | Seite 51 |
| *Das Anheiz-Öl* | Ingwer(wurzel) | Zingiber officinale | Seite 52 |
| *Das Seelen-Öl* | Iris | Iris pallida, Iris germanica florentina | Seite 53 |
| *Das Hingabe-und-Loslassen-Öl* | Jasmin | Jasminum grandiflorum, Jasminum sambac | Seite 54 |
| *Das Zurück-zum-Zentrum-Öl* | Kamille blau (deutsche) | Matricaria recutita (früher: Chamomilla recutica) | Seite 55 |
| *Das Psyche-steht-auf-Öl* | Kamille römisch | Chamaemelum nobile (früher: Anthemis nobilis) | Seite 56 |
| *Das Strahlende-Haut-Öl* | Karottensamen | Daucus carota | Seite 57 |
| *Das Statt-Kortison-Öl* | Kiefer | Pinus sylvestris | Seite 57 |
| *Das Alles-wird-gut-Öl* | Koriander | Coriandrum sativum | Seite 58 |
| *Das Spannung-lass-nach-Öl* | Kümmel | Carum carvi | Seite 59 |
| *Das Tausendsassa-Öl* | Lavendel | Lavandula angustifolia | Seite 61 |
| *Das Weckt-die-Lebensgeister-Öl* | Lemongrass | Cymbopogon flexuosus, Cymbopogon citratus | Seite 63 |
| *Das Sonnenschein-Öl* | Limette | Citrus aurantiifolia | Seite 63 |
| *Das Jungbrunnen-für-die-Haut-Öl* | Linaloe | Bursera penicillata | Seite 64 |
| *Das Herz-wird-leicht-Öl* | Litsea oder Mai chang | Litsea cubeba | Seite 65 |
| *Das Schutzschild-Öl* | Lorbeer | Laurus nobilis | Seite 65 |
| *Das Anti-Krampf-Öl* | Majoran | Origanum majorana | Seite 66 |
| *Das Kindheitsfreude-Öl* | Mandarine rot und grün | Citrus reticulata | Seite 69 |

| Öl-Kosename | Pflanze | botanische Bezeichnung | |
|---|---|---|---|
| Das Bio-Antibiotikum-Öl | Manuka | Leptospermum scoparium | Seite 70 |
| Das Herz-und-Nerven-Öl | Melisse | Melissa officinalis | Seite 71 |
| Das Vertrauen-und-Zuversicht-Öl | Mimose | Acacia dealbata | Seite 72 |
| Das Euphorie-Öl | Muskatellersalbei | Salvia sclarea | Seite 72 |
| Das Mund-und-Rachenpflege-Öl | Myrrhe | Commiphora myrrha | Seite 73 |
| Das Schönheits-Öl | Myrte | Myrtus communis | Seite 74 |
| Das Retter-in-der-Not-Öl | Neroli | Citrus aurantium | Seite 76 |
| Das Strahlenschutz-Öl | Niaouli | Melaleuca quinquenervia | Seite 77 |
| Das Wohlfühl-Öl | Orange und Blutorange | Citrus sinensis | Seite 78 |
| Das Inspirations-Öl | Osmanthus | Osmanthus fragrans | Seite 79 |
| Das Zart-und-Stark-Öl | Palmarosa | Cymbopogon martinii | Seite 80 |
| Das Abgrenzungs-Öl | Patschuli | Pogostemon cablin | Seite 81 |
| Das Eines-für-Alles-Öl | Petit Grain | Citrus aurantium | Seite 82 |
| Das Anti-Schmerz-und-Wärme-Öl | Pfeffer schwarz und grün | Piper nigrum | Seite 83 |
| Das Erfrischungs-und-Antischmerz-Öl | Pfefferminze | Mentha x piperita | Seite 84 |
| Das Anti-Virus-Öl | Ravintsara | Cinnamomum camphora Ct. 1,8-Cineol | Seite 85 |
| Das Königinnen-Öl | Rose | Rosa x damascena, Rosa x centifolia | Seite 87 ff. |
| Das Balance-Öl | Rosengeranie | Pelargonium x graveolens | Seite 90 |
| Das Seelentröster-Öl | Rosenholz | Aniba rosaeodora | Seite 91 |
| Das Stimulations-Öl | Rosmarin | Rosmarinus officinalis | Seite 95 |
| Das Frauen-Öl | Salbei | Salvia officinalis | Seite 96 |
| Das Seelenbalsam-Öl | Sandelholz | Santalum album | Seite 97 |
| Das Begleiter-im-Wandel-Öl | Schafgarbe | Achillea millefolium | Seite 99 |
| Das Breitbandantibiotikum-Öl | Teebaum (Tea Tree) | Melaleuca alternifolia | Seite 100 |
| Das Kraft-Öl | Thymian | Thymus vulgaris | Seite 101 |
| Das Zucker-für-die-Seele-Öl | Tolubalsam | Myroxylon balsamum | Seite 103 |
| Das Glücksbringer-Öl | Tonka | Dipteryx odorata | Seite 103 |
| Das Trost-Öl | Tuberose | Agave polianthes | Seite 104 |

| Öl-Kosename | Pflanze | botanische Bezeichnung | |
|---|---|---|---|
| *Das Geborgenheits-Öl* | Vanille | Vanilla planifolia | Seite 104 |
| *Das Zurück-zu-den-Wurzeln-Öl* | Vetiver | Vetiveria zizanioides | Seite 105 |
| *Das Reinigungs-Öl* | Wacholder | Juniperus communis | Seite 107 |
| *Das Meditations-Öl* | Weihrauch | Boswellia sacra | Seite 108 |
| *Das Weihnachtsabend-Öl* | Weißtanne | Abies alba | Seite 109 |
| *Das Schmerz-lass-nach-Öl* | Wintergrün | Gaultheria fragrantissima | Seite 110 |
| *Das Sinnliche-Stimmung-Öl* | Ylang Ylang | Cananga odorata genuina | Seite 111 |
| *Das Bronchien-Öl* | Ysop | Hyssopus officinalis var. decumbens | Seite 112 |
| *Das Stark-wie-ein-Löwe-Öl* | Zeder, Atlas-Zeder | Cedrus atlantica, Cedrus deodara | Seite 113 |
| *Das Wärme-und-Kuschel-Öl* | Zimt | Cinnamomum zeylanicum | Seite 114 |
| *Das Lebensfreude-Öl* | Zitrone | Citrus limon | Seite 116 |
| *Das Gute-Laune-Öl* | Zitronenmyrte | Backhousia citriodora | Seite 117 |
| *Das Nerven-beruhigungs-Öl* | Zitronenverbene | Aloysia triphylla (Lippia citriodora) | Seite 118 |
| *Das Struktur-Öl* | Zypresse | Cupressus sempervirens | Seite 119 |

Wenn Sie sich noch nicht sicher im Umgang mit ätherischen Ölen fühlen, können Sie sich an der Ölepyramide auf der folgenden Seite orientieren: Je weiter unten ein Öl steht, desto milder und unschädlicher ist es, desto eher kann es für empfindliche Personen wie Kleinkinder und ganz alte Menschen verwendet werden und desto fehlertoleranter ist es. Sie können also damit kaum etwas falsch machen, auch wenn Sie mal zu viel davon nehmen. Je weiter oben ein Öl steht, desto sicherer sollten Sie im Umgang mit den Ölen sein. Öle, die ganz oben stehen, dürfen von Laien nicht verwendet werden, sie sollten auch nicht im klinischen Bereich eingesetzt werden. Tipp: Für Ihren privaten Gebrauch können Sie sich die Ölepyramide im Copyshop kopieren lassen, eventuell mit der kleinen Dosierungstabelle auf der Rückseite, lassen Sie das Blatt laminieren und bewahren es bei Ihren Ölen auf.

Die Tabelle »Schnelle Hilfe für alle Fälle« ermöglicht Ihnen einen schnellen Zugriff auf die richtigen Öle bei typischen Wehwehchen im Familienalltag und für akute körperliche Beschwerden. Anschließend finden Sie Ideen für die Betreuung von seelischen Schieflagen. Sie können sie sich etwas vergrößert kopieren und laminieren lassen und sie an gut sichtbarer Stelle aufhängen.

Sade
Sassafras
Beifuß,Kalmus,
Muskat, Rainfarn
Flohminze, Kampfer
Raute, Thuja, Wermut

Bay, (Berg-)Bohnenkraut, Ysop
Estragon, Gewürznelke, Oregano
Rosmarin Cl. Borneon, Salbei, Zimt
Basilikum Ct. Methylch., Thymian Ct. Thy./Carv.

Angelikawurzel, Anis, Ackerminze, Kreuzkümmel
Citronella, Limette, Korianderblatt, Lemongrass, Lilsea
Speiklavendel, Zitroneneukal., Zitronenmyrte, Zitronenverbene

Alant, Bergamotte, Cajeput, Cardamon, Dill, Estragon, Eukalyptus gl.
rad & smi., Fenchel, Fichte, Kiefer, Kümmel, Lavandin, Lorbeer, Myrte Ct. Cineol,
Niaouli, Pfefferminze, Ravintsara, Spearmint, Rosmarin (Ct. Cineol, Verbenon)
Thymus mastichina, Wasserminze, Weißtanne, Wintergrün, Zirbelkiefer

Adlerholz, Amyris, Basilikum Ct. Linalool, Benzoe, Bergamottminze, Cistrose, Champaca, Elemi
Clementine, Eukalyptus staig., Frangipani, Galbanum, Immortelle, Ingwer dest., Iris, Jasmin, Kamille
Karottensamen, Koriandersamen, Lavendel, Linaloe, Majoran, Mandarine, Manuka, Mastix, Melisse, Mimose
Musketellersalbei, Myrte, Neroli, Orange, Osmanthus, Palmarosa, Patschuli, Petit Grain, Pfeffer, Ratrani, Rose
Rhododendron, Rosengeranie, Rosenholz, Sandelholz, Schafgarbe, Teebaum, Tolu, Tonka, Tuberose, Vanille
Thymian (Ct. Citron., Geran., Linal., Thuj.), Vetiver, Wacholder, Weihrauch, Ylang Ylang, Zeder, Zitrone, Zypresse

## Schnelle Hilfe für alle Fälle

In der folgenden Tabelle finden Sie für viele Indikationen das richtige Öl. Und so benutzen Sie die Tabelle: Finden Sie die Beschwerde, die Sie behandeln möchten. Die Beschwerden sind nach »Körper« und »Psyche« gegliedert. Direkt unter der Indikation sind die passenden Öle aufgeführt. Nach meiner Erfahrung sind die jeweils ersten aufgeführten Öle bei vielen Menschen die wirksamsten. Öle in einer Zeile haben vergleichbare Wirkungen oder Zusammensetzungen. In der letzten Zeile der jeweiligen Indikation finden Sie die Art der Anwendung.

Im Zweifelsfall können Sie bei Wunden, Ekzemen, Insektenstichen, Stichen immer einen Tropfen pur des *Für-alle-Fälle-Mix* aus Lavendel, Manuka, Teebaum und Rose (Seite 70) einsetzen, damit ist sehr vieles abgedeckt. Es gelten die gelernten Anwendungseinschränkungen:

**X** Je nach Alter und Gesamtzustand muss die Dosierung und die Anwendungsart angepasst werden, einige Öle (Pfefferminze, Gewürznelke und Wintergrün) dürfen auch verdünnt nicht bei Babys und ganz kleinen Kindern eingesetzt werden.

## KÖRPER

**Entzündungserscheinungen äußerlich
(rot, wund, Hitze)**

Rose destilliert, Rosenydrolat aufsprühen
Kamille blau, Schafgarbe
Melisse, Lemongrass, Zitronenmyrte, Melissenhydrolat
- je 1/2 Tr. von zwei Ölen in 10 ml Aloe-vera-Gel

**Raue, schuppige, aufgeplatzte Haut**

Benzoe, Vetiver, Weihrauch
Cistrose, Immortelle, Immortellenhydrolat
- je 1 Tr. von zwei Ölen in 10 ml/g Sheabutter, Olivenöl,
  Avocadoöl

**Schnittwunde, Risse, Blutung**

Cistrose (auch 50:50 mit Lavendel, pur auftragen)
Lavendel fein/wild (pur auftragen)

**Chronisch infizierte Hautstellen
(v. a. pilzbedingt)**

Manuka, Patschuli
Thymian Ct. Linalool oder Geraniol
Rosengeranie, Palmarosa
- je 1 Tr. von drei Ölen in 10 ml Jojobaöl

**Prellung, stumpfe Verletzung**

Immortelle (auch 50:50 mit Lavendel)
Lavendel (beide als Erste Hilfe pur, danach verdünnt)
Kompresse mit kaltem Rosenhydrolat

**Geschwür, Furunkel**

Niaouli (1 Tr. pur oder in Arhama-Salbe, Apotheke)

**Virale Erkrankung**

Ravintsara, Eucalyptus radiata, Thymian Ct. Thujanol
Melisse, Lemongrass, Zitroneneukalyptus,
Zitronenmyrte
- 1 Tr. in heißem Wasser inhalieren
- je 1 Tr. von drei Ölen in etwas Honig emulgiert in der
  Badewanne
- je 1 Tr. von drei Ölen in der Duftlampe

**Stabilisierung bei allergischen Zuständen**

Atlaszeder, Zypresse
Manuka, Atlaszeder
Melisse, Kamille blau
Myrte, Niaouli
- 1 Tr. in die Duftlampe, in Balsam einarbeiten

## KÖRPER

### Diffuse äußerliche Schmerzen

(Gelenke, Muskeln, Wachstumsschmerzen)
Wintergrün, Lorbeer, Gewürznelke (für Kinder ab 10 J.)
Lavendel, Speiklavendel
Pfefferminze
Thymian Ct. Thymol
Wacholder
- je 1 Tr. von drei Ölen in 10 ml Johanniskrautmazerat

### Schnupfen, Bronchitis, Sinusitis

Cajeput, Niaouli, Ravintsara, Eucalyptus radiata
Ysop (decumbens), Myrte, Thymian (mastichina)
- je 1 Tr. von drei Ölen in Duftlampe und in Balsam
  einarbeiten

## PSYCHE

### Müde, schlapp, antriebslos, Rekonvaleszenz

Rosmarin, Rosmarinhydrolat tropfenweise einnehmen
Pfefferminze, Bergamottminze, Wasserminze
Zitrone
Cardamom
Zirbelkiefer
Pfeffer, Ingwer
- 1 Tr. in die Duftlampe
- 1 Tr. auf Papiertaschentuch und inhalieren
- in Balsam einarbeiten

### Angst, Albträume, Schock, Trauer

Neroli, Petit Grain, Orangenblütenhydrolat
Kamille römisch
Mandarine und Petit Grain Mandarinier
Lavendel fein/wild
Majoran
Melisse
Jasmin, Ylang Ylang, Iris 1 %ig
- je 1 Tr. von drei Ölen in die Duftlampe
- 1 Tr. auf Papiertaschentuch und inhalieren
- in Balsam einarbeiten
- als Parfümroller

**PSYCHE**

Psychisches Bauchweh, zu viel erlebt, Nicht-verdauen-Können

Orange und Grapefruit

Fenchel, Anis, Koriandersamen

- 1 Tr. in der Hand mit etwas Pflanzenöl vermischen, satt auf
  Bauch einreiben, abdecken, Wärmflasche darüber

Prüfungsangst, Stress vor neuen Situationen

Neroli, Zitrone, Limette, Orangenblütenhydrolat

Zypresse, Atlaszeder

Zitronenbasilikum

Petit Grain

Cardamom

- je 1 Tr. von drei Ölen in die Duftlampe
- 1 Tr. auf Papiertaschentuch und inhalieren
- in Balsam einarbeiten

Stresssymptome, extreme Unausgeglichenheit,
vegetative Dystonie

Rosengeranie, Palmarosa, Petit Grain

Zitronenbasilikum, Majoran

Lemongrass, Zitronenmyrte

- je 1 Tr. von drei Ölen in die Duftlampe
- 1 Tr. auf Papiertaschentuch und inhalieren
- in Balsam einarbeiten
- als Parfümroller

Zur Stabilisierung, zum Erden, bei Kopflastigkeit

Atlaszeder, Himalajazeder

Angelikawurzel, Narde

Vetiver

Iris 1 %ig

- je 1 Tr. von drei Ölen in die Duftlampe
- 1 Tr. auf Papiertaschentuch und inhalieren
- in Balsam einarbeiten
- als Parfümroller

Einschlaf- und Durchschlafprobleme

Neroli, Lavendel, Mandarine, Melisse, Vetiver Baldrian,
Kamille römisch

- Fußbad vor dem Schlafengehen: je 1 Tr. von drei Ölen in
  1 Esslöffel Honig emulgieren, in Eimer oder Schüssel mit
  warmen Wasser geben, 10 Minuten Füße darin baden
- je 1 Tr. von drei Ölen in Balsam einarbeiten und vor dem
  Schlafen Füße damit einreiben

## Die Anwendung bei Kindern

Spätestens wenn der kleine Erdenbürger zu Hause ankommt, wünschen sich frisch gebackene Eltern ein möglichst natürliches Leben für ihr Kind, vor allem ohne unnötige Chemie in der Ernährung und ohne Antibiotika bei Krankheiten. Beim ersten Kind ist man noch recht hilflos und lässt sich schnell von vielen gut gemeinten Ratschlägen und warnenden Stimmen vonseiten der Ärzte aus der Ruhe bringen. Ab dem zweiten Kind vertraut man eher seinem Gefühl und hat nicht mehr so viele Ängste, ob man denn alles richtig macht. Dann arbeiten viele Eltern begeistert mit alten Hausmitteln und auch mit ätherischen Ölen.

Der in den folgenden Abschnitten an vielen Stellen empfohlene Balsam kann ganz schnell in der Küche hergestellt werden:

**Grundrezept Familienbalsam**

20 g Sheabutter
10 g fettes Pflanzenöl
vorsichtig im Wasserbad zusammenschmelzen (in kleinem, peinlich sauberen Marmeladenglas oder in hübschem gläsernen Cremetiegel); nicht erhitzen. Wenn die Fettmasse fast kühl ist, die ätherischen Öle – je nach Rezeptur bis zu 30 Tropfen – hineingeben. Der Balsam hält so lange wie das empfindlichste Öl in der Mischung, also mit schonend raffiniertem Wildrosenöl maximal ein halbes Jahr, mit Jojobaöl oder Mandelöl circa anderthalb Jahre. Sie können sich auch einen kleinen Vorrat ohne ätherische Öle in einem kühlen Raum oder im Gemüsefach des Kühlschranks aufbewahren und bei Bedarf eine kleine Menge herausnehmen und je nach Beschwerde mit ätherischen Ölen versehen.

**Homöopathie und Aromatherapie:** Viele Therapeuten wenden seit circa 20 Jahren beide Therapieformen parallel an und berichten allenfalls von sehr seltenen Störungen, beide Methoden vertragen sich also erfahrungsgemäß sehr gut. Therapeuten, die sich wirklich gut mit ätherischen Ölen auskennen, berichten über eine verstärkende Wirkung der Öle auf die Homöopathika. Eine Antidot-Wirkung kann allenfalls mal bei sehr hoch potenzierten homöopathischen Mitteln, beispielsweise bei Konstitutionsbehandlungen, bei zu zeitnaher Anwendung auftreten.

Wie grundsätzlich bei der Einnahme von homöopathischen Mitteln empfohlen wird, sollte immer mindestens 20 Minuten nach der Einnahme gewartet werden, bevor ätherische Öle aufgetragen/

gerochen werden. Wer ganz sichergehen möchte, meidet die folgenden ätherischen Öle und die entsprechenden Tees/Genussmittel sowie Kosmetika, die diese Öle enthalten: Kamille, Kampfer, Pfefferminze, Ackerminze (JHP), Rosmarin, Salbei.

Sehr empfindlichen Patienten sollten auch ätherische Öle mit hohem Gehalt an Eukalyptol meiden: Cajeput, Eukalyptus (globulus und radiata), Lorbeer, Myrte (Türkei), Niaouli und Ravintsara.

Bachblüten, Aura Soma und ähnliche energetische Therapien vertragen sich sehr gut mit stark verdünnten aromatherapeutischen Anwendungen und vertiefen sich manchmal sogar gegenseitig.

Die folgenden Rezepte sind als Erste-Hilfe-Maßnahmen gedacht und ersetzen bei Verschlechterung der Symptome nicht den Rat des Arztes oder des Heilpraktikers. Sie können immer begleitend für medizinische Maßnahmen eingesetzt werden. Aromatherapie versteht sich als ganzheitliche Behandlungsmethode, in der nicht einzelne Symptome kuriert, sondern auch die psychologischen Faktoren und Lebensumstände des Einzelnen berücksichtigt werden. Wie im Kapitel »Öle von A bis Z« nachzulesen, deckt jedes Öl eine Vielzahl von Beschwerden ab und Aufgabe einer guten Aromatherapeutin ist es, zusammen mit ihren Patienten die bestmögliche Übereinstimmung herauszufinden. Dieses oder diese Öle werden dann sicherlich ein hohes Maß an Therapieerfolg zeigen.

## Ätherische Öle für Babys

Neugeborene haben einen guten Geruchssinn, mit dem sie nachweislich die eigene Mutter von anderen unterscheiden können, sie können sogar einen Geruch erkennen, der das Fruchtwasser der werdenden Mutter prägte, zum Beispiel wenn diese in der Schwangerschaft viele Produkte mit Fenchel- und Anisgeschmack zu sich genommen hat.

Dieses Gebiet ist zwar noch nicht gut erforscht, doch man vermutet, dass die Natur das Baby mit einem bestens funktionierendem Geruchssinn ausgestattet hat, damit familiäre Bindungen entwickelt werden können, die ja letztendlich das Überleben bedeuten können. Vieles deutet daher darauf hin, dass Babys darum durch schwere und aufdringliche Gerüche gestresst werden können. Das sollten junge Eltern bedenken, wenn sie stark parfümierte Kosmetika benutzen. Auch sollten sie im ersten Lebenshalbjahr des Kindes stark riechende Haushaltsmittel weglassen (Weichspüler, Duftkerzen etc).

Säuglinge bis sechs
Monate nur bei star-
ken Beschwerden
behandeln

Säuglinge bis sechs Monate sollten nur bei starken Beschwerden
mit ätherischen Ölen behandelt werden; Hydrolate, reine fette Öle,
homöopathische/spagyrische Mittel oder Tees sind meist die bessere Alternative. Bei Erkältungsbeschwerden könnte sich zudem
durch den Einsatz von ätherischen Ölen zu viel Schleim in den Atem-
wegen lösen und – da ein Baby diesen noch nicht gut abhusten kann
– zu Erstickung führen.

**Körperpflege:** Die Körperpflege sollte ohne mineralische Öle erfolgen, zur Reinigung genügt normalerweise warmes Wasser. Man
kann sich auch eine Flasche mit 250 ml Bio-Sonnenblumenöl, je
2 Tropfen Rosenöl (destilliert) und Kamille-blau-Öl sowie 5 Tropfen
Lavendel-fein-Öl an den Wickeltisch stellen und mit eingeöltem wei-
chem Toilettenpapier die gröbere Reinigung vornehmen.

Zur Pflege von trockener Babyhaut kann hervorragend auch der
Familienbalsam (siehe Seite 200) – pur oder mit einem Tropfen
Rosenöl – verwendet werden, genauso wie als Gesichtsschutzbal-
sam bei windigem und rauem Wetter.

**Augenprobleme:** Wenn die Augen eines Neugeborenen entzündet
und verklebt sind, wird oft schnell zu antibiotischen Salben gegrif-
fen. Meistens hilft ein Reinigen beider Augen mit Rosenhydrolat
(immer mit neuen Pads oder Kompressen, pro Auge ein Pad!). Das
kann allerdings länger dauern als die schulmedizinische Behandlung.

Auch die Nabelpflege kann mit Rosenhydrolat und dem oben
angegebenen Reinigungsöl erfolgen.

**Schreikinder:** Ständig schreienden Kindern, die oft Schmerzen durch
Verschiebungen am Kopf- oder Halsskelett durch die Geburt zurück-
behalten haben, kann man neben einer guten physiotherapeutischen
Behandlung (z. B. Craniosacraltherapie) mit zwei Tropfen des entkrampfend wirksamen Mandarinenöls in der Duftlampe helfen.

Die speziell für Schrei- oder Bauchweh-Babys konstruierte ei-
merartige »Badewanne« »*Tummy Tub*« ermöglicht dem aufgebrachten neuen Erdenbürger ein vertrautes Gefühl der warmen-
wässrigen Umgebung. Einfach etwa einen Esslöffel Rosen-, Neroli-
und/oder Melissenhydrolat ins Wasser dazugeben.

Damit sich die gestressten Jungeltern nicht so hilflos fühlen, können sie ihren Liebling (und sich selbst) auch mit einigen Tropfen von
folgender Mischung einreiben oder massieren:

- 50 ml Aprikosenkernöl
- 3 Tropfen Vanilleextrakt
- 1 Tropfen Rosenöl
- 1 Tropfen Petit-Grain-Mandarinier-Öl (oder Clementier)

**Blähungen:** Sie sind nicht immer reine Darmbeschwerden, sondern oft ein Zeichen dafür, dass zu vielfältige Eindrücke »nicht verdaut werden können« (viele Menschen, lauter Fernseher etc). Werdende Mütter bekommen zudem oft Eisenpräparate verschrieben, diese jedoch können die Bauchspeicheldrüse des Babys belasten, sodass Milchunverträglichkeiten begünstigt werden. In diesem Fall können Tropfen Speci-Chol spagyrisch (von Pekana, Apotheke) helfen, dazu eine ruhige warme Hand, auf das Bäuchlein aufgelegt und/oder eine Wärmflasche. Darunter in schlimmen Fällen einige Tropfen der angewärmten Ölmischung auftragen oder sanft im Uhrzeigersinn einreiben:

- 10 ml Mandelöl
- 1 Tropfen Fenchelöl
- 1 Tropfen Korianderöl
- 1 Tropfen Kümmelöl
- 1 Tropfen Mandarine-rot-Öl

**Hautprobleme:** Bei *rauer, entzündeter Haut*, vor allem im Windelbereich (frisches) Rosen- oder Kamillenhydrolat aufsprühen, nach dem Antrocknen eventuell etwas der folgenden Mischung auftupfen:

Raue, entzündete Babyhaut

- 30 g Familienbalsam (siehe Seite 200)
- 1 Tropfen Rosenöl (destilliert)
- 1 Tropfen Sandelholzöl

Die Windel erst wieder schließen, wenn sich keine Feuchtigkeit mehr am Po befindet. Das Baby so oft wie möglich ohne Windel strampeln lassen.

### Offene Stellen der Haut

Wenn alles nicht geholfen hat und die Haut bereits *offene Stellen* aufweist, verschreiben Ärzte oft antibiotische Salben. Wer der Babyhaut noch eine naturheilkundliche Chance geben möchte, probiert folgende erprobte Mischung (mit freundlicher Genehmigung von Martina Jenning, Krankenschwester):

- 10 ml Jojobaöl
- 10 ml Weizenkeimöl
- 2 Tropfen Sanddornfruchtfleischöl
- 4,5 ml Johanniskrautöl
- 4 Tropfen Manukaöl
- 1 Tropfen Vetiveröl
- 1 Tropfen Weihrauchöl

**Zahnen:** Heiße Bäckchen beim Zahnen kann man gut mit Rosenhydrolat kühlen; wenn das Kind es als Spray nicht mag, kann man es auf ein Stofftaschentuch geben und als Kompresse benutzen. Folgender Ölmix kann bei Unruhe und Zahnungsschmerzen vorsichtig (von außen!) auf die schmerzende Wange gerieben werden:

- 30 ml Johanniskrautmazerat
- 2 Tropfen Lavendel-fein-Öl
- 1 Tropfen Gewürznelkenöl
- 1 Tropfen Rosenöl
- 1 Tropfen Kamille-blau-Öl

## Ätherische Öle für Kleinkinder

Wenn das Baby anfängt zu krabbeln und sich dann aufzurichten, entwickelt es auch gleichzeitig die Muskulatur, um kräftig zu husten. Die schleimlösende Eigenschaft der ätherischen Öle wird dem Kind somit immer weniger zur potenziellen Gefahr und bei Beschwerden kann nun auf sie zurückgegriffen werden – natürlich immer die kleinkindgerechte Verdünnung von maximal einem Prozent vor Augen (3 Tropfen ätherisches Öl auf 10 ml fettes Öl). Einen Anhaltspunkt ergibt der Geruchssinn des Erwachsenen: *Kleinkindmischungen sollten für die Eltern oder Betreuer nach fast gar nichts riechen, dann sind sie für das Kind meistens gerade richtig.*

Wenn der kleine Erdenbürger anfängt, die Welt zu entdecken, plagen nicht nur weiterhin die durchbrechenden Zähne, sondern auch kleine Verletzungen, die es sich auf seinen Abenteuern zuzieht. In fast allen Fällen hilft der *Für-alle-Fälle-Mix* (siehe Seite 70), der dem Kind auch auf der seelischen Ebene Halt geben kann.

**Ängste:** Die Erkundung der weiten Welt bringt manchmal Ängste und damit *Einschlafschwierigkeiten* mit sich. In diesem Fall können einige ätherische Öle wertvolle Verbündete sein, vor allem wenn man dem Kind eine passende Geschichte zum Duft erzählt. Man kann beispielsweise erklären, dass eine folgende Öle-mischung zwei Kraftöle enthält: eines gegen Albträu-me und eines gegen unliebsame Monster (Katze, Dra-chen, Zauberer etc). Man macht es zum Ritual, dass jeden Abend einige Tropfen davon auf die Fußsohlen kommen; man braucht natürlich nicht richtig zu mas-sieren, das kitzelt ohnehin oft, einfach sanft die Fuß-sohlen einreiben oder auch nur die selbst eingeölte Elternhand dagegenhalten.

> **Schmetterlings-Traum**
> 3 Tropfen Vanilleextrakt
> 2 Tropfen Mandarine-rot-Öl
> 1 Tropfen Lavendel-fein-Öl
> 1 Tropfen Kamille-römisch-Öl
> mit 10 ml Jojobaöl mischen

Eventuell kann auch einem Teddy oder einer Puppe ein Halstüchlein mit einem Tropfen Lavendel oder Vanille umgebunden werden und dann zum Stellvertreter von Mami oder Papi ernannt werden. Dem Kind wird erklärt, dass der Teddy von nun an – mit dem Kraftöl gewappnet – aufpassen wird.

Die Mischung eignet sich auch für Kinder, die unter *Trennungs-und Verlustängsten* leiden: Obige 6 Tropfen in 10 ml Wodka verschüt-teln und einige Tropfen davon auf ein Schmusetuch geben; den Alko-hol kurz verflüchtigen lassen, bevor das Kind das Tuch zurück-erhält. Auch hier helfen Geschichten, etwa von Feenparfüm oder Zauberwasser, die dem Tuch Schutzeigenschaften verleihen.

**Schnupfen und Husten:** Mit dem Familienbalsam (siehe Seite 200) lassen sich im Handumdrehen hilfreiche Nasen- und Brustsalben herstellen, die das Immunsystem entlasten und die Atemwege befreien. Dafür in die 30 g Familienbalsam folgende Öle einarbeiten und drei- bis viermal täglich auf Brust und Rücken sowie am Nasen-eingang einreiben:

- 5 Tropfen Lavendel-fein-Öl
- 5 Tropfen Thymian-Ct.-Linalool-Öl
- 3 Tropfen Eukalyptus (radiata) oder Cajeput-Öl
- 3 Tropfen Koriandersamenöl
- 1 Tropfen Zitronenmyrtenöl

**Neurodermitis:** Bei immer mehr Kindern zeigen sich nach einigen Lebensmonaten bzw. dem Beginn des Mitessens am Familientisch Unverträglichkeiten, allergische Ekzeme und Neurodermitis. Bei dieser genetischen Erkrankung kann der Körper die Linolsäure aus fetten Pflanzenölen nicht in γ-Linolensäure umbauen, diese sorgt jedoch unter anderem für glatte, elastische Haut. Darum hilft oft die

Zufuhr in Form von Nachtkerzen- oder Borretschsamenöl (siehe Seite 150 und 136), sie werden tröpfchenweise in die Mahlzeiten gegeben.

*Hilfe bei Juckreiz*    Im Fall von **starkem Juckreiz** hilft oft das kühlende native Kokosfett, das in Indien für die Babymassage beliebt ist. Zudem duftet es wunderschön. Folgender Balsam kann, auf leicht feuchter Haut (nach dem Bad oder eigene Hände mit etwas Rosenhydrolat befeuchten) aufgetragen, die aufgebrachte Haut beruhigen und kühlen:

- 25 g Kokosfett
- 5 ml Arganöl
- 5 Tropfen Sanddornfruchtfleischöl
- 4 Tropfen Lavendel-fein-Öl
- 1 Tropfen Rosenöl
- 1 Tropfen Cistrosenöl
- 1 Tropfen Vetiveröl

**Fußsohlen-Mischung**
3 Tropfen Lavendel-fein-Öl
2 Tropfen Thymian Ct. Linalool-Öl
1 Tropfen Zimtblätteröl
1 Tropfen Zitronenmyrtenöl
1 Tropfen Ingweröl (destilliert)
10 ml Johanniskrautöl

**Drohende Erkältung:** Die relativ hoch dosierte *Fußsohlen-Mischung* zum Einölen kann bei einer nahenden Erkältung oder bei starkem Kältegefühl die Krankheit abwehren. Etwas von der Mischung auf die Fußsohlen auftragen, danach (Woll-)Socken anziehen und Füße mit Wärmflasche warmhalten.

**Ohrenschmerzen:** Als schmerzlindernde Begleitung zu Maßnahmen des Arztes mischt man folgende Öle mit 5 ml leicht angewärmtem Johanniskrautmazerat und reibt die Ohrmuschel sanft ein: 2 Tropfen Cajeputöl, 1 Tropfen Zitroneneukalyptusöl, 1 Tropfen Lorbeeröl

**Kopfläuse:** Der Befall von Kopfläusen (*Pediculus humanis capitis*) ist zwar ungefährlich, jedoch überaus lästig. Die ganze Familie und ganze Schulen können befallen werden, sie sind schwer auszurotten, es sei denn, man verwendet bedenkliche chemische Produkte, die meistens nervenschädigend wirken.

Die fetten Öle des indischen Neem-Baumes (siehe Seite 151) und des südamerikanischen Andiroba-Baumes (siehe Seite 133) bieten eine ungefährliche Alternative, da sie sehr erfolgreich gegen viele Arten von Parasiten wirken. Mischen Sie

- 30 ml Jojobaöl
- 10 ml Neemöl
- 10 ml Andirobaöl
- 10 Tropfen Teebaumöl
- 10 Tropfen Eukalyptus-radiata-Öl
- 10 Tropfen Speiklavendelöl
- 5 Tropfen Rosengeranienöl
- 5 Tropfen Gewürznelkenöl

Tragen Sie davon 10 ml auf die Kopfhaut auf. Plastikduschhaube überziehen und für einige Minuten fönen. Danach wäscht man die Haare mit etwas vom folgendem Shampoo:

- 100 ml eines möglichst neutralen Shampoos
- 5 ml Neemöl
- 10 Tropfen Teebaumöl
- 10 Tropfen Eukalyptus-radiata-Öl
- 10 Tropfen Speiklavendelöl
- 5 Tropfen Gewürznelkenöl

Etwas einziehen lassen. Diese Prozedur kann auch umgekehrt vorgenommen werden und man belässt das Öl für einige Stunden auf dem Kopf.

Wichtig ist, immer wieder die Nissen (Läuseeier) mit einem speziellen Kamm auszukämmen und die Anwendungen mindestens neun Tage lang zweimal täglich zu machen, da man auch die allerletzte Nisse erwischen muss. Zur Erleichterung gibt es neuerdings ein Nissenspray in der Apotheke, das diese einfärbt, sodass man sie besser erkennen kann.

**Wichtig: Nissen auskämmen**

## Ätherische Öle für Schulkinder

Mit Eintritt in die Schule kommen neue Herausforderungen auf Eltern zu. Heutzutage ist es immer das Hyperaktivitätssyndrom, das Schulkinder auffallen lässt. Auch Stresssymptome wie Kopfschmerzen und Versagensängste sind keine Seltenheit mehr – und das schon bei Grundschülern. Um ein angepasstes Schülerleben nicht zu gefährden, wissen sich viele Eltern nicht anders zu helfen, als ihren Sprösslingen angeblich harmlose Psychopharmaka und sonstige Medikamente zu verabreichen. In vielen Fällen sprechen Schüler ausgezeichnet auf ein bisschen mehr Aufmerksamkeit und ein paar hilfreiche Düfte an.

**Weg zur Mitte**
Grundmischung für
die Duftlampe
60 Tropfen (3 ml) Mandarineöl
60 Tropfen (3 ml) Lavendelöl
20 Tropfen (1 ml) Petit Grain
Mandarinier oder
Clementinieröl
5 Tropfen Kamillenöl römisch
5 Tropfen Rosengeranienöl

**Starke Wurzeln wie ein Baum**
Fußmassageöl
10 ml Mandelöl
3 Tropfen Vanilleextrakt
2 Tropfen Orangenöl
1 Tropfen Vetiveröl
1 Tropfen Angelikawurzelöl

**Konzentrations-Ass**
100 Tropfen (5 ml) Zitronenöl
40 Tropfen (2 ml) Petit-Grain-Öl
(die Sorte, die man mag oder am
besten bekommt)
20 Tropfen (1 ml) Cardamomöl
20 Tropfen (1 ml) Pfefferminzöl
20 Tropfen (1 ml) Zypressenöl

**Hyperaktivität**: Die Ursachen für Hyperaktivität (ADHD/ADS/HKS) sind noch nicht eindeutig erklärbar, es gibt vielfältige Ursachenmodelle: von Gehirnfunktionsstörungen über Impfschäden bis zu Nahrungsunverträglichkeiten. Unterstützend zu naturheilkundlichen Behandlungsmöglichkeiten wie Ernährungsumstellung, Kinesiologie, Bachblüten etc. sind regelmäßige sanfte Massagen, beispielsweise der Füße oder Hände, mit entkrampfenden ätherischen Ölen geeignet. Lassen Sie das Kind jeweils einen oder zwei kombinierbare Düfte aussuchen und mischen Sie diese mit Majoranöl.

Auch die Mischung »*Konzentrations-Ass*« (unten) kann hilfreich sein.

**Prüfungsangst**: Für Kinder, die aufgeregt vor Prüfungen sind, ja sogar Angst haben, vielleicht deswegen Durchfall und Bauchschmerzen bekommen, kann die Mischung »*Konzentrations-Ass*« eine enorme Hilfe sein. Sie wird so angewandt, dass Kopplungsmechanismen aktiviert werden; im NLP nennt man das Anker.

Deswegen ist es sehr wichtig, dass diese Mischung *nur* beim Lernen/Vorbereiten für das betreffende Fach geschnuppert wird (in der Duftlampe, auf einem Papiertaschentuch). Immer wieder. Das Gehirn koppelt sehr schnell den Lerninhalt des schwierigen Faches, sagen wir Physik, an diesen besonderen Duft. Dieser Mechanismus funktioniert bei uns Menschen bestens, da Düfte in unserem Gehirn im Hippocampus verarbeitet werden, das ist eine der »Verwaltungsabteilungen« für unsere Erinnerungen. Wir können diesen Effekt bei uns oder bei unseren Kindern nutzen: Einfach das Duftfläschchen mit in die Prüfungs- oder vielleicht Bewerbungssituation mitnehmen und daran schnuppern. Oder bereits zu Hause einige Tropfen auf ein Papiertaschentuch träufeln und dieses in die Brusttasche oder ins Federmäppchen tun.

Danach wieder entfernen, damit die Kopplung nicht verwischt wird. Und auch bei anderen Lernfächern nicht verwenden, dafür andere Mischungen nehmen. Wenn man für jüngere Kinder noch eine Prise Hokuspokus dazu gibt (»diese Ölemischung verleiht dir Zauberkräfte«), ist der Erfolg vorprogrammiert.

**Übergewicht:** Folgende »leckere« Mischung kann Maßnahmen gegen Übergewicht unterstützen und eine »Fressattacke« verhindern, da sie den sinnlichen Effekt einer kohlenhydratreichen Mahlzeit nachahmen kann. Freilich müssen auch eine von Fachleuten überwachte Reduktionsdiät sowie sportliche Aktivitäten erfolgen. Größeren Kindern kann man das Ölfläschchen mitgeben und sie bei Bedarf daran schnuppern lassen, kleineren Kindern kann man ein (textiles) Pflaster, das auf den Unterarm geklebt wird, mit drei Tropfen der Mischung versehen und es bei Bedarf wechseln:

- 100 Tropfen (5 ml) Grapefruitöl
- 60 Tropfen (3 ml) Vanilleextrakt
- 20 Tropfen (1 ml) Orangenöl
- 10 Tropfen Tonkaextrakt
- 10 Tropfen Kakaoextrakt
- 1 Tropfen Zimtrindenöl

**Kopfschmerzen:** Kindern ab circa acht Jahren kann man bei stressbedingten Kopfschmerzen mit dem Pfefferminzroller helfen, den es als Euminz® in der Apotheke gibt. Oder man füllt einen leeren Glasroller, den man beim Kosmetik-Selbstmach-Handel (Bezugsquellen im Anhang) kaufen kann, mit 10 ml Wodka oder Weizenkorn und gibt 20 Tropfen Pfefferminzöl hinzu. Zu Beginn des Kopfschmerzes sollten der Haaransatz und der Nacken alle fünf bis zehn Minuten mit der Mischung benetzt werden, nach drei oder vier Anwendungen nur noch bei weiterem Bedarf.

*Praktisch: Pfefferminzroller selbst gemacht*

## Ätherische Öle für Teenager

Bereits bei Zehnjährigen bemerken viele Eltern die nahende Pubertät. Von Akne bis zu extremer Widerspenstigkeit und Zankeslust bleibt Eltern und Jugendlichen für die nächsten sechs bis acht Jahre oft nichts erspart. Oft ist es schwierig, sie in Zeiten dieser inneren und äußeren Not zu unterstützen. Der elektrische Duftstein mit entspannenden ätherischen Ölen kann dabei eine große Hilfe sein, vor allem Zitrusöle werden gerne selbst ausgesucht. Ein Hauch Zypressenöl dazu für die Konzentration oder eine Prise Atlaszedernöl für das Selbstbewusstsein runden die Beduftung ab.

Bei Kopfschmerzen oder Übelkeit helfen die zuvor stehenden Rezepte genauso wie die Mischungen bei Hyperaktivität und Übergewicht, das in der Pubertät zum besonders belastenden Thema werden kann.

**Hautprobleme:** Die »blühende« Haut kann mit folgenden schnellen Rezepten gut unter Kontrolle gebracht werden, doch ohne Ernährungsmaßnahmen geht auch hier nichts: Neben viel Obst und Gemüse dürfen die gesunden fetten Pflanzenöle nicht fehlen. Wasser und/oder Kräutertees müssen die Hauptgetränke sein. Alles Dinge, die natürlich uncool sind bei Jugendlichen, aber mit ätherischen und fetten Pflanzenölen lässt sich so manche Speise unauffällig aufpeppen (Rezeptideen siehe Seite 211 f.).

**Clear-a-Skin Gesichtswasser**
4 Tropfen Teebaumöl
2 Tropfen Salbeiöl
2 Tropfen Patschuliöl
2 Tropfen Benzoe(resinoid)
2 Tropfen Zitronenmyrteöl
in 10 ml Branntwein gut auflösen und mit
50 ml Hamamelishydrolat und
50 ml Rosenhydrolat (mit Alkohol)
gut verschütteln und etwas davon mit einem Wattepad zur porentiefen Reinigung der betroffenen Hautpartie (Nase, Stirn, Schultern) verwenden.

**Akne-Akut-Roller**
4 Tropfen Manukaöl
4 Tropfen Teebaumöl
4 Tropfen Lavendel-fein-Öl
1 Tropfen Rosenöl (destilliert) oder 2 Tropfen Palmarosaöl
in 10 ml Wodka oder Gin (40 %) geben und vor jeder Anwendung gut verschütteln, nur auf einzelne Pickel tupfen; innerhalb von drei Monaten aufbrauchen, Rest entsorgen, da der Mix verkeimen kann.

**Menstruationsprobleme:** Viele junge Mädchen leiden sehr an den ersten Perioden, es sollte ihnen schnell geholfen werden, damit sich das ganze Thema nicht zum Albtraum entwickelt. Neben Nahrungsergänzungsmitteln wie Nachtkerzenölkapseln sollten die Mädchen einige Tage vor der zu erwartenden Blutung in einer der stark *entkrampfenden und stimmungsaufhellenden Ölemischungen* baden. Dazu werden die Öle in einen Eierbecher mit flüssigem Honig oder mit Sahne gegeben, gut vermischt und in die fertig eingelaufene Badewanne gegeben.

**Sweet Dreams (Süßes Bad)**
5 Tropfen Vanilleextrakt
4 Tropfen Grapefruitöl
1 Tropfen Kamille-römisch-Öl

Bei *krampfartigen Schmerzen* während der Menstruation je ein Tropfen Muskatellersalbeiöl, Orangenöl und Neroliöl in der Hand mit etwas Mandelöl verreiben, auf den Unterbauch auftragen, abdecken und mit einer nicht allzu heißen Wärmflasche warm halten. Oder je ein Tropfen Majoranöl, Ylang-Ylang-Öl und Rosengeranienöl nehmen.

**Wutanfälle:** Bei immer wiederkehrenden Wutanfällen können je zwei Tropfen Petit-Grain-Öl und Sandelholzöl im Duftstein oder in der Duftlampe die Achterbahn der Gefühle etwas besänftigen. Auch das Versprühen von Orangenblütenhydrolat ist in solchen Fällen ratsam.

**Lernprobleme:** Bei Lernproblemen kann die unter Prüfungsangst auf Seite 208 aufgeführte Mischung helfen, zu Hause kann ein Duftstein oder eine Duftlampe mit Zitrone, Pfefferminze und Zypresse wertvolle Dienste bei der mangelnden Konzentration der Jugendlichen leisten.

**Hilfe bei mangelndem Selbstbewusstsein:** Wenn introvertierte Teenager an mangelndem Selbstbewusstsein leiden und vielleicht sogar gehänselt und gemobbt werden, kann eine Spur des schweren Atlaszedernöles in einer Lieblingsmischung aus Zitrus- und Blütenölen in der Duftlampe für etwas mehr Stabilität und Erdung sorgen. Auch Patschuli- und Vetiveröl, in Spuren mit anderen Ölen vermischt, können für die nötige Erdung und für mehr Realitätssinn sorgen.

**Balance von innen:** Um die innere Balance zu stärken, können diverse schnell zubereitete Mahlzeiten und Getränke mit wertvollen ätherischen und fetten Pflanzenölen angereichert werden. Sie sind natürlich für Kinder aller Altersgruppen nützlich und können je nach jahreszeitbedingtem Obstangebot variiert werden. Achten Sie darauf, alle ätherischen Öle in Bioqualität zu verwenden! Die folgenden Rezepte sind für vier Personen berechnet.

**Lümmel-Limo**
70 ml naturtrüber Apfelsaft
20 ml Bio-Himbeersirup (aus echten Früchten)
10 ml Rosenhydrolat
1 Tropfen Zedratöl (oder Zitronenöl)
5 Tropfen Vanilleextrakt
Zutaten sehr gut verschütteln/verrühren und in einem schönen Glaskrug mit circa 1 Liter Wasser (still oder mit Kohlensäure) aufgießen.

Coole Garnierung: Blüten, im Eiswürfel eingefroren

Quietscht wegen
seiner orangenen
Farbe

**Quietsch-Quark**
500 g Magerquark (Topfen)
25 Tropfen Sanddornfruchtfleischöl
25 Tropfen geröstetes Arganöl
Saft von 1 Orange
1 zerkleinerte Orange (oder Apfel, Banane, Erdbeeren)
2 Tropfen Mandarinenöl
5 Tropfen Vanilleextrakt
Alles verrühren und mit Agavensirup oder Honig süßen.

Ohne Ei, den können
schon Kinder backen

**Coko-cool-Cake**
4 Tassen Dinkelmehl
2 Tassen brauner Zucker
1 Tasse natives Kokosfett
1 Tasse Mineralwasser
3/4 Tasse Kakaopulver (ohne Zucker)
1 Päckchen Backpulver
alle trockenen Zutaten mit dem Mixer gut verrühren, das Mineralwasser dazugeben und zum Schluss jeweils 5 Tropfen Limettenöl und Vanilleextrakt gut unterrühren. In einer Gugelhupfform 35–40 Minuten bei 175 Grad Celsius backen und nach Abkühlen mit Puderzucker bestäuben.

**Gute-Laune-Omega-Müsli** (auch als gesunde Zwischenmahlzeit oder Dessert)
200 g feine Haferflocken
20 g fein gemahlene Mandeln
20 g Kokosraspeln
20 Tropfen geröstetes Arganöl
20 Tropfen Chiaöl (Omega 3)
mit circa 250 ml Orangen- oder Multifruchtsaft und
250 g Joghurt verrühren
1 Apfel in Würfel schneiden
1 Banane in Würfel schneiden
1 Tasse (tiefgekühlte) gemischte Beeren
5 Tropfen Orangenöl
5 Tropfen Vanilleextrakt
dazugeben und für 15 Minuten ziehen lassen, nach Geschmack mit Agavensirup oder Honig süßen und eventuell mit etwas Schlagsahne und Kakaopulver dekorieren; die Konsistenz der Speise soll so sein, dass sie fast vom Löffel tropft, je nach Art der Haferflocken saugen diese mehr Flüssigkeit als angegeben auf, eventuell etwas mehr Joghurt und Saft dazugeben.

# Die Anwendung bei frauenspezifischen Problemen

Was strömt mehr Weiblichkeit und Sinnlichkeit aus als die Düfte edler Blüten? In der Aromatherapie sind Frauen diesbezüglich privilegiert, da sie aus dem Vollen schöpfen können: Uns stehen je nach Ätherisch-Öl-Firma 15 und mehr Blütenöle zur Verfügung. Einige nach Blüten duftende Öle werden aus Blättern oder Wurzeln destilliert. Bei jeder Art von körperlichem Unwohlsein oder bei seelischen Schieflagen können wir uns an diesen aufbauenden Düften stärken und wieder ins Lot kommen. Krisen werden erfahrungsgemäß besser bewältigt, wenn Körperöle und Bäder mit ätherischen Ölen eingesetzt werden. Eine Übersicht finden Sie hier:

| Wirkstoff | Affirmation |
|---|---|
| Benzoe-Resinoid | *Geborgenheit und Wärme begleiten meine Seele.* |
| Champaca-Absolue | *Ich nehme die samtigen Seiten des Lebens an.* |
| Ginster-Absolue | *Ich genieße honigsüße Lebensfreuden.* |
| Jasmin-Absolue | *Ich lasse mich von Hingabe berühren.* |
| Orangenblüte-Absolue | *Vertrauen und Überfluss sind meine Verbündeten.* |
| Osmanthus-Absolue | *Ich wandle fröhlich und inspiriert auf kreativen Pfaden.* |
| Rose-Destillat | *Ich gebe mich der berauschenden Fülle des Lebens hin.* |
| Tuberose-Absolue | *Trost und Zuversicht geben mir unendliche Kraft.* |
| Tonka-Extrakt | *Ich finde mein Glück und lasse mich fallen in kuschelige Geborgenheit.* |
| Vanille-Extrakt | *Ich darf die Süße des Lebens voll und ganz auskosten.* |

### Der Zyklus und ätherische Öle

Der monatliche Zyklus findet nicht nur im Kleinen statt, sondern die beteiligten Hormone steuern auch größere Zyklen im gesamten Leben einer Frau. Zudem sind sie an seelischen Stimmungslagen beteiligt.

Es ist wichtig, bei Zyklusstörungen jeder Art die östrogenähnlichen oder -beeinflussenden ätherischen Öle nur in der ersten Zyklushälfte zu verwenden. In der zweiten Hälfte könnten sie – bei entsprechender Veranlagung dazu – verstärkte Blutungen verursachen. *Östrogene beeinflussende* ätherische Öle für die erste Zyklushälfte sind beispielsweise:

- Muskatellersalbei
- Salbei
- Fenchel

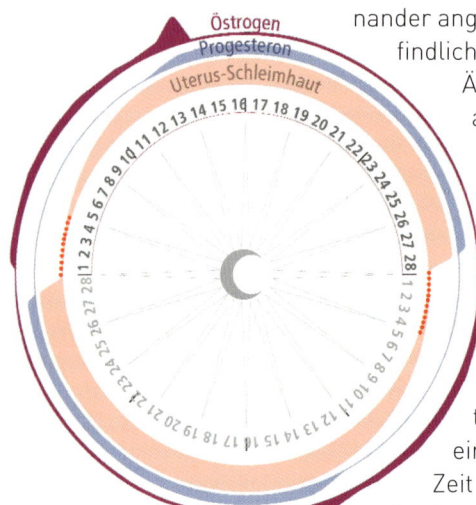

Muskatellersalbei sollte nicht länger als drei Monate hintereinander angewendet werden, der Zyklus könnte bei empfindlichen Frauen auf bis zu 20 Tage verkürzt werden. Ähnlich wie diese ätherischen Öle wirkt ein Tee aus Fenchel und Süßholz, der in diesen zwei Wochen getrunken werden kann. Rosengeranienöl und Jasminabsolue unterstützen bei Zyklusstörungen die hormonregulierende Wirkung der oben angegebenen Öle.

Bis heute ist nur ein ätherisches Öl bekannt, das eine *progesteronregulierende* Wirkung hat: Mönchspfeffer (oder *Vitex agnus-castus*). Da Progesteron in der zweiten Zyklushälfte bei vielen Frauen zu Wassereinlagerungen führt, verwenden wir in dieser Zeit reinigende, entgiftende und straffende Öle, die einen belasteten Stoffwechsel bei der »Entgiftung« unterstützen können. Das sind vor allem:

- Bergamotte
- Kiefer
- Pfeffer
- Rosmarin
- Wacholder
- Zitrone

Unterstützend ist ein Tee aus Frauenmantel (*Alchemilla mollis*) und Mönchspfeffer (*Vitex agnus-castus*) hilfreich, der kurmäßig getrunken werden sollte.

Eine plazebokontrollierte klinische Studie an 67 zufällig ausgesuchten Collegestudentinnen mit Menstruationskrämpfen, die jedoch ansonsten gesund waren und keine »Pille« einnahmen, konnte zeigen, dass eine Bauchmassage mit je 1 Tropfen Lavendel fein, Muskatellersalbei und Rosenabsolue in 15 ml Mandelöl eine deutliche Verminderung der Krämpfe erbrachte. Die Placebogruppe, die sich nur mit Mandelöl massierte und die Kontrollgruppe, die keine Behandlung vornahm, konnten diesen Erfolg nicht erreichen.

*Hilfreich: Bauchmassage mit ätherischen Ölen*

## Gewichtsprobleme

Ganz oben auf der Liste der Frauenwünsche steht das Thema *Abnehmen* oder zumindest eine unkomplizierte Gewichtskontrolle. Ohne ausreichende Bewegung und bewusste Ernährung kann hier kein Wunder erwartet werden, jedoch scheinen Grapefruitöl und Vanilleextrakt den Kampf gegen überflüssige Pfunde etwas zu unterstützen.

Im Rahmen der Aromapraktikerinnenausbildung von »Aida International« und der »Klinik Augustinum« in München entstand im Frühjahr 2007 eine Facharbeit der Heilpraktikerin Gesine Revermann über die Wirkung von ätherischen Ölen zur Gewichtsabnahme, für die 13 Frauen und Männer über zwei Wochen beobachtet wurden. Die Teilnehmer sollten jeweils eine halbe Stunde vor den Mahlzeiten ein (nicht kunststoffhaltiges) Pflaster mit zwei Tropfen einer Abnehmmischung auf den Bauchraum kleben. Ansonsten sollten sie alle Ess- und Trinkgewohnheiten beibehalten. In Phasen von Hungergefühlen zwischendurch sollte an der Mischung gerochen werden. Ergebnis war, dass die Teilnehmer durchschnittlich 0,62 Kilogramm (Frauen) bis 1,46 Kilogramm (Männer) abnahmen und eine Reduzierung von Stress empfanden.

**Abnehm-Mischung**
50 % Grapefruitöl
33,3 % Vanilleextrakt
16,6 % Zypressenöl
4,5 ml dieser Grundmischung in 25,5 ml Aloe-vera-Mazerat geben

Wie erklärt sich nun der erfreuliche Erfolg der Mischung? Grapefruitöl, das den größten Teil der Mischung ausmacht, ist stimmungsaufhellend und appetitregulierend. Körperlich sorgt es für eine gute Durchblutung der Haut und regt die Lymphe an. Der Vanilleduft besänftigt bei Ärger, Aggression und Frust. Die Zypresse steht als Sinnbild für das, was viele Menschen heute gerne sein würden:

schlank und zentriert. Sie stärkt Nerven und Blutgefäße und hilft, innere Struktur aufzubauen.*

## Begleitung in der Schwangerschaft

Die Anlagen des werdenden Menschen entstehen vor allem im ersten Schwangerschaftsdrittel (Trimenon), anschließend wachsen und verfeinern sich die angelegten Organe und Körperteile; in diesen nun folgenden beiden Dritteln geht es im Wesentlichen um das Wachstum.

Somit sind besonders in den ersten zwölf bis 15 Wochen der Schwangerschaft toxische Substanzen sowie alle Öle zu meiden, die stark durchblutungsfördernd, menstruationsfördernd oder wehenauslösend wirken könnten.

**In der Schwangerschaft zu meiden**

- Anis
- Fenchel
- Gewürznelke
- Salbei
- Zimtrinde und Zimtblätter
- Zitronenverbene

Da Schwangere einen stark ausgeprägten Geruchssinn haben, sollten sie in dieser Zeit insbesondere ihrer Nase trauen und sich nur mit den Düften umgeben, die ihnen guttun, daraus ergibt sich auch fast immer eine feine Dosierung.

Bei den typischen Schwangerschaftsbeschwerden können etliche ätherische Öle deutlich zur Verbesserung beitragen, daneben sollte unbedingt auch an den Einsatz von Hydrolaten, die milder und doch sehr effektiv sind, gedacht werden.

Massieren Sie bei Risikoschwangerschaften jedoch auf gar keinen Fall die Gegend um das Kreuzbein, denn dort liegen Nerven, die den Uterus versorgen; es könnten Wehen ausgelöst werden. Hier sind leichte Streichmassagen angebracht.

**Übelkeit:** Bei Übelkeit, vor allem in den ersten drei Schwangerschaftsmonaten, hilft je ein Tropfen folgender Öle, auf ein Papiertaschentuch gegeben und inhaliert:

---

* *Text mit freundlicher Genehmigung von Gesine Revermann*

- Cardamomöl
- Ingweröl (destilliert)
- Neroliöl
- Petit-Grain-Öl
- Pfefferminzöl

**Schwangerschaftsstreifen vorbeugen:** Ab dem vierten Schwangerschaftsmonat etwa sollten Sie vorbeugend Bauch, Brüste und Hüften, eventuell Oberschenkel (bei starker Gewichtszunahme) zweimal täglich massieren (Zupfmassage). Sheabutter pur oder in Verbindung mit Ölen macht weich und elastisch. Je ein Tropfen folgender Öle im Familienbalsam (siehe Seite 200) macht die Haut ebenfalls elastischer:

- Lavendel-fein-Öl
- Mandarine-rot-Öl
- Neroliöl
- Karottensamenöl
- Rosenöl (destilliert)

**Hämorriden:** Geschwollene und schmerzhafte Hämorriden im letzten Drittel der Schwangerschaft sind meistens *mechanisch* bedingt, weil das Baby je nach Lage und Gewicht wichtige Gefäße leicht abdrückt. Hilfreich ist es dann, die Bestandteile der Hämorridenmischung gut zu verschütteln und entweder tropfenweise auf einen Wattepad als Kompresse zu geben oder (ohne das Hydrolat) in den Sheabutter-Familienbalsam (Seite 200) einzuarbeiten. Verwenden Sie die Mischung dreimal täglich. Dieser Balsam kann auch zur Pflege von Krampfadern eingesetzt werden.

> **Hämorriden-Mischung**
> 50 ml Hamameliswasser
> 5 Tropfen Rosengeranienöl
> 5 Tropfen Zypressenöl
> 1 Tropfen Sandelholzöl
> 1 Tropfen Mastixharz

**Geburt:** Während der Geburt sind Rose und Jasmin beliebt, auch Kamille römisch, Muskatellersalbei, Neroli, Lavendel und Rosengeranie können beim Loslassen helfen. Zimt und Nelke können eine stockende Geburt voranbringen, müssen jedoch von einer erfahrenen Hebamme eingesetzt werden, da sie bei unsachgemäßer Anwendung dem Baby schaden könnten.

Gegen die Schmerzen können Sie sich die Kreuzbeingegend und eventuell den unteren Bauch mit Lavendel fein (notfalls pur) einmassieren lassen. Bei Blutdruckabfall können die Füße mit Rosmarin- und Zitronenöl massiert werden.

**Stillzeit:** Um ein Baby zu stillen, ist es unerlässlich, dass reichlich reizarme Flüssigkeit getrunken wird, vor allem Wasser ohne Kohlensäure oder/und dünne Kräutertees sowie stark verdünnte Fruchtsäfte. Für ein *Milchbildungsöl* mischen wir die folgenden ätherischen Öle und tragen sie immer *nach* dem Stillen auf, sodass das Baby nicht die volle Ladung abbekommt:

- 2 Tropfen Anisöl
- 2 Tropfen Fenchelöl
- 2 Tropfen Karottensamenöl
- 2 Tropfen Korianderöl
- 2 Tropfen Kümmelöl

auf 50 ml Trägeröl (Calendula, Schwarzkümmel und/oder Mandel). Eine Quarkauflage (250 g zimmerwarmer Magerquark) mit je 1 Tropfen Rose und Lavendel fein hilft bei einer *Brustentzündung*.

**Unerfüllter Kinderwunsch:** Bei unerfülltem Kinderwunsch ohne erklärbare medizinische Ursache können ätherische Öle helfen, das feine hormonelle Gleichgewicht positiv zu beeinflussen. Die Frustrationen und der Stress, den das Thema nach einiger Zeit hervorruft, müssen reduziert werden, sonst klappt es erst recht nicht. Dabei helfen Öle wie Majoran, Petit Grain, Neroli und Cistrose, beispielsweise in der Duftlampe und in Bade- und Körperölen.

**Ein Muss: Rosengeranienöl und Omega-3-Fettsäuren**

Die Enttäuschung über das vermeintlich versagende Frausein sollte mit den Lieblings-Blütenölen so gering wie möglich gehalten werden. Und schließlich sind zwei Dinge ein Muss für beide Partner: Rosengeranienöl hilft erfahrungsgemäß in dieser Situation, sowohl die seelische als auch die körperlich-hormonelle Balance wieder herzustellen, und Omega-3-Fettsäuren liefern die Bausteine für die Hormone.

## Menopause und Klimakterium

**Der Begriff Klimakterium kommt vom griechischen Wort klimaktér und bedeutet »Stufenleiter, kritischer Zeitpunkt im Leben«**

Leider gibt es noch nicht viele Erfahrungen über die Wirkung von ätherischen Ölen bei unangenehmen Symptomen des Klimakteriums. Fest steht, dass ätherische Öle diese Zeit des Übergangs deutlich erträglicher machen können, vor allem wenn Sie auf die Einnahme von künstlichen Hormonen verzichten.

Eine große Hilfe kann in einer Bewusstseinsänderung liegen: Wenn nach der letzten Regel das Hormon Testosteron im Körper einer Frau Oberhand gewinnt, können sich die sprachlichen Fähigkeiten besser ausprägen, die Frau wird geradliniger im Erreichen ihrer Ziele und kann auch mehr für sich und ihre Bedürfnisse eintreten. Dadurch, dass in diesem Alter meistens die Kinder aus dem Haus gehen oder es bereits sind, kann durch diese neuen mentalen Qualitäten buchstäblich ein neuer Lebensabschnitt begonnen werden, beispielsweise durch eine berufliche Umorientierung oder neue Hobbys.

**Typische Wechseljahresbeschwerden:** Im Klimakterium wird vor allem über Hitzewallungen, Reizbarkeit, zusätzliche Pfunde und Haarausfall geklagt. Da viele ätherische Öle sanft regulierend auf das Hormongeschehen wirken, haben wir eine wirksame Behandlungsmöglichkeit für all diese Beschwerden an der Hand. In einer Studie beispielsweise behandelten sich 15 Patientinnen nach einer Aromatherapie-Massage 30 Tage lang mit ausgewählten Ölen: Ylang Ylang, Muskatellersalbei, Rosengeranie, Rose destilliert, Melisse und Neroli. Bei allen Patientinnen trat eine deutliche Linderung fast aller Symptome ein.

Bei *Hitzewallungen* und Schweißausbrüchen hilft es, regelmäßig Minze- oder Rosenhydrolat auf Nacken und Handgelenke zu sprühen. Für kühlende Waschungen mischen Sie 100 ml neutrale Waschgrundlage mit 20 Tropfen Salbeiöl, 10 Tropfen Zypressenöl und 5 Tropfen Pfefferminzöl.

Freilich sollte so eine Behandlung mit optimaler Ernährung einhergehen. Eine bewusst positive Lebenseinstellung und körperliche Betätigung (zur besseren Versorgung der Knochen) verstärken all diese Maßnahmen.

**Pilzinfektionen:** Bei Pilzinfektion und/oder Infektion mit Chlamydien im Vaginalbereich sollte eine Grundmischung hergestellt werden aus

- 30 Tropfen Thymian Ct. Thujanol-Öl
- 30 Tropfen Lavendelöl
- 20 Tropfen Niaouliöl
- 20 Tropfen Manukaöl

davon 3 Tropfen in 5 ml Jojobaöl mischen und auf eine Binde oder einen Tampon geben sowie mit 3 Tropfen der Mischung zweimal täglich ein Sitzbad durchführen. Dafür gibt es praktische bidet-artige

Einsätze für die Toilette. Wichtig ist es, auch den Partner mit dem Ölmix zu behandeln, damit bei Geschlechtsverkehr kein Pingpong aus Ansteckung und Wiederansteckung stattfindet.

**Keine Lust mehr:** Bei Rückgang der Libido helfen die auf Seite 213 aufgeführten Blütenöle, dazu zum Beispiel Oudöl, Patschuliöl und Vetiveröl. Sie enthalten pheromonartige Stoffe, ähnlich den Duft- und Lockstoffen im Schweiß, und regulieren deshalb vermutlich das Zusammenspiel der Sexualhormone. Suchen Sie sich Ihre fünf liebsten Düfte daraus aus, mischen Sie je 3 Tropfen in 50 ml Sesam- oder Jojobaöl, geben Sie eventuell noch einige Tropfen des Lieblingszitrusöles dazu und pflegen Sie sich damit regelmäßig. Diese Mischung ist auch als Partner-Massageöl denkbar. Bei trockener Scheide sollten 10 ml Granatapfelsamenöl zugefügt werden.

**Starke Blutung:** Bei übermäßigen Blutungen, sei es bei Myomen, wegen Endometriose oder wechseljahresbedingt, können Tampons mit ein Tropfen Cistrosenöl (pur oder in etwas Jojobaöl) Linderung verschaffen. Auch die kurmäßige Einnahme von Cistrosenhydrolat kann hilfreich sein (dreimal täglich einen Teelöffel, drei Wochen lang, eine Woche Pause, danach nochmals drei Wochen lang).

**Myome:** Diese gutartigen Wucherungen des Muskelgewebes der Gebärmutter können, soweit bekannt ist, nicht mit ätherischen Ölen therapiert werden, jedoch kann frau oft einen Rückgang durch eine Ernährungsumstellung erreichen. Bei Zysten empfiehlt die bekannte britische Aromatherapeutin Valerie Ann Worwood folgende Grundmischung herzustellen:

- 10 Tropfen Salbeiöl
- 10 Tropfen Fenchelöl
- 7 Tropfen Rosengeranienöl
- 3 Tropfen Rosenöl

1 Tropfen von dieser Mischung in 1 ml Trägeröl geben und damit den Unterbauch massieren, auch 6 Tropfen davon – emulgiert in etwas Honig – ins Bad geben. Bei Zysten und Myomen raten Naturheilkundlerinnen dringend zu einer zuckerfreien, schleimarmen und basischen Ernährung wie beispielsweise der Makrobiotik (Buchtipp: *Die makrobiotische Antwort auf Krebs* von Michio Kushi).

# Anhang

## Bezugsadressen

Ich pflege mit folgenden Firmen seit vielen Jahren den Austausch, kenne mindestens einen der GeschäftsführerInnen (GründerInnen, Importeure) persönlich. Ich schätze neben ihrem jeweiligen guten und zuverlässigen Sortiment einige ganz besondere Produkte, die in der rechten Spalte aufgeführt sind.

| | |
|---|---|
| Bahnhof Apotheke<br>D-87435 Kempten/Allgäu<br>www.bahnhof-apotheke.de | bestens getestete und sichere<br>Mischungen und Fertigprodukte mit<br>ätherischen Ölen, vor allem für<br>Schwangere und Babys,<br>viele kostbare Öle als preisgünstige<br>Verdünnungen in Jojobaöl |
| Farfalla<br>CH-8610 Uster<br>www.farfalla.ch | das schönste Zitronenöl weit und breit:<br>Zedrat/Ur-Zitrone<br>Aqua mirabilis, ein Kräuterwasser aus<br>75 Heilkräutern, das bei Stress und<br>Schocks wunderbar hilft |
| Feeling<br>A-6824 Schlins/Vorarlberg<br>www.feeling.at | ein Dutzend $CO_2$-extrahierte Öle<br>(u. a. Champaca, Ingwer, Johannis-<br>kraut, Kaffee, Majoran)<br>unbeduftetes Duschgel/Shampoo |
| Jophiel Aromaöle<br>D-85447 Fraunberg<br>www.jophiel-aromaoele.de | Öle in Bioqualität »made in Germany«,<br>kleine aber sehr feine Auswahl<br>traumhaftes Melissenhydrolat |
| Maienfelser Naturkosmetik<br>D-71543 Wüstenhof-<br>Maienfels<br>www.maienfelser-<br>naturkosmetik.de | riesige Auswahl an super-seltenen<br>ätherischen Ölen<br>die größte Auswahl an fetten Pflanzen-<br>ölen im deutschsprachigen Raum |

| | |
|---|---|
| Neumond<br>D-82399 Raisting<br>b. München<br>www.neumond.de | Grapefruit-Aquaroma® und andere traumhafte Raumsprays, teilweise mit jeweils nur einem Öl, speziell für Brunnen und Raumbefeuchter<br>sehr hübsche Holzkästchen und -ständer für die Öle |
| Oshadhi<br>D-77815 Bühl-Moos<br>www.oshadhi.eu | die größte Auswahl an Hydrolaten im deutschsprachigen Raum (über 70)<br>riesige Auswahl an seltenen Ölen, viele Chemotypen einzelner Pflanzen, wie 8 Ylang-Qualitäten, 8 Teebaumöle, 14 Tannenarten u. v. a. |
| Primavera<br>D-87466 Oy-Mittelberg<br>www.primaveralife.com | das schönste Myrtenöl weit und breit: Myrte Anden<br>erfrischender Pfefferminzeroller für unterwegs<br>große Auswahl an Rosenöl-Qualitäten |
| Wadi<br>D-85386 Eching<br>b. München<br>www.etherischeoele.de | nach Meinung vieler das beste Rosen-hydrolat (ohne Alkoholzusatz und 12-fach destilliert)<br>ein umwerfend schönes Grapefruitöl<br>monatliche Angebote per Mail mit unschlagbaren Preisen |

## Weitere verlässliche Firmen zum Thema ätherische Öle (ohne Anspruch auf Vollständigkeit):

www.aromapflege.at
www.arteverde.at
www.contedis.de
www.vegaroma.de (Ätherische Öle – zertifiziert als Lebensmittel)
www.senti-berlin.de
www.sonnenelixier.de

## Fette Pflanzenöle, Rohstoffe & Naturkosmetik:

www.biomega.de
www.brunozimmer.de
www.farfalla.ch
www.hauschka.com
www.la-nature.eu
www.lavera.de
www.light-of-nature.de
www.logona.de
www.naturrohstoffe.de
www.martina-gebhardt-naturkosmetik.de
www.oelmuehle-solling.de
www.primaveralife.com
www.pharmos-natur.de (Aloe vera)
www.sheabutter-naturcreme.de

## Apotheken, die u. a. Aromazäpfchen herstellen:

Limes Apotheke, Annette Heertz, Pohlheim ·
    www.limesapotheke.net
Hohaus-Apotheke, Christiane Pflug, Lauterbach ·
    www.apotheke-pflug.de
Merkur-Apotheke, Sabine Schädlich, Schneeberg ·
    www.apothekedirect.de
Olympia Apotheke, Dorothea Hamm, Karlsruhe ·
    www.larome.de

## Wickelzubehör und Wanne

Bahnhof-Apotheke · www.bahnhof-apotheke.de
Bärbl Buchmayr · www.baerbl-buchmayr.com
Babybadewanne · www.tummytub.com

## Aus- und Fortbildungsmöglichkeiten

Inge-Lore Andres, Südschwarzwald · www.aroma-impulse.de
Bahnhof Apotheke, Kempten · www.bahnhof-apotheke.de
Peter Germann, Dortmund · www.phytaro.de
Sabrina Herber, Hunsrück · www.vivere-aromapflege.de
Doris Ilg-Hewelt, Konstanz · www.aroma-institut-am-see.de
Soham Topham, Köln · www.freies-institut-fuer-aromatherapie.de
Jürgen Trott-Tschepe, Berlin · www.lebendige-aromakunde.de
Monika Volkmann, München · www.aromapflege-muenchen.de
Eliane Zimmermann, D, CH, A und IRL · www.aromapraxis.de

## Behandlung und Beratung

Barbara Bernath-Frei, Zürich · www.bernath-aroma.ch
Sibylle Broggi-Läubli, Bern · www.sela.info
Heike Degen-Hientz, Stuttgart ·
    www.aromatologie-und-gesundheit.de
Sabine Dürrstein, Wien · www.sabine-duerrstein.at
Cäcilia Frings-Ruland, Linz bei Bonn · www.aroma-atelier.de
Andrea Gündling (HP), Bad Camberg bei Limburg ·
    www.gesundheit-badcamberg.de
Sabrina Herber, Hunsrück · www. vivere-aromapflege.de
Karin Hollfoth, München · www.belladonna-natur.de
Ingrid Karner, Graz · www.aromainfo.at
Christa Klant (HP), Königswinter/Bonn · www.christaklant.de
Susanne Knöpfle-Joos, bei Göppingen · www.aromatelier.de
Barbara Krähmer (HP), Utting bei München ·
    kraehmer@neumond.de
Pamela Kraus (HP), bei Nürnberg · www.pamelakraus.de
Christine Lamontain, Jena · duftarte@web.de
Romy Langthaler, Ulm · www.aromapraktikerin.de
Marta Micic, Linz/Österreich · http://aromaoase.wordpress.com
Gudrun Motzny, Wesel · http://natur-heiler-zentrum-salvia.de
Roswitha Münch, Nürnberg · www.aromuench.de
Ulrike Polifke, Mühlhausen · http://aromula.blogspot.com
Christine Pommerer, Schwäb. Wald ·
    www.kraeuterzentrum-wasenhof.de
Gesine Revermann (HP), Dreieich bei Frankfurt ·
    www.naturheilpraxis-revermann.de
Brigitte Rohls, Borken · www.aromapraxis-rohls.de
Rotraud Schkarlat (HP), Konstanz · www.gesund-und-dufte.de
Petra Schlier (HP), bei Flensburg · www.aromaklangraum.de
Gabriele Sievers, Uelzen · www.aromapfote.de (auch Hunde-AT)
Kerstin Spohler, Wiesbaden · ks@wandern-wundern.de
Christine Steiner, Wien · www.aetherische-oele.at
Soham Topham (HP), Köln ·
    www.freies-institut-fuer-aromatherapie.de
Monika Volkmann, bei München ·
    www.aromapflege-forum-deutschland.de
Jaqueline Wagener, Luxemburg · planetarome@yahoo.com
    (HP: HeilpraktikerIn)

# Medien zur Vertiefung

Folgende und weitere Bücher rund um Düfte, Massage, Naturkosmetik und Pflanzen sind kommentiert und mit einem Klick zu bestellen bei www.aromapraxis.de

## Spezielle Aspekte und Ergänzungen

Bernath-Frei, Barbara und Smith, Brigitte: Duft-Meditation. Stadelmann 2007

Bradley, Steve und Val: Duftgärten. Pflanzen für jede Jahreszeit. Dorling Kindersley 2006

von Braunschweig, Ruth: Pflanzenöle. Stadelmann 2007

Bosson, Lydia und Dietz, Guénolée: Die energetische Aromatherapie. Amyris 2006

Fischer-Rizzi, Susanne: Himmlische Düfte. AT 2002

Fischer-Rizzi, Susanne: Botschaft an den Himmel. AT 2002

Harding, Jennie: Aromatherapie – Geheime Künste. Taschen 2003

Käser, Heike: Naturkosmetik selber machen: Das Handbuch, Freya 2012

Kerner, Dagny und Imre: Die Sprache der Pflanzen ...und wie wir sie verstehen können. Patmos 2005

Kim-Beickler, Huase: Aromatherapie und Aromamassage. Umschau Buchverlag 2006

Knieriemen, Heinz und Pfyl, Paul S.: Kosmetik-Inhaltsstoffe von A bis Z. Der kritische Ratgeber. AT 2005

Madejsky, Margret: Alchemilla – Eine ganzheitliche Kräuterkunde für Frauen. Goldmann 2000

Pieper, Maria: Naturkosmetik zum Wohlfühlen. Brandstätter 2004

Stadelmann, Ingeborg: Aromatherapie von der Schwangerschaft bis zur Stillzeit. Stadelmann 2005

Uhlemayr, Ursula: Wickel & Co. – Bärenstarke Hausmittel für Kinder. Urs 2001

Watson, Lyall: Der Duft der Verführung – Das unbewusste Riechen und die Macht der Lockstoffe. Fischer 2003

Weed, Susun S.: Naturheilkunde für schwangere Frauen und Säuglinge. Orlanda Frauenverlag 2000

Weed, Susun S. und Nissim, Rina: Naturheilkunde für schwangere Frauen und Säuglinge. Orlanda Frauenverlag 2000

Wildeisen, Annemarie: Vanille. AT 2001

Zimmermann, Eliane: Aromatherapie für Sie. Haug 2013

Zimmermann, Eliane: Hydrolate – die vergessene Dimension der Aromatherapie. Grasl 2013

## Fachbücher

von Braunschweig, Ruth und Werner, Monika: Praxis Aromatherapie. Haug 2011

Deutsch, Evelyn, Buchmayr, Bärbl und Fink, Marlene: Aromapflegehandbuch. Grasl Neuauflage 2013

Price, Shirley und Len: Aromatherapie – Praxishandbuch für Pflege- und Gesundheitsberufe. Huber 2009

Struck, Dorothee und Wabner, Dietrich: Aromatherapie. Urban & Fischer 2008

Steflitsch, Wolfgang, Wolz, Dietmar und Buchbauer, Gerhard: Aromatherapie in Wissenschaft und Praxis. Stadelmann 2013

Zimmermann, Eliane: Aromatherapie für Pflege- und Heilberufe. Sonntag 2011

## Zeitschriften und Datenbanken

Forum Essenzia · www.forum-essenzia.de

International Journal of Clinical Aromatherapy (englisch) · ww.ijca.net

www.olionatura.de

www.quintessential.uk.com

## Ergänzende Medien

Reischer, Waltraud und Dornemann, Miriam: Die kreative Manufaktur – Wohlfühlen mit Raumdüften: Duftmischungen selbst herstellen. Frech 2011

Vanille · Königin der Gewürze (DVD), Annette Frei Berthoud. NZZ 2007 [tvnzz@ch/format]

Parfum · Swissmade: Der Duftforscher. Mit dem Zeppelin auf Orchideenjagd (DVD), Annette Frei Berthoud. NZZ 2007 [tvnzz@ch/format]

Stadelmann, Ingeborg: Das Hebammen-Handbuch DVD. Stadelmann 2006

Hatt, Hanns und Sander, Klaus: Dem Rätsel des Riechens auf der Spur (2 CDs). Supposé 2006

# Quellen
## Allgemein

Catty, Suzanne: Hydrosols – The Next Aromatherapy. Healing Arts Press. Rochester 2001

Bosson, Lydia und Dietz, Guénolée: L'Hydrolathérapie. Editions Amyris 2005

Erasmus, Udo: Fats that Heal, Fats that Kill. alive books 1995

Franchomme, Pierre und Pénoël, Daniel: L'Aromathérapie Exactement. Edition Roger Jollois, Limoges 1990

Graf, Friedrich P.: Nicht impfen – was dann? Sprangsrade Ascheberg

Holford, Patrick: Optimum nutrition for the mind. Piatkus 2003

Ingraham, Caroline: The Animal Aromatics Worksbook. Eigenverlag 2006

International Journal of Clinical Aromatherapy, Bd. 2, 2–2005. Aromatherapy Today Publications

Kunsch, Konrad: Der Mensch in Zahlen. Gustav Fischer 1997

Marinelli, Janet: Plant. Dorling Kindersley 2004

Price, Len: Carrier Oils for Aromatherapy and Massage. Riverhead 1999

Price, Len und Shirley: Understanding Hydrolats. 2004

Price, Len und Shirley: Aromatherapy for Health Professionals. Churchill Livingstone 2007

Rose, Jeanne: 375 essential oils and hydrosols. Frog Books 1999

Rovesti, Paolo und Fischer-Rizzi, Susanne (Hrsg.): Auf der Suche nach den verlorenen Düften. Eine aromatische Kulturgeschichte. Hugendubel 1997

Stachowiak, Karin: Aromatherapie. Hippokrates 2001

Stadelmann, Ingeborg: Bewährte Aromamischungen. Stadelmann 2001

Schmitt, Erich: Potenzielle Allergene, die keine sind. Forum Essenzia 31 | 2007

Stewart, David und Grimme, Holger: Heilende Öle der Bibel. Inspire 2007

Teuscher, Eberhard: Gewürzdrogen. Wissenschaftliche Verlagsgesellschaft 2003

Tiran, Denise: Clinical Aromatherapy for Pregnancy and Childbirth. Churchill Livingstone 2000

Wildwood, Chrissie: Mood Enhancing Plants. C. W. Daniel. GB-London 2004

### Kamillenöl

Hitziger, T./Höll, P./Ramadan, M./Dettmering, D./Imming, P./Hempel, B.: Die alte junge Kamille. Pharmaz. Ztg. 2003, 148, 372–380

### Niaouliöl

Giraud-Robert, A.M.: L'huile essentielle de niaouli (Melaleuca quinquenervia) dans la prévention des radiodermites du cancer du sein. Phytothérapie 2,3 May 2004 72–76(5)

### Salbeiöl

Perry, N.S./Houghton, P.J./Sampson, J./Theobald, A.E./Hart, S./ Lis-Balchin, M./Hoult, J.R./Evans, P./Jenner, P./Milligan, S./ Perry, E.K.: In-vitro activity of S. lavandulaefolia (Spanish sage) relevant to treatment of Alzheimer's disease. J Pharm Pharmacol. 2001 Oct;53(10):1347–56

### Pfefferminzeöl

Grigoleit, H.G. und P.: Pharmacology and preclinical pharmacokinetics of peppermint oil. In: Phytomedicine 12/8, 2005

Göbel, H./Heinze, A./Dworschak, M./Heinze-Kuhn, K./Stolze, H.: Wirksamkeit und Verträglichkeit von Oleum menthae piperitae-Lösung LI 170 bei Kopfschmerz vom Spannungstyp und Migräne. Schmerzklinik Kiel und Klinik für Neurologie der Christian-Albrechts-Universität Kiel 1998

### Lavendelöl

Buchbauer, G.: Über biologische Wirkungen von Duftstoffen und ätherischen Ölen« in: Wiener Medizinische Wochenschrift 154/21–22: 539–547, Springer 2004

Buchbauer, G.: Aromatherapie. In: Lexikon der Arzneipflanzen und Drogen, Spektrum Heidelberg 2003

Buchbauer, G.: »Über biologische Wirkungen von Ätherischen Ölen und Duftstoffen« in Österreichische Apotheker-Zeitung 14, Wien 2003

Hardy, M./Kirk-Smith, M./Strech, D.: Replacement of drug treatment for insomnia by ambient odour. Lancet 346:701. 1995

### Orangenöl

Lehrner, J./Marwinski, G./Lehr, S./Johren, P./Deecke, L.: Ambient odors of orange and lavender reduce anxiety and improve mood in a dental office. Physiol Behav. 2005 Sep 15; 86(1–2):92–5

## Rosmarinöl
Buchbauer, G.: »Über biologische Wirkungen von Ätherischen Ölen und Duftstoffen«, Wien 2003

## Teebaumöl
Carson, C.F./Mee, B.J./Riley, T.V.: Mechanism of Action of Melaleuca alternifolia (Tea Tree) Oil on Staphylococcus aureus Determined by Time-Kill, Lysis, Leakage, and Salt Tolerance Assays and Electron Microscopy. In: Antimicrobial Agents and Chemotherapy, 46/ 6, 2002

Carson, C.F./Riley, T.V.: Antimicrobial activity of the major components of the essential oil of Melaleuca alternifolia. In: Journal of Applied Bacteriology 78(3) 1995

Carson, C.F./Cookson, B.D./Farrelly, H.D./Riley, T.V.: Susceptibility of methicillin-resistant Staphylococcus aureus to the essential oil of Melaleuca alternifolia. In: J. Antimicrob. Chemother. 35(3) 1995

Carson, C.F./Hammer, K.A./Riley, T.V.: Antifungal effects of Melaleuca alternifolia (tea tree) oil and its components on Candida albicans, Candida glabrata and Saccharomyces cerevisiae. In: J. Antimicrob. Chemother. 53 (6) 2004

Hada, T./Inoue, Y./Shiraishi, A./Hamashima, H.: Leakage of K+ ions from Staphylococcus aureus in response to tea tree oil. In: J. Microbiol. Meth. Juni 53(3) 2003

## Weihrauch
Ammon, H.P.: Boswellic acids in chronic inflammatory diseases. Planta Med 2006 Oct;72(12):1100–16

Flavin, D.F.: A lipoxygenase inhibitor in breast cancer brain metastases. J Neurooncol. 2007 Mar;82(1):91–3. Epub 2006 Sep 26

Hostanska, K./Daum, G./Saller, R.: Cytostatic and apoptosis-inducing activity of boswellic acids toward malignant cell lines in vitro

## Baby & Gynäkologie
Kozyrskyj, A.L. & al: Increased risk of childhood asthma from antibiotic use in early life. Chest 2007; 131:1753–1759

Murakami, S. & al: Aromatherapy for Outpatients with Menopausal Symptoms in Obstetrics and Gynecology. J Alt and Compl Med 11, 3, 2005, 491–494

Schaal, B./Marlier, L./Soussignan, R.: Human foetuses learn odours from their pregant mother's diet. Chemical Senses 25:729–739

## Resistente Bakterien/MRSA

Dryden, M.S./Dailly, S./Crouch, M.: A randomized, controlled trial of tea tree topical preparations versus a standard topical regimen for the clearance of MRSA colonization. In: The Journal of Hospital Infection, 56(4) 2004

Rädlein, Ulrike: Statt Amputation: Ein paar Tropfen Tea Tree täglich. In: Forum Essenzia München 7/95

Runkel, Ute: Keimsanierung mit ätherischen Ölen – eine wirksame Methode bei Antibiotikaresistenz? Jugend forscht-Arbeit im Fachgebiet Biologie 2003

Sherry, Eugene/Boeck, Harry/Warnke, Patrick H.: Percutaneous treatment of chronic MRSA osteomyelitis with a novel plant-derived antiseptic. In: BMC Surgery (Biomed Central) 16. Mai 2001

Simon, Dr. Arne und Sofka, Kai: Information über Medihoney Universitäts-Kinderklinik Bonn Telefon: 0228/287–33254 · asimon@ukb.uni-bonn.de

## Dank

Ich danke meinen drei Männern Markus, Chris und Ben sowie Hanna, Werner und Maria (sowie auch Bosch und Miele) für die wundervolle tägliche Herausforderung, als arbeitende Mutter und Hausfrau tätig sein zu dürfen.

Ich danke meinen Eltern für die vielen Wohnorte, Reisen, Sprachen und Möglichkeiten.

# Über die Autorin

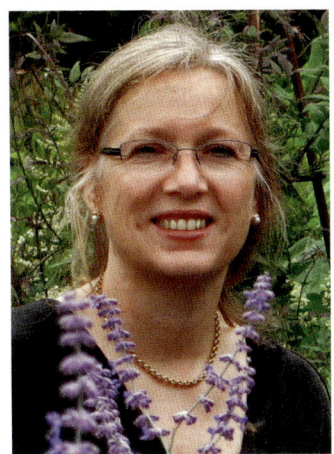

Eliane Zimmermann machte ihr Diplom in Aromatherapie im Jahr 1990 bei der weltweit renommierten Aromatherapeutin Shirley Price. Nach einer dreijährigen Heilpraktikerausbildung und der Arbeit in einer eigenen Aromapraxis in Wiesbaden gründete sie 1992 das Institut AiDA Aromatherapy International, für das sie häufig auf Vortragsreisen im deutschsprachigen Raum unterwegs ist.

Eliane Zimmermann informiert seit 2008 auf der ersten deutschsprachigen Blog-Website über Aromatherapie, sie gibt regelmäßig Kurse in den deutschsprachigen Ländern und führt durch praxisnahe Aroma-Botanikwochen in ihrer Wahlheimat Glengarriff in Südwest-Irland. Sie ist Autorin des Klassikers *Aromatherapie für Pflege- und Heilberufe* (fünf Auflagen) sowie anderer Bücher zum Thema. Mehr Informationen: www.blog.aromapraxis.de

# Register

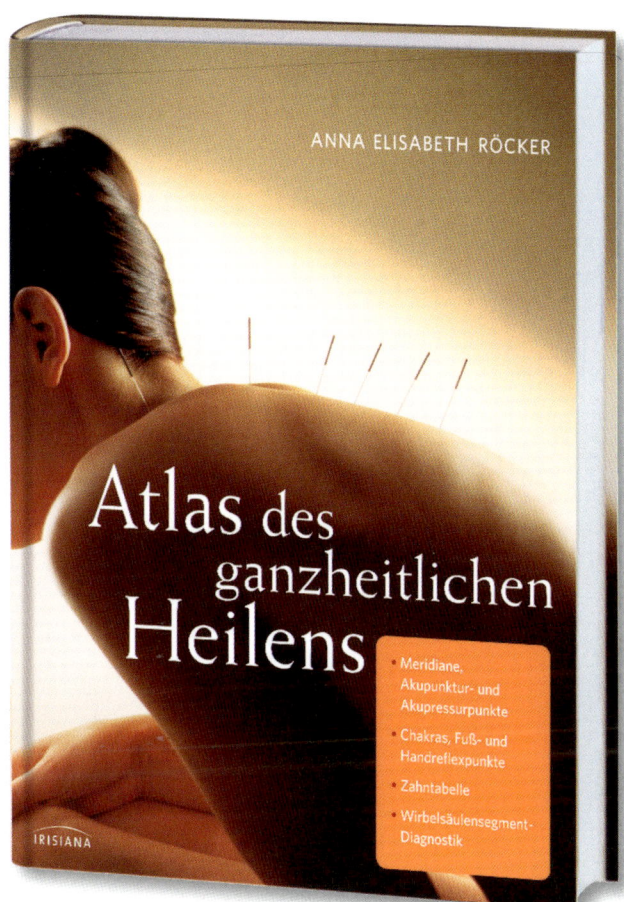

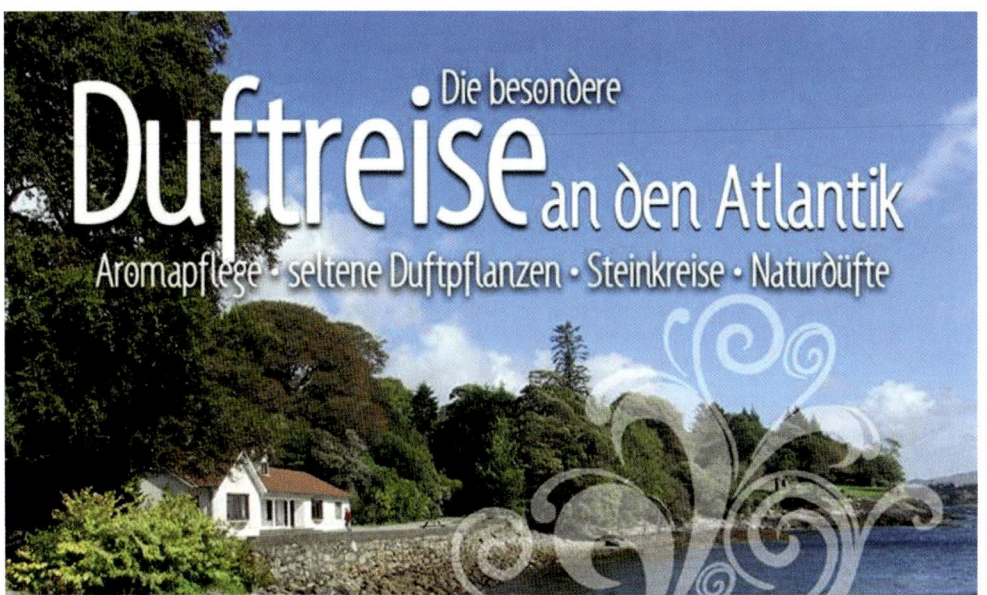
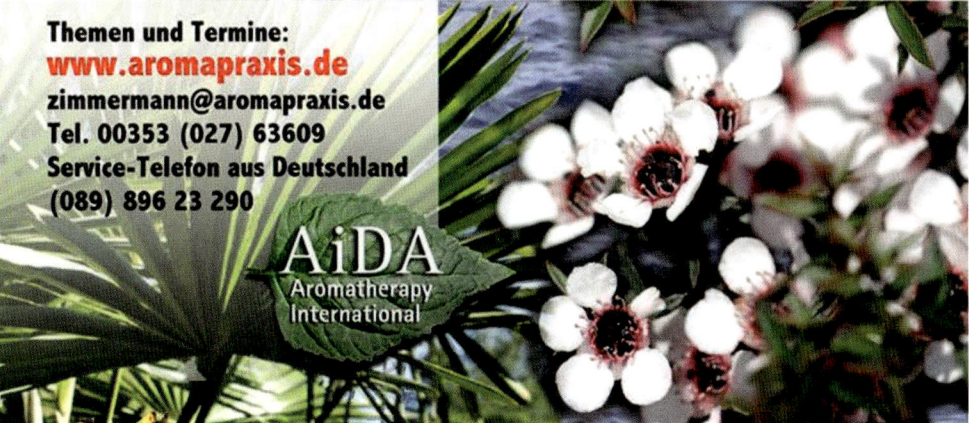